Uni-Taschenbücher 1461

W0227200

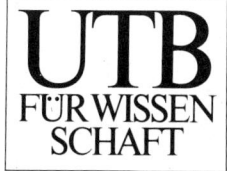

Eine Arbeitsgemeinschaft der Verlage

Wilhelm Fink Verlag München
Gustav Fischer Verlag Stuttgart
Francke Verlag München
Harper & Row New York
Paul Haupt Verlag Bern und Stuttgart
Dr. Alfred Hüthig Verlag Heidelberg
Leske Verlag + Budrich GmbH Opladen
J. C. B. Mohr (Paul Siebeck) Tübingen
R. v. Decker & C. F. Müller Verlagsgesellschaft m. b. H. Heidelberg
Quelle & Meyer Heidelberg
Ernst Reinhardt Verlag München und Basel
K. G. Saur München · New York · London · Paris
F. K. Schattauer Verlag Stuttgart · New York
Ferdinand Schöningh Verlag Paderborn · München · Wien · Zürich
Eugen Ulmer Verlag Stuttgart
Vandenhoeck & Ruprecht in Göttingen und Zürich

Brian H. Coles

Innere Medizin und Chirurgie bei Vögeln

Aus dem Englischen übersetzt von
Perdita von Wallenberg

32 Abbildungen und 20 Tabellen

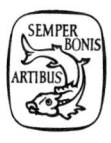

Gustav Fischer Verlag · Stuttgart

Anschrift der Übersetzerin:
Dr. Perdita von Wallenberg
Auenstr. 13, 8045 Ismaning

Geschützte Warennamen (Warenzeichen) wurden **nicht** besonders kenntlich
gemacht. Aus dem Fehlen eines solchen Hinweises kann also nicht geschlossen
werden, daß es sich um einen freien Warennamen handelt.

Wichtiger Hinweis
Die pharmakotherapeutischen Erkenntnisse in der Medizin unterliegen laufen-
dem Wandel durch Forschung und klinische Erfahrungen. Autor und Überset-
zer dieses Werkes haben große Sorgfalt darauf verwandt, daß die in diesem
Werk gemachten therapeutischen Angaben (insbesondere hinsichtlich Indika-
tion, Dosierung und unerwünschten Wirkungen) dem derzeitigen Wissens-
stand entsprechen. Das entbindet den Benutzer dieses Werkes aber nicht von
der Verpflichtung, anhand der Beipackzettel zu verschreibender Präparate zu
überprüfen, ob die dort gemachten Angaben von denen in diesem Buch abweichen und seine Verordnung in eigener Verantwortung zu bestimmen.

CIP-Titelaufnahme der Deutschen Bibliothek

Coles, Brian H.:
Innere Medizin und Chirurgie bei Vögeln / Brian H. Coles. Aus
d. Engl. übers. von Perdita von Wallenberg. – Stuttgart :
Fischer, 1988
    (UTB für Wissenschaft : Uni-Taschenbücher ; 1461)
    Einheitssacht.: Avian medicine and surgery ⟨dt.⟩
    ISBN 3-437-20379-7
NE: UTB für Wissenschaft / Uni-Taschenbücher

© 1985 by Blackwell Scientific Publication. Titel der Originalausgabe: Coles,
Brian H., Avian medicine and surgery – Library of veterinary practice –

© für die deutsche Ausgabe: Gustav Fischer Verlag · Stuttgart
1988, Wollgrasweg 49, D-7000 Stuttgart 70

Einbandgestaltung: Alfred Krugmann, Stuttgart
Satz: Typobauer Filmsatz GmbH, Scharnhausen
Druck: Grammlich, Pliezhausen
Printed in Germany
ISBN 3-437-20379-7   1 2 3 4 5

IV

Inhalt

Anhang

Vorwort

Das allgemeine Interesse an Vögeln wächst ständig. Immer mehr Menschen haben Volieren und Ziervögel. Die Mitgliederzahlen der Vogelschutzverbände nehmen ständig zu. Die Falknerei ist in beachtlichem Maße wiederaufgelebt und Naturschutzverbände fördern die Nachzucht von Wildvögeln zum Wiederaufstocken abnehmender Bestände.

Aus diesen Gründen werden Tierarztpraxen zunehmend wegen Problemen bei Vögeln konsultiert. Abgesehen von etwas Schulung auf dem Spezialgebiet der Geflügelkunde bekommt der Tiermedizinstudent kaum eine oder keine spezielle Ausbildung in Innerer Medizin und Chirurgie der Vogelarten. Zweck dieses Handbuches ist es, dem vielbeschäftigten Allgemeinpraktiker einige Richtlinien zu vermitteln, wenn ihm ein medizinisches oder chirurgisches Problem bei Vögeln vorgestellt wird, mit dem er vielleicht nicht sehr vertraut ist. Dieses Buch mag auch für diejenigen Studenten wertvoll sein, die meinen, daß dieses Gebiet der Veterinärwissenschaft während ihrer Ausbildung nicht ausreichend behandelt worden ist.

Ein Buch dieses Umfanges kann keine Vollständigkeit für sich beanspruchen und es ist unvermeidlich, daß einzelne Themen nicht genügend detailliert abgehandelt und vertieft werden können.

Beim Leser werden Grundkenntnisse der Anatomie und Physiologie von Hausgeflügel vorausgesetzt.

Die verschiedenen Krankheiten werden nicht in der üblichen akademischen Weise nach Organsystemen abgehandelt, sondern eher nach der Form ihrer prinzipiellen diagnostischen Zeichen, wie sie sich dem Tierarzt präsentieren. An diese Form knüpft sich die Hoffnung, daß dieses Handbuch so für den praktizierenden Tierarzt besser geeignet ist.

Ich möchte all den Kollegen danken, die durch Überweisungen ihrer klinischen Fälle an mich und den Meinungsaustausch ihrer Vogelprobleme mein Wissen über Vogelkrankheiten erweitert haben. Ich bin Professor A. S. King für seine Ratschläge zu einigen Aspekten der respiratorischen Physiologie in dem Kapitel über Anästhesie dankbar. Mein Dank gilt Dr. John Baker, der die Kapitel 2 und 3 durchgelesen und wertvolle Hinweise gegeben hat. Mein Dank geht auch an Miss

Underwood, die die Kapitel 4, 5 und 9 gelesen und hilfreiche Ratschläge gegeben hat. Besonders dankbar bin ich Ted Chandler für die Durchsicht und Lektorierung des gesamten Buches und für seine nie nachlassende Unterstützung. Mein Dank gilt Jane Ratcliffe für die Abdruckgenehmigung ihrer Übersicht über die Auswilderung von Vögeln, die auf sehr sorgfältig angefertigten Protokollen basieren. Ich danke dem Herausgeber und Verleger des *Journal of Small Animal Practice* für ihre Genehmigung, große Abschnitte meiner Veröffentlichung über «Bird Nursing» abdrucken zu dürfen. Ebenso danke ich dem Herausgeber, den Autoren und den Verlegern des *Journal of Anatomy* für die Erlaubnis, das Diagramm übernehmen zu dürfen, das hier als Abb. 3.1 erscheint. Mein Dank gilt den Verlegern der *Veterinary Clinics of North Amerika* für ihre Genehmigung, Tabelle 2.1 zu verwenden.

Dankbar bin ich Mrs. J. Padmore und Mrs. S. Postlethwaite für ihre gemeinsamen Schreibarbeiten und ihre hilfreiche Kritik zu diesem Manuskript. Schließlich gilt mein Dank meiner Frau Daphne für ihre große Geduld und ihre stete Unterstützung während dieser Aufgabe.

Brian H. Coles

1. Klinische Untersuchung

1.1 Vorbericht

Vor der genaueren Untersuchung eines Vogels ist es wichtig, soviel Informationen wie möglich vom Besitzer zu erhalten. Besondere Aufmerksamkeit sollte folgenden Fragen geschenkt werden:

● Welche Veränderungen sind dem Besitzer beim Vogel aufgefallen? Falkner bemerken häufig bei ihrem Falken einen Leistungsabfall, der ein frühes Anzeichen für eine Krankheit sein kann.

● Hält der Besitzer noch irgendwelche anderen Vögel und waren von denen einige krank, oder sind sie gestorben?

● Hat der Besitzer vor kurzem andere Vögel hinzugekauft?

● Wie lange befindet sich das Tier in seinem Besitz?

● War der Vogel schon früher einmal krank und wurde er dann behandelt?

● Sind Veränderungen in der Umgebung des Vogels vorgenommen worden, die ihn unter Streß gesetzt haben könnten? Innerhalb einer Spezies sind manche Individuen empfindlicher als andere und leiden daher mehr.

● Hat der Besitzer das Futter gewechselt oder eine neue Charge gekauft?

● Wenn es sich um Greifvögel handelt: wurde frisches Futter verwendet? Ist das Futter, wenn es tiefgefroren war, ordnungsgemäß aufgetaut worden? Falkner füttern ihre Falken aus einer Falknertasche. Diese sollte eine separate, leicht zu reinigende Plastikauskleidung haben. Manche Falkner werden nachlässig und das Fleisch wird durch die unsaubere Tasche kontaminiert. Man sollte nachfragen, ob sich die Beschaffenheit des Kots (von Falknern als «Schmelz» bezeichnet) verändert hat.

Für den erfahrenen Kliniker treten noch andere relevante Fragen auf, und er sollte die einzelnen Angaben vom Besitzer erfragen.

Allerdings ist die Beobachtungsgabe der Besitzer recht unterschiedlich und es kann sich für den Tierarzt auszahlen, den Patienten stationär aufzunehmen, damit er eine genauere Beobachtung durchführen kann.

1.2 Untersuchung des Käfigs und der Umgebung

1.2.1 Beschaffenheit des Kotes

Stets sollte man versuchen, frischen Kot zu erhalten. Stellt der Besitzer die ersten Fragen am Telefon, sollte man ihn anweisen, den Käfig vor dem Tierarztbesuch nicht zu reinigen.

Die Exkrete der Kloake bestehen im allgemeinen aus einem dunkel gefärbten, zentralen Teil (vom Rektum) und einer umgebenden weißlich-grauen Portion, die sich hauptsächlich aus Uratkristallen von den Nieren zusammensetzt. Die Konsistenz des Kotes und zu einem gewissen Grade auch die Farbe variieren je nach Spezies und nach dem Futter des Vogels. Früchtefressende Vögel, wie Beos oder Stare haben einen eher flüssigen Kot. Sogar bei Papageien, die normalerweise Samen fressen, wird der Kot flüssiger, wenn sie sehr viele Früchte aufnehmen. Dagegen haben Gänse einen voluminöseren und eher geformten Kot. Daher ist es wichtig, daß der Tierarzt weiß, was für die einzelne Vogelart als normal anzusehen ist.

Wie zu erwarten, wird bei einer Enteritis der dunkle, zentrale Teil des Kotes beim Vogel flüssiger. Umgekehrt verhält es sich bei einer Obstipation. Nehmen Vögel kein Futter zu sich, oder werden sie falsch gefüttert, wird jedoch der zentrale Kotanteil eher wässrig und grünlich. Bei einer Erkrankung des Pankreas scheiden Vögel übermäßig viel Kot aus, der eine lederartige, graue Farbe und eine wachsartige Beschaffenheit hat. Es sollte ein Stärkenachweis mit Lugol'scher Lösung erfolgen. Übermäßig viele oder verminderte Uratkristalle sind ein Hinweis für eine Nierenerkrankung. Sand oder unverdaute Samenkörner im Kot sind stets pathologisch und ein Hinweis für eine Funktionsstörung des Muskelmagens. Blut im Kot kann vom Rektum, von der Kloake oder dem Eileiter stammen. Dies kann auf ein Geschwür hinweisen, möglicherweise mit Beteiligung eines Neoplasmas. Manche Vögel, wie beispielsweise Enten, können scharfe Fremdkörper, wie Metallstücke aufnehmen, die ins Rektum gelangen.

1.2.2 Blut im Käfig

Blutspritzer im Käfig können aus der Kloakenöffnung stammen, oder auch von einer Verletzung der Flügel, der Füße, des Schnabels oder Körpers. Wenn das Blut sehr weit verspritzt ist, rührt es wahrscheinlich von einer Verletzung des Flügels her, vielleicht von einer wachsenden Feder.

1.2.3 Regurgitation

Käfigstäbe, Sitzstangen, Spiegel und andere Käfigeinrichtungen sollten bei kleinen Vögeln auf festklebende Teilchen eines weißen Materials hin untersucht werden. Sie können ein Hinweis für Regurgitation sein. Dies gehört beispielsweise beim männlichen Wellensittich zum normalen Werbungsverhalten; auch die Jungen werden auf diese Weise gefüttert. Dieses an sich normale Verhalten kann jedoch pathologisch werden, wobei der Vogel manchmal sogar versucht, seinen Besitzer zu füttern.

Greifvögel produzieren täglich Ballen oder Gewölle. Sie werden im Muskelmagen gebildet und bestehen aus unverdauten Futterbestandteilen (Knochen, Federn, Fell etc.). Die Farbe des Gewölles richtet sich nach dem Futter. Jedoch sollte es eine bröckelige, nahezu trockene Konsistenz haben und frei von unangenehmem Geruch sein. Flüssiges oder leimartiges Gewölle, sowie Blutbeimengungen oder übermäßig viel Schleim sind pathologisch. Auch viele andere Vogelarten, wie Drosseln (Turidae), Krähen (Corvidae) oder Reiher (Ardeidae) produzieren normalerweise Ballen.

1.2.4 Weitere Beobachtungen am Käfig

Bei samenfressenden Vögel sollte darauf geachtet werden, ob der Samen geschält oder nur einfach aus der Futterschale auf den Boden gescharrt wurde.

Bei Psittaciden muß man prüfen, ob die Sitzstangen oder das Spielzeug angenagt worden sind. Der Tierarzt sollte stets kontrollieren, ob sich am Käfig irgendwelche Roststellen befinden, oder ob beispielsweise Papier, mit dem der Käfigboden ausgelegt ist, angefressen wurde.

Manchmal kann man mit einem Vergrößerungsglas an den Stangen des Käfigs parasitäre Milben entdecken. Sie erscheinen als winzig kleine, schwarze, rote, orange oder gräulich-weiße Tüpfel, die sich sichtbar bewegen. Milben verkriechen sich in Ritzen und Spalten, aus denen sie bei Nacht herauskommen, um sich am Vogel Nahrung zu holen. Man sieht sie daher am besten im abgedunkelten Raum mit einer Taschenlampe, oder unmittelbar nach Einschalten des Raumlichtes.

1.3 Beobachtungen am Patienten

Wird ein Vogel von einem erfahrenen Vogelzüchter oder Falkner vorgestellt, der behauptet, daß das Tier krank sei, ist es wahrscheinlich, daß dem Vogel etwas fehlt. Veränderungen beim Vogel von einem vollständig gesunden Zustand zu den ersten Krankheitsstadien vollziehen sich so unmerklich, daß nur ein erfahrener Beobachter sie wahrnehmen kann. Bei den meisten Vögeln besteht die Problematik darin, daß sie zum Zeitpunkt, zu dem die Erkrankung wahrgenommen wird, bereits sehr krank sind.

Das Auge des Vogels sollte voll, rund und klar sein; die Nickhaut ist nicht sichtbar.

Ein etwas ovales Auge ist ein Hinweis, daß der Vogel nicht völlig munter ist. Jeder Vogel ist dem Tode nahe, wenn er die ganze Zeit kauernd am Käfigboden zubringt.

Das Gefieder sollte glatt und glänzend sein und flach am Körper anliegen. Wenn die Körperfedern aufgeplustert gesträubt sind, versucht der Vogel sich vor Wärmeverlust zu schützen.

1.3.1 Abnorme Atmung

Ein offensichtlich dyspnoetischer, mit offenem Schnabel atmender Vogel muß nicht unbedingt eine respiratorische Erkrankung haben, zweifellos ist er jedoch sehr krank. Ruckartige Schwanzbewegungen kleiner Vögel sind auch ein Zeichen für eine gestörte Atmung. Bei diesen beiden Typen der abnormen Atmung kann durch eine raumfordernde Läsion im Abdomen eine vollständige Expansion und Kontraktion der hinteren Luftsäcke verhindert werden, so daß der Luftstrom durch die Lungen beträchtlich vermindert ist. Eine Zyanosis äußert sich manchmal als blaue Verfärbung von Schnabel und Beinen. Bläht sich bei ansonsten normaler Atmung mit jeder Exspiration ein Teil des Halses in der Region des Kropfes auf, kann dies ein Hinweis für eine Verlegung der Ausführungsöffnungen der vorderen Luftsäcke sein, an der Stelle, an der sie sich mit den sekundären Bronchien verbinden. Verändert sich die Stimme, wird sie rauher oder verändert sich die Tonhöhe des Schreies bei einem Greifvogel, könnte dies ein Hinweis für eine Erkrankung des Syrinx sein. Diesen Symptomen kann eine Hypovitaminose A zugrunde liegen, mit oder ohne sekundäre bakterielle Infektion und Abszeßbildung, die auf das Gewebe des Syrinx übergreift. Falkner sprechen vom «Zipf» oder «Keckern» bei ihren Vögeln. Beim Wellensittich besteht manchmal ein beständiges und irritierendes Kreischen, weil die vergrößerte Schilddrüse Druck auf den Syrinx ausübt. Sie bildet sich infolge von Jodmangel und einer nachfolgenden Hypothyreose. Manchmal kaum hörbare, nur bei genauem Hinhören wahrnehmbare schnalzende oder asthmatische Geräusche können durch virale, bakterielle Infektionen, Pilze oder Hefen im Respirationstrakt, oder durch den Nematoden *Syngamus trachea* ausgelöst werden. Letzterer befällt viele Vogelarten.

Eine Stimmveränderung beim Vogel deutet stets auf einen pathologischen Zustand des Syrinx hin; daher ist die Prognose sehr viel ernster als bei Säugetieren, bei denen eine Stimmveränderung ein Symptom für eine Erkrankung des oberen Respirationstraktes ist, und die Aussichten sehr viel günstiger sind.

1.3.2 Zentralnervöse Zeichen

Folgende Symptome können bei Vögeln auftreten: Schiefhals (Torticollis), Optisthotonus, Ataxie, kreisende Bewegungen und klonische Krämpfe oder plötzliche Anfälle. Sie alle können durch Vitamin B- oder Vitamin E-Mangel, Infektionskrankheiten, Vergiftungen, Gehirnerschütterung, zerebrale Durchblutungsstörungen oder Tumoren ausgelöst werden.

Nicht selten wird ein Wellensittich vorgestellt, bei dem mehrere der oben erwähnten Symptome aufgetreten sind. Es ist schwierig, eine spezifische Diagnose zu stellen und stets ist die Prognose sehr ernst. Thrombosen kommen nach Hasholt (1969) selten vor, allerdings wurden bei einer Reihe von Spezies Artheromata nachgewiesen. Hasholt (1969) beschreibt bei drei alten Amazonen Arteriosklerosen der Karotisarterien. Man nahm an, daß dies eine zerebrale Ischämie verursachte, da die Vögel ständig von ihren Sitzstangen fielen.

Bei tagaktiven Greifvögeln sind Hypocalcämie und Hypoglykämie häufig Ursache für plötzliche Anfälle. Von allen Infektionskrankheiten, die zentralnervöse Erscheinungen hervorrufen, hat die *Newcastle Disease* die größte Bedeutung und alle Spezies sind empfänglich. Eine Variante dieses Erregers *(Paramyxovirus)* führt bei domestizierten und wilden Tauben zu nervösen Krankheitssymptomen.

Rhythmisches Schwingen des Kopfes von einer Seite zur anderen ist besonders bei Eulen ein Hinweis für eine vestibuläre Erkrankung und entspricht dem Nystagmus der Säugetiere. Schlaffe Lähmungen und Unvermögen, den Hals aufrecht zu halten (limber neck) sieht man bei Botulismus und Bleivergiftungen, in erster Linie bei Schwänen, jedoch auch bei anderen Vögeln (Borland, Morgan u. Smith, 1977). Ebenso verursacht Folsäuremangel bei Truthühnern eine Lähmung des Halses.

1.3.3 Verletzungen der Flügel

Ein herabhängender Flügel kann ein Hinweis auf eine Nervenlähmung sein, meist liegt jedoch eine Verletzung der Knochen oder Muskeln vor. Um einen Hinweis zu erhalten, welcher Teil des Flügels verletzt sein könnte, sollte man genau beobachten, wie er gehalten wird. Liegt die Verletzung zwischen den Schwingen und der Mitte von Radius und Ulna, werden die Handschwingen meist am Boden nachgezogen (Abb. 1.1a). Bei einer Verletzung des Ellenbogens oder Humerus hält der Vogel den Flügel meist niedriger als auf der gesunden Seite, jedoch schleifen die Handschwingen nicht am Boden (Abb. 1.1b). Bei einer Verletzung des Coracoid oder Schultergelenkes ist der Flügel verdreht, so daß die Handschwingen höher als auf der gesunden Seite sind, obgleich der Flügel insgesamt abgesenkt ist (Abb. 1.1c).

Da sich die einzelnen Flügelabschnitte in ihren relativen Längen zwischen den einzelnen Vogelarten beträchtlich unterscheiden, sind diese Körperteile konsequenterweise auch unterschiedlich schwer. Die Symptome werden sich deshalb nicht nur nach der Art der Verletzung (Knochen, Muskel oder Nerv), sondern auch nach der Vogelspezies richten. Vor allem kleine Vögel können recht schwere Frakturen

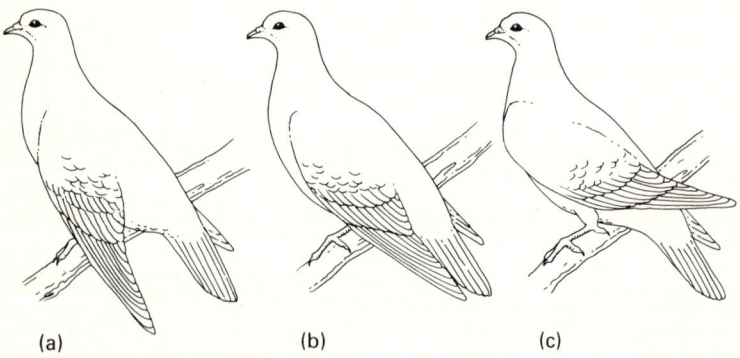

(a)   (b)   (c)

Abb. 1.1: Haltung des Flügels nach Verletzung der verschiedenen Skeletteile (siehe 1.3.3).

haben und trotzdem völlig normal aussehen. Die korrekte Diagnose ist nur nach einer genauen Untersuchung, möglicherweise nach einer Röntgenaufnahme möglich.

1.4 Umgang mit Vögeln

Es ist ratsam, den Besitzer zuvor zu warnen, bevor man kleine und offensichtlich kranke Vögel in die Hand nimmt, denn es besteht die Gefahr, daß der Vogel beim Versuch, ihn zu fangen, plötzlich an Herzversagen stirbt. Dies kann auch bei augenscheinlich gesunden Vögeln eintreten, wenn sie nicht daran gewöhnt sind, in die Hand genommen zu werden. Um das Risiko zu mindern, kann man dieses Unternehmen in einem abgedunkelten Raum bei Rotlicht (Rotfilter vor einer Taschenlampe) durchführen. Meistens ist es so möglich, den Vogel direkt auf seiner Sitzstange zu fassen. Allerdings haben manche Vögel im Dämmerlicht ein besseres Sehvermögen als andere.

Nimmt man größere Vögel in die Hand, muß man auf die Krallen achtgeben, denn diese können kräftig zupacken und daher sollte man sie unter Kontrolle haben. Auch muß man bei größeren Papageien auf den Schnabel aufpassen, der schwere Verletzungen zufügen kann. Kleinere Greifvögel können schnell mit den Füßen um sich schlagen. Wenn ein Beizvogel eine Kopfkappe trägt, läßt er sich häufig leichter in die Hand nehmen, allerdings verwenden manche Falkner nur ungern Kappen. Kappen haben auf Greifvögel (wild oder abgerichtet) eine beruhigende Wirkung, ebenso ist es sehr hilfreich, ein Handtuch oder sogar das Ende einer großen, braunen Papiertüte über den Kopf zu stülpen.

Reiher (Ardeidae), Störche (Ciconiidae), Rallen (Rallidae), Möwen (Laridae) und Tölpel gehören zu den Vögeln, die ihren Schnabel als Stoßwaffe verwenden. Kormorane (Phalacrocoracoidae) können mit dem gekrümmten Ende ihres Schnabels angreifen.

In solchen Fällen erweisen sich Handschuhe aus starkem Leder als nützlich. Wenn der Vogel daran gewöhnt ist, lassen sich gezähmte Greifvögel oder Papageien auch ohne Handschuhe in die Hand nehmen; allerdings ist der Tierarzt gut beraten, wenn er kein Risiko eingeht.

Am besten werden alle großen Vögel vor der Untersuchung auf ein Kissen oder eine weiche Unterlage gelegt. Die Flügel sollten vorsichtig, aber fest gegen den Körper gehalten werden, ohne unnötigen Druck auf den Thorax auszuüben.

1.5 Untersuchung des fixierten Vogels

Ist der Vogel nicht allzu schwer erkrankt, kann es für den Tierarzt bequemer sein, eine gründliche Untersuchung unter leichter Sedation durchzuführen. Siehe dazu auch den Abschnitt über Anästhesie.

1.5.1 Federn und Gefieder

Das Gefieder sollte eine gute, gleichmäßige und intensive Farbe haben. Die Federstrahlen und -häkchen sollten sich ineinanderhaken, so daß das Federkleid eine gleichmäßige Umrißlinie um den Körper bildet. Normalerweise haben beim Vogel nur die Achseln eine spärliche Befiederung. Sind die Hautgebiete über der Lumbosakral- und Sternalregion nur spärlich befiedert, oder tragen sie abnorme grünliche Flaumfedern anstatt Konturfedern, können ernährungsbedingte oder endokrine Ursachen (z.B. von der Schilddrüse) zugrunde liegen. Besteht ein fortschreitender Federnverlust zusammen mit einer weißen schuppigen, jedoch verdickten Haut, kann eine Infestation mit Rundwürmern vorliegen *(Trichophyton spp.)*, insbesondere, wenn Kopf und Hals befallen sind. Zinkmangel führt beim Geflügel zu Dermatitiden und schlechtem Federnwuchs. Besonders bei Papageien sieht man manchmal Anzeichen für Selbsttraumata. Abgesehen von Hautwunden ist in einem solchen Fall die Fahne der Flugfedern angefressen oder der Schaft gequetscht (anders als nach Zerreißen oder Abbrechen). Manche nachwachsenden Federn können ausgerupft sein und blutende Follikel hinterlassen. Im allgemeinen werden ausgerupfte Federn sehr schnell ersetzt und man sieht die neuen Federn nachwachsen. Sie müssen untersucht werden, ob sie kurz und keulenförmig sind, ob sie ringförmige Einkerbungen haben bzw. aufgerollt oder deformiert sind. Alle diese Anzeichen können auf eine Virusinfektion oder einen Nährstoffmangel hinweisen. Zur Selbstverstümmelung kann es durch Frustration, Langeweile oder Streß kommen, der durch eine Veränderung des Tagesablaufes oder übermäßige Gefiederpflege während der Brutzeit entsteht. Auch parasitäre Infektionen können Auslöser sein: Eine Milbeninfestation kann zur Invasion der Federfollikel und zur Schädigung bzw. zum Verlust der Feder führen; Milben und auch Läuse können Irritationen verursachen. Durch sorgfältiges Absuchen des Gefieders findet man die Läuse, die sich entlang des Federschaftes oder an der Hautoberfläche aufhalten. Gesunde Vögel putzen sich selbst, kranke jedoch nicht. Eine Untersuchung der Haut oder der zurückbleibenden pulverigen Bestandteile eines Federschaftes mit einem Vergrößerungsglas ist erforderlich, um herauszufinden, ob Milben vorliegen. Federpicken durch einen unverträglichen oder dominanten Käfiggenossen ist nichts Ungewöhnliches. Dies kann sich während der Brutzeit verschlimmern.

Verformte oder aufgerollte Flugfedern oder Federn ohne normale Fahne sind meist das Ergebnis einer fehlerhaften Fütterung (unzureichende Zufuhr essentieller Aminosäuren oder Vitaminmangel); sie können jedoch auch durch Läusebisse oder andere Infektionen entstehen. Bei Papageien kann es durch einen Mangel der Aminosäure Lysin zur Vergilbung der grünen Federn kommen. Ausgefranste, verschlissene Federn, ein glatter Bruch oder Abknicken im Schaft entstehen nach unvorsichtigem Umgang oder fehlerhafter Käfighaltung. Verschiedene Ursachen werden der bei Wellensittichen und manch anderen Psittaciden auftretenden Erkrankung, der sogenannten «französischen Mauser» zugeschrieben, bei der Nestlinge Hand- und Schwanzfedern verlieren. Man behauptet, dies entstehe durch Infektionen der Federfollikel aufgrund schlechter Hygiene, zu früher und zu intensiver Zucht oder übermäßige Vitamin A-Aufnahme. Wahrscheinlich hat die Erkrankung viele Ursachen. Nach jüngsten Arbeiten von Pea u. Perry (1984) ergeben sich Anhaltspunkte, daß dies Teil eines Syndroms ist, das viele Psittaciden befällt und virale Ursachen haben könnte. Nach Kontamination mit Mineralöl kann es zu einer permanenten Schädigung der Feinstruktur der Federn kommen, auch wenn das Öl vollständig entfernt wurde. Die Federstrahlen haken sich möglicherweise nicht mehr in der richtigen Weise ineinander. Linien mit geringerer Dichte und Schwächung quer über die Federfahne, auch bekannt als «Hungerstreifen», werden von vielen Falknern beobachtet, sind aber auch bei Vögeln anzutreffen, die nicht in Falknereien gehalten werden. Man nimmt an, daß ein Wachstumsstillstand der proliferativen Zellen der epidermalen Papille während der Entwicklung der Feder im Follikel die Ursache ist. Gleichzeitig dazu können auch Federdefekte bestehen. Die Mauser oder Erneuerung des Gefieders findet bei den meisten Vögeln in ganz bestimmten Intervallen statt – ein-, zwei- oder dreimal pro Jahr. Bei wenigen Spezies, wie Kranichen oder Adlern kann die Mauser alle zwei Jahre eintreten. Bei Papageien ist dieser Prozeß kontinuierlich. Ernährungsbedingte oder infektiöse Erkrankungen, die zu Normabweichungen der Federn führen, üben auf die germinativen Zellen von Schnabel und Krallen eine ähnliche Wirkung aus.

Manchmal kann sich eine wachsende Feder nicht normal aus der Federscheide entwickeln. Der ständig wachsende Follikel bahnt sich seinen Weg unter der Hautoberfläche und es entsteht eine Federzyste – eine Erkrankung, die man am häufigsten bei Kanarienvögeln, aber auch bei anderen Arten sieht. Mit der Zyste besteht oft gleichzeitig eine Entzündung der Haut und verursacht eine erhebliche Irritation des Vogels, so daß er an der Zyste pickt und sie möglicherweise zum Platzen bringt.

1.5.2 Die Kopfregion

Nach gründlicher Untersuchung des Gefieders fährt man am besten am Kopf fort, beginnend am Auge.

Das Auge

Der Tierarzt kann eine Reihe von Erkrankungen zu Gesicht bekommen: Keratitis, Ödeme der Augenlider und Blepharospasmen infolge von Fremdkörpern sind relativ häufig. Verklebte Federn ums Auge können ein Hinweis für Tränenträufeln (Epiphora) sein, das ein- oder beidseits bestehen kann. Eine beidseitige Verklebung kann durch Läsionen entstehen, die die Tränen-Nasengänge an der Stelle blockieren, an der sie im vorderen Teil der Choanenspalte dicht beieinander liegen. Schwellungen genau über oder unter dem Auge können auf eine Sinusitis hindeuten, die sich zu einem Abszeß entwickelt hat. Braune, krustige Ausschläge um die Augenlider und die Kommissuren des Schnabels können durch Vogelpocken entstehen. Beim Wellensittich kann sich eine pulvrig-weiße Krustenbildung, hervorgerufen durch eine Infestation mit *Knemidokoptes*-Räudemilben, von der Wachshaut (Ceroma) zur Augenregion und den Kommissuren des Schnabels erstrecken. Dies ist auch bei anderen Vogelarten anzutreffen. Ebenso wurden retrobulbäre Neoplasmen der Augenhöhle und Tumoren der Nickhaut beschrieben. Eine Untersuchung der Vorderkammer des Auges kann möglicherweise ein Hypopyom, ein Hyphaema oder eine Verletzung der Iris sichtbar werden lassen. Zur Darstellung möglicher Narben oder Ulzera sollte Fluorescein auf die Korneafläche instilliert werden. Ganz besonders bei Eulen sind alle diese Läsionen nicht selten und können durch Kämpfe oder Unfälle auf der Straße entstanden sein.

Im allgemeinen ist die Untersuchung der Augenreflexe schwierig, etwas leichter jedoch bei Greifvögeln, da deren Auge im Verhältnis größer ist. Der pupillare Lichtreflex läßt sich nur schwer auslösen, da der Irismuskel quergestreift ist und teilweise willkürlich kontrolliert werden kann. Dieser Reflex wird zudem durch emotionale Störungen des Vogels beeinflußt. Ein rascher pupillarer Lichtreflex ist ein Zeichen einer zentralen Erblindung, weil die willkürliche Kontrolle nach einem Gehirnschaden aufgehoben sein kann. Nach einer Gehirnerschütterung durch einen Unfall kann die Pupille weit offen stehen. Beim Vogel gibt es keinen konsensuellen pupillaren Lichtreflex, da sich alle Sehfasern vollständig über dem chiasma opticum kreuzen und die Abbildung vom Tectum opticum auf den Cortex kontralateral ist. Nach Berührung der Kornea wird eine Pupillenreaktion ausgelöst und die konsensuale Reaktion ist auf dem anderen Auge sichtbar. Ein nicht allzu ängstlicher Vogel äußert manchmal den Fixationsreflex gegenüber einem interessanten Gegenstand. Er ist auslösbar, indem man Futter (bei einem Greifvogel) oder einen glitzernden Gegenstand (bei Corviden) vor den Augen hin und her bewegt.

Der Blinzreflex oder Reflex der Membrana nicitans läßt sich durch eine drohende Geste auslösen. Am besten geschieht dies durch einen transparenten Schirm hindurch.

Katarakte sind nicht selten und können mit oder sogar ohne Ophthalmoskop sichtbar sein. Eine Untersuchung der hinteren Augenkammer ist nicht sehr ergiebig. Beim Vogel gibt es kein reflektierendes Tapetum.

Die Papilla optica, auch als Pecten bekannt, wird durch eine große, blutgefäßreiche Vorwölbung der Choriodidea verdeckt. Gestalt und Größe dieses Gebildes unterscheiden sich je nach Spezies. Die Retina erscheint als uniforme, granulöse Struktur von meist grauer oder bräunlich-roter Farbe. Hyperreflexion und Synchisis scintillans wurden von Greenwood u. Barnett (1980) bei einem wilden Waldkauz beschrieben.

Eine detaillierte Beschreibung der normalen Funktion des Vogelauges findet sich im entsprechenden Kapitel bei Greenwood u. Barnett (1980), siehe Quellenverzeichnis.

Das Ohr

Das Vogelohr ist nicht augenfällig, da Vögel keine Pinna besitzen. Bei den meisten Vögeln wird die äußere Ohröffnung von modifizierten Konturfedern verdeckt. Eulen haben große und asymmetrisch angelegte Ohren, denn durch diese Besonderheit wird das Richtungshören verbessert. Das Ohr kann durch seine Nähe zum Auge bei Traumen, die das Auge betreffen, mit beteiligt sein. Verklebte Federn um das äußere Ohr lenken die Aufmerksamkeit auf eine Otitis externa. Small (1969) berichtet von einer Vorwölbung der Membrana tympanica durch die äußere Ohröffnung; allerdings ist dieser Zustand selten.

Die Kopfhaut

Sie sollte auf subkutane Blutungen untersucht werden, die durch Unfälle oder Wunden nach Kämpfen entstanden sein können.

Die Wachshaut und die äußeren Nasenöffnungen

Es ist darauf zu achten, ob etwaiger Ausfluß besteht, der von einem katarrhalischen bis zu einem eingetrockneten Exsudat variieren kann. Exsudate der Nase entstehen oft durch eine Hypovitaminose A oder eine überlagernde mikrobielle Infektion. Verfärbung der Federn oberhalb der Wachshaut weist auf Nasenausfluß hin, der blutig verfärbt sein kann. Ein bei Wellensittichen häufig anzutreffender Zustand, der auch braune Hypertrophie genannt wird und sich als übermäßiges Wachstum des verhornten Gewebes der Wachshaut äußert, hat keine klinische Bedeutung, sofern dadurch nicht die Nasenlöcher verstopft werden (Abb. 1.2). In ähnlicher Weise kann ein reichliches Wachstum der Wachshaut bei männlichen Tauben (Columbidae) bestehen. Die Wachshaut des Wellensittichs ist bei nicht ausgewachsenen Vögeln rosa; blau bei männlichen und braun oder sandfarben bei weiblichen Tieren. Vögel mit einer etwas blauen und braunen Färbung können Zwitter sein, die je ein Ovar und einen Hoden in der Bauchhöhle haben. Farbveränderungen können ein Zeichen für eine chronische Erkrankung sein.

Knemidokoptesräude ist bei Wellensittichen keine Seltenheit und kann nicht nur andere Psittaciden, sondern auch Vögel anderer Arten befallen. Die Erkrankung zeigt sich durch eine gräuliche, räudige und bröckelige Beschaffenheit der Wachshaut. Oft bestehen zusätzlich Wucherungen um die Kommissuren von Schnabel und Augen.

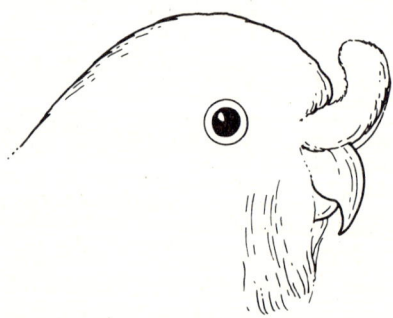

Abb. 1.2: Braune Hypertrophie der Wachshaut.

Manchmal ist der Bohrkanal der Milbe im Schnabelhorn sichtbar. Die Diagnose läßt sich durch ein Geschabsel von der befallenen Stelle absichern. Nach Stehenlassen in 10% KOH kann das Geschabsel unter dem Mikroskop untersucht werden. Ein Trauma der Wachshaut kann bei einem im Käfig gehaltenen Vogel nach einem Zusammenstoß mit dem Drahtgitter seines Käfigs während des Fluges entstehen. Bei einer Verletzung in diesem Gebiet kann auch die kraniale, faziale Gelenkverbindung zwischen dem Zwischenkieferknochen und dem nasalen und frontalen Knochen mit geschädigt werden. Manchmal entwickeln sich in dieser Region Neoplasmen.

Der Schnabel

Beim Schnabel ist darauf zu achten, ob Sprünge oder Splitterungen vorhanden sind. Sie können ein Hinweis für eine zugrundeliegende Fraktur des Zwischenkieferknochens oder der Manibula sein. Vorsicht ist während der Untersuchung mancher Vögel geboten, z.B. bei Tölpeln oder manchen Enten, denn die Ränder des Schnabels sind äußerst scharf. Tukane (Ramphastidae) oder Gänsesäger (Mergus) besitzen am Schnabel einen gezackten Rand. Sprünge im Schnabelhorn können traumabedingt oder ein Zeichen für Vitamin A-Mangel bzw. eine Infektion sein. Verformungen oder Überlänge des Schnabels können durch Neoplasmen (z.B. ein Osteosarkom), Traumen der proliferativen, epidermalen Zellen oder eine Knemidokoptesräude entstehen. Man sagt, daß Mangel an Vitamin D, Calcium, Biotin und B-Vitaminen eine von der Norm abweichende Schnabelform verursachen (Altman, 1982). Greifvögel, die mit einer künstlichen Diät aufgezogen worden sind, die kein starkes Reißen vor dem Abschlucken erfordert, können eine ausgeprägte Überlänge des Schnabels entwickkeln. Durch beständiges Klettern an den Käfigstäben kann es bei den Papageien zu Abnormalitäten des Schnabels kommen. Der Schnabel ist ein sich ständig veränderndes und wachsendes Gebilde. Manche Wildvögel, wie beispielsweise Austernfischer (Hematopotidae) haben einen verhältnismäßig schnell wachsenden Schnabel, der verschiedene Formen ausbilden kann. So adaptiert sich der Schnabel an die verschiedenen Futterstandorte. Nüssefressende Vögel entwickeln einen spatelartig geformten Schnabel, erdwürmerfressende Vögel dagegen einen eher spitzeren Schnabel.

Der Mund und der Oropharynx

Bei Wassergeflügel kann ein aus dem Pharynx herausschauendes Stück Angelschnur möglicherweise mit einem Angelhaken verbunden sein, der sich weiter unten im Verdauungskanal befindet. Durch eine Endoskopie oder Röntgenaufnahme läßt sich die Diagnose absichern. Verletzungen durch Angelhaken treten auch bei anderen Vögeln auf und der Autor hat diesen Fall sogar einmal bei einer Schwarzdrossel *(Turdus merula)* gesehen.

Am nichtsedierten Tier ist zur Untersuchung der Mundhöhle irgendein Spekulum erforderlich. Man kann zum Öffnen eine Arterienklemme zwischen die beiden Schnabelhälften schieben oder den Trichter eines Hunde-Otoskops verwenden.

Anatomie und Beweglichkeit der Zunge unterscheiden sich unter den Vogelarten beträchtlich. Eine kolbenartige, stumpfe Zunge ist typisch für den Papagei, bei Spechten (Picidae) ist sie dagegen eher lang und beweglich.

Für weitere Einzelheiten sei der Leser auf die Publikationen von King u. McLelland (1979) hingewiesen. Manchmal sind Abszesse auf der Oberfläche der Zunge sichtbar und auch kleine stecknadelkopfgroße Läsionen, hervorgerufen durch eine Candidainfektion, können beobachtet werden. Bei beiden Erkrankungen kann ein Vitamin A-Mangel zugrunde liegen. Dadurch kommt es zur Hyperkeratose des Epithels an den Schleimhautdrüsen (Gordon u. Jordan, 1977, Jones, 1979). Auch an anderen Stellen der Mundschleimhaut können sich Abszesse befinden (besonders um die Choanen) und möglicherweise die Ausführungsöffnungen des Tränen-Nasenkanals blockieren. Für eine genauere Betrachtung der Nasenschleimhaut kann man eine endoskopische Untersuchung durch den Choanenspalt durchführen. Abszesse in der Mundhöhle können bakteriell bedingt, oder ein frühes Zeichen für eine Trichomoniasis sein. Die zuletzt genannte Erkrankung erkennt man meist an ausgedehnten, eher käseartigen diphteroiden Belägen, die den Oropharynx und die Seiten der Mundhöhle überziehen. Die Erkrankung tritt bei zahlreichen Vogelarten auf, aber besonders häufig sieht man sie bei Tauben (Columbidae) und sie wird von den Besitzern als «Gelber Knopf» bezeichnet; auch Falkner beobachteten sie seit vielen Jahren an Greifvögeln.

Auch hier kann sich eine Hypovitaminose A prädisponierend auswirken. Die Läsionen bei einer Trichomoniasis und einer Candidose sind einander sehr ähnlich, und manchmal können sie auch mit einer Capillaria-Infektion verwechselt werden. Bei allen Vogelarten, insbesondere bei Passeriformes, Columbiformes, Greifvögeln und Psittaciden kann man an den Kommissuren des Schnabels Läsionen sehen, die durch Vogelpocken hervorgerufen werden; allerdings werden sie bei Anseriformes nicht beobachtet.

Die Glottis ist eine schlitzartige Öffnung in den Larynx, und die Trachea liegt am Mundboden meist hinter der Zungenwurzel. Sie befindet sich bei manchen Vogelarten, wie beispielsweise Reihern (Aridae) weiter hinten. An diesen Stellen können sich Neoplasmen und exsudative Läsionen bilden, die zu einer teilweisen Verlegung der Luftwege führen. Starke Schwellungen können durch eine Sinusitis der infraorbitalen Sinus entstehen, die mit katarrhalischem Exsudat zu beiden Seiten des Oropharynx gefüllt sind. Auch Mykoplasmen können diese Erkrankung hervorrufen, die bei vielen Spezies, einschließlich Papageien (Psittacinae), Möwen (Laridae), Beos (Gracula) und Greifvögeln zu beobachten sind. Cooper (1978) befürwortet eine digitale Untersuchung von Mundhöhle und Oropharynx und eine Laboruntersuchung des gewonnenen Exsudates.

1.5.3 Der Hals

Er sollte palpatorisch untersucht werden, ob Schwellungen vorhanden sind, die möglicherweise Hinweis für einen im Ösophagus eingeklemmten Fremdkörper sein können (z.B. ein im Schlund eines Greifvogels eingekeilter Knochen) oder eine Anschoppung des Kropfes, der bei den meisten Vogelarten vorkommen kann. Durch eine Erkrankung, den sogenannten «sauren Kropf» kann eine flüssige Schwellung entstehen, die möglicherweise mit einer übermäßig starken Gasansammlung einhergeht. Auch durch eine Schilddrüsenvergrößerung kann der Kropf des Wellensittichs anschwellen und auf diese Weise das Organ behindern. Gleichzeitig kann Regurgitation (vergleiche 1.2.3) bestehen. Neoplasmen der Schilddrüse, die allerdings selten sind, können ähnliche Symptome hervorrufen (Blackmore, 1982). Viele samenfressende Vögel horten den Samen im Kropf; beim Betasten sollte er sich dann aber nicht hart anfühlen. Möwen (Laridae), Pinguine (Sphenisciformes) und Kormorane (Phalacrocoracidae) speichern Futter im Ösophagus und können es leicht auswürgen.

1.5.4 Untersuchung des Körpers

Nachdem die Thoraxöffnung, die an der Halsbasis liegt, untersucht worden ist, sollten Clavicula und Coracoid palpiert werden, ob Frakturen vorliegen. Beim zuletzt genannten Fall ist darauf zu achten, wie der frei stehende Vogel den Flügel hält (Abb. 1.1c). Hautwunden um den Thoraxeingang nach einem Zusammenprall mit Telefonleitungen sieht man häufig bei Tauben. Sie erfassen manchmal auch den Kropf oder die benachbarten Luftsäcke. Ein subkutanes Emphysem im Thoraxbereich kann auf einen Luftsackriß hindeuten, besonders des thorakalen oder interclavikularen Luftsackes. Luftsackrisse heilen oft spontan aus.

Der Zustand der Brustmuskeln ist palpatorisch zu kontrollieren. Sie sollten symmetrisch sein; jedoch ist manchmal an einer Seite eine Atrophie festzustellen. In solch einem Fall ist die Flugfähigkeit des Vogels beeinträchtigt. Der Zustand der Brustmuskeln ist ein wichtiger Anhaltspunkt für den allgemeinen Ernährungszustand des Vogels. Der Brustbeinkamm kann fühlbar sein, allerdings sollte er nicht zu sehr vorspringen. Schwere Vögel wie Gänse oder Schwäne haben hier oft Dekubitusstellen, wenn sie nicht genügend Auslauf haben. Über dieser Brustregion beobachtet man häufig bei Wellensittichen Fettansammlungen und Lipome.

Rippen und Scapula sind sorgfältig auf etwaige Frakturen hin zu palpieren. Durch Auskultation des lateralen Thorax oder an der Thoraxöffnung lassen sich manchmal abnorme Geräusche feststellen, allerdings kann es mitunter schwierig sein, sie genau zu markieren. Bei größeren Vögeln sind bisweilen Herzgeräusche wahrnehmbar. Cooper (1978) beschreibt einige kardiovaskuläre Erkrankungen, die er postmortal bei Greifvögeln nachgewiesen hat.

Die Region der thorakalen Wirbelsäule und des Syncrosacrum

In diesen Regionen ist sorgfältig auf etwaige Wunden zu achten, die von Greifvögeln oder Kämpfen unter Käfiggenossen herrühren. Die Bürzeldrüse sollte untersucht werden, ob eine Verstopfung oder neoplastische Veränderungen vorhanden sind.

Das Abdomen

Bei größeren Vögeln kann es gerade eben möglich sein, den Leberrand hinter dem Rand vom Sternum zu palpieren. Läßt sich die Leber leicht ertasten, ist sie wahrscheinlich vergrößert. Bestätigung erhält man durch eine Röntgenaufnahme.

Selbstverständlich ist es abhängig von der Größe des Vogels, wie leicht der Inhalt der Bauchhöhle palpiert werden kann. Eine gefahrlose Palpation ohne zu großen Druck auf die Luftsäcke auszuüben, ist bei Vögeln, die kleiner als ein Wellensittich sind, nahezu undurchführbar. Der Abstand zwischen Sternum und Beckenknochen ist bei manchen Vogelarten sehr eng, wie beispielsweise bei Alken (Alcidae). Allerdings ist es möglich, sogar bei einem Wellensittich ein recht großes, ziemlich unregelmäßiges Neoplasma von einem eher regelmäßigen, glatten und runden Ei zu unterscheiden, das bei einem Weibchen steckengeblieben ist. Der Vorbericht ergibt dann oft, daß der Vogel zunächst mehrere Eier gelegt hat und dann unter deutlichen Zeichen von Unwohlsein plötzlich das Legen eingestellt hat (manchmal wird auch nur ein Ei gebildet). Das steckengebliebene Ei kann nicht nur den Ovidukt blockieren, sondern die gesamte Kloake, so daß auch kein Kot mehr abgesetzt werden kann.

Bei etwas größeren Vögeln (z.B. Tauben – *Columba livia*) ist der dickwandige Muskelmagen leicht als festes, rundes Gebilde mit abgewinkelten Rändern palpierbar und abgelagerter Sand knirscht fühlbar zwischen den Fingern.

Bei Greifvögeln kann ein gefüllter oder angeschoppter Drüsenmagen als eine eher spindelartige Struktur mit einer weicheren Wand unterschieden werden. Durch einen Aszites oder einen Riß der abdominalen Muskeln kann eine weichere und flüssigere Vergrößerung des Abdomens bei einem Vogel, der auf der Sitzstange sitzt, entstehen, manchmal ohne offensichtliche Krankheitserscheinungen hervorzurufen. Ein Aszites läßt sich durch eine sehr vorsichtige, von der Medianlinie aus durchgeführte Parazentese nachweisen. Er entwickelt sich häufig durch Neoplasmen der Leber oder der Gonaden. Bei einem Weibchen kann ein vergrößerter Eileiter nach einer Salpingitis eine weiche abdominale Schwellung verursachen. Erleichterung bei der Differenzialdiagnose verschafft eine Röntgenkontrastaufnahme. Eine Eiperitonitis oder eine offensichtliche Erkrankung kann zudem bestehen. Durch Röntgenaufnahmen lassen sich große, zystenartige Schwellungen über dem Abdomen von echten Rissen unterscheiden. Die Kloake sollte palpiert werden. Sie kann infolge von zusammengeballten Uratkristallen einen Stein enthalten oder vorgefallen sein. Bei größeren Vögeln empfiehlt Cooper (1978) eine digitale Untersuchung mit einem gut gleitfähig gemachten Finger und einem Schutzhandschuh sowie eine mikroskopische Untersuchung des gewonnenen Materials. Ein Spekulum von einem Otoskop, das in die Kloake geschoben wird, erweist sich bei der Untersuchung der Mukosa mitunter als nützlich. Verklebungen der Federn um die Kloake zusammen mit Abschürfungen der angrenzenden Haut können ein Hinweis für eine alimentäre oder renale Erkrankung sein. Bestehen die anhaftenden Teile vorwiegend aus fäkalem Material, ist die Ursache wahrscheinlich eine Diarrhoe. Sind die Konkremente weiß, hat der Vogel eine Nierenerkrankung, besonders, wenn gleichzeitig die Kloake verstopft ist. Da das Urodaeum im hinteren Teil der Kloake liegt, in dem sich Urate von den Nieren und dem Harnleiter ansammeln, wird jede

Anschoppung von Uratsteinen in dieser Region zwangsläufig die Ausscheidung fäkalen Materials behindern und der Vogel bekommt eine Obstipation. Werden zwei oder mehrere Erpel zusammen gehalten, sieht man bei manchen Enten eine Lähmung und einen Vorfall des Penis. Dies tritt unter Umständen nach Verletzungen und Schädigungen der Nervenversorgung ein (Humphrey, P.: 1984 persönliche Mitteilung).

Man kann die Körpertemperatur in der Kloake messen, allerdings gibt es große Unterschiede unter den Vogelarten und zusätzlich bestehen bei den einzelnen Individuen auch tageszeitliche Schwankungen. Deshalb ist die Körpertemperatur für eine klinische Untersuchung nicht besonders aufschlußreich. Bei den meisten Vögeln liegt sie zwischen 40–41° C.

1.5.5 Die Flügel

Jeder Knochen des Flügels sollte für sich untersucht werden, ob Frakturen oder Luxationen der Gelenke vorhanden sind. Ist das Schultergelenk auf einer Seite übermäßig beweglich und der Flügel zudem an der Schulter leicht abgesenkt, könnte dies ein Hinweis für einen Sehnenriß des M. supracoracoides (tiefer M. pectoralis) sein. Der Nachweis ist nur durch eine chirurgische Exploration möglich. Knochenschwellungen können von alten Frakturen, Tumoren oder Infektionen herrühren. Bei Tauben (Columbidae) können Salmonellen Schwellungen, eitrige Entzündungen der Gelenke und eine chronische Synovitis hervorrufen (Gordon und Jordan, 1977). Eine Verletzung der Karpalgelenke kann bei Greifvögeln zu einer Bursitis führen, die vom Falkner als «Pustel» bezeichnet wird.

Knochendeformationen junger Vögel können eine Stoffwechselstörung der Knochen durch Calcium/Phosphor-Imbalanzen anzeigen. Bei einer wilden Kanadagans *(Branta canadensis)* wurde beobachtet, daß ein zu hoher Proteingehalt in der Diät (über 18%) zu einer Auswärtsdrehung der Karpalgelenke («Kippflügel») geführt hat – die Handschwingen sind dabei im Verhältnis zu schwer, da sie schneller wachsen, als Mineralien in die Knochen eingebaut werden können. Auch Inzucht kann eine solche Drehung der Karpalgelenke hervorbringen. Die Beweglichkeit aller Gelenke sollte überprüft und die beiden Flügel miteinander verglichen werden. Ebenso sollten der Entwicklungszustand und die Stärke der Muskeln wegen etwaiger Hinweise für eine Atrophie miteinander verglichen werden. Die Flughaut (Patagium), die sich zwischen den Schultern und den Karpalgelenken spannt und bei vollständiger Streckung die Vorderkante des Flügels bildet, ist zu untersuchen. Sie wird während des Fluges oft verletzt und man sieht dann Spuren von Narbengewebe. Der Flügel kann in solch einem Fall nicht mehr vollständig gestreckt werden oder die proximale Befestigung der Membran ist weiter nach hinten verlagert. Beides führt unter Umständen zu einer Beeinträchtigung der Flugfähigkeit des Vogels.

Im Bereich vom Karpus findet man Federzysten und Neoplasmen. Oft sind sie nur schwer voneinander zu unterscheiden, es sei denn durch eine Biopsie und/oder einen chirurgischen Eingriff. Tumoren führen in dieser Region schnell zu Verletzungen und sie können profus bluten.

1.5.6 Die Beine und Füße

Jeder Knochen des Fußes sollte untersucht werden, ob Frakturen oder Luxationen vorhanden sind. Manchmal ist bei kleinen Vögeln oder Alken (Alcidae) der Femur schwer auffindbar, da dieser Knochen gut von Federn und Muskeln bedeckt ist.

Nestlinge von Greifvögeln haben nach innen gekehrte Metatarsalknochen. Sobald der Vogel wächst und beginnt, die Beine zu belasten, drehen sich die Füße in ihre Position nach außen. Bei manchen jungen Vögeln mit einer Störung des Knochenstoffwechsels tritt dies nicht ein und die Sehne des Gastrocnemius verlagert sich nach medial. Der Vogel wird zum Krüppel. Ebenso kann sich bei manchen künstlich aufgezogenen Wasservögeln infolge einer zu hohen Proteinzufuhr (z.B. über 18 %) bzw. als Folge von Inzucht die Achillessehne verlagern. Im Verhältnis zu der Rate, mit der Calcium und Phosphor in den Knochen eingebaut werden können, wächst der Vogel zu rasch und wird zu schwer. Eine ähnliche Erkrankung, die als Perosis bezeichnet wird, tritt beim Geflügel auf; sie wurde auch bei Papageien beobachtet (Smith, 1979) und wird vermutlich durch Manganmangel verursacht. Dieses Mineral aktiviert mehrere Enzyme, die erforderlich sind für die Bildung von Chondroitinsulfat, das beim Knochenwachstum mitwirkt (Butler u. Laursen-Jones, 1977).

Die Ständer der Beine sollten untersucht werden, ob Schwellungen, Ulzerationen oder Narben von Hautabschürfungen durch Identifikationsringe vorhanden sind. Eine Schwellung durch einen zu engen Ring kann beim Wellensittich plötzlich zu einem akuten Problem werden – durch eine Drosselung der Blutversorgung des Fußes kann sich eine ischämische Nekrose und ein Gangrän entwickeln. An den

Füßen ist darauf zu achten, ob Abszesse vorhanden sind. Diese Erkrankung, die auch als Fußballengeschwür bekannt ist, sieht man bei Kranichen, Pinguinen, Wassergeflügel, domestiziertem Geflügel und ganz besonders bei Greifvögeln; je schwerer der Vogel, desto größer ist das Risiko. Abszesse des Fußballens können bis zum Sprunggelenk aufsteigen und die Knochen des Fußes zerstören. Bestätigung erhält man durch eine Röntgenaufnahme. Bei kleineren Vögeln, wie Wellensittichen, können Abszesse der Füße manchmal nur schwer unterschieden werden von Gichttophi, die durch Akkumulation von Uratkristallen entstehen. Eröffnet man die Tophi und verbringt den Inhalt auf einen Objektträger, läßt sich mit folgendem Test das Vorhandensein von Uratkristallen nachweisen: Die Kristalle werden mit einem Tropfen konzentrierter Salpetersäure vermischt und über einem Bunsenbrenner vorsichtig bis zur Trocknung verdampft. Dann wird ein Tropfen Ammoniak dazugegeben. Sind Uratkristalle vorhanden, entwickelt sich eine rotviolette Verfärbung. Eine Infestation mit Knemidokoptesräudemilben kann an den Beinen von vielen Passeriformes auftreten, besonders beim Fichtenkreuzschnabel *(Laxia curvirostra)* und führt dazu, daß die Krallen abfallen. Bei Kanarienvögeln wurde diese Erkrankung lange als «Kalkbeine» bezeichnet (Abb. 1.3). Auch bei Wellensittichen tritt die Infektion häufig auf, allerdings meistens am Kopf, selten an den Füßen. Bei Passeriformes können die Läsionen an den Füßen leicht mit den Veränderungen verwechselt werden, die durch Vogelpocken und Papillome entstehen. Überlange Krallen, die durch «Kalkbeine» und andere Ursachen bedingt sind, brechen leicht

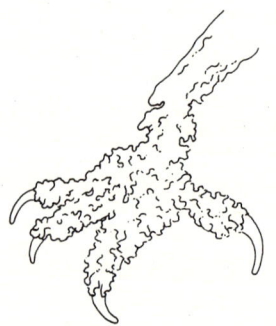

Abb. 1.3: «Kalkbeine», wie man sie charakteristischerweise beim Kanarienvogel sieht.

ab und bluten. Frostbeulen wurden bei einer Reihe von Greifvögeln beschrieben und auch bei Volierenvögeln, wenn sie sich am eisbedeckten Maschendraht festklammern.

2. Diagnosehilfen

2.1 Einfache Laboruntersuchungen

2.1.1 Gewinnung von Blutproben

Beim Vogel gibt es in der Hauptsache drei Stellen, an denen Blutproben gewonnen werden können: die Kralle, die Jugularvene und die Brachialvenen. Die letztere von den drei genannten Stellen ist in Abb. 2.1 dargestellt. An ihr ist es im allgemeinen am leichtesten, genügend Blut für klinische Zwecke zu gewinnen. Normalerweise erfüllt eine 5 × 20-Einmalkanüle völlig ihren Zweck. Vogelvenen sind sehr zart und daher bilden sich leicht Hämatome. Deshalb sollte man nach dem Zurückziehen der Kanüle so schnell wie möglich mit einem Tupfer Kompression ausüben. Bei größeren Vögeln ist die Fixation problematisch und man kann in diesem Fall die rechte Jugularvene verwenden; die linke Jugularvene ist bei den meisten Vogelarten sehr

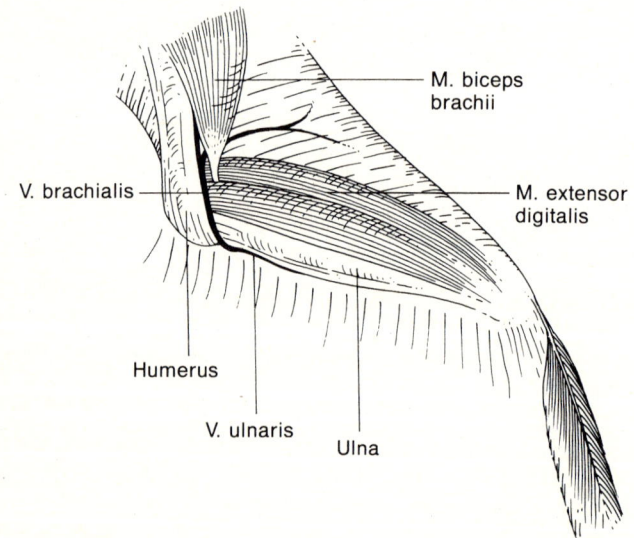

Abb. 2.1: Lage der zur Punktion verwendeten Venen des Flügels.

viel kleiner. Wird die Brachial- oder Jugularvene verwendet, müssen vorher manchmal einige Federn ausgezupft werden, damit man die Vene besser sehen kann. Anschließend wird die Stelle in der üblichen Weise gereinigt.

Eine Methode zur Blutgewinnung aus der medialen Metatarsalvene von Enten, die zuerst von Murdock u. Lewis (1964) beschrieben wurde, kann man auch bei anderen Vogelarten anwenden. Besonders bei kleinen Vogelarten sollte dabei nicht vergessen werden, daß das zirkulierende Blutvolumen zwischen 6 und 10 ml pro 100 g Lebendgewicht liegt. Dementsprechend kann bei einem 40 g schweren Wellensittich die zirkulierende Blutmenge nicht mehr als 2,5–3 ml ausmachen. Sechs Blutstropfen sind etwa 0,3 ml und entsprechen 10 % vom zirkulierenden Blutvolumen.

Wenn man nicht Gefahr laufen will, bei einem kleinen Vogel einen Schock auszulösen, sind daher konsequenterweise 0,5 ml die maximale Blutmenge, die von einem Vogel von der Größe eines Wellensittichs gewonnen werden können. Bei einer durchschnittlich großen Amazone kann man ohne weiteres 2 ml Blut entnehmen.

2.1.2 Hämatologie

Der Hämatokrit

Die Hämatokritbestimmung ist einfach, wenn man heparinisierte Kapillarröhrchen für eine Mikrohämatokritzentrifuge verwendet. Bei den meisten Vögeln liegt der normale Hämatokritwert zwischen 40 und 55 %.

Genauere Angaben finden sich in Standardwerken, etwa denen von Petrak (1982), Fowler (1978) und Harrison (1984). Nach der Hämatokritbestimmung kann das Serum abgesaugt und für weitere biochemische Tests sowie für serologische Antikörperbestimmung verwendet werden.

Blutausstriche

Für einen Ausstrich ist nur ein Blutstropfen nötig. Der Ausstrich kann über das Differentialblutbild und über Blutparasiten Informationen vermitteln. Die Ausstriche können nach Giemsa, Wright oder Leishman angefärbt werden. Allerdings dauert die Anfärbung von Vogelblut länger als bei Säugetierblut – mindestens 5 Minuten – und zum Abspülen der Ausstriche nach der Anfärbung muß der wässrige Puffer etwas saurer sein, d.h. einen pH von 5 anstatt von 7 haben. Er sollte mindestens 5 Minuten auf dem Ausstrich verbleiben. Weiße Blutzellen beim Vogel können schwerer aufzufinden sein, als die entsprechenden Zellen der Säugetiere. Abgesehen davon, daß Vogel-Erythrozyten kernhaltig sind, werden sich die Leukozyten über die gesamte Fläche des Ausstriches verteilen und sich nicht an den Rändern zusammenballen, wie es bei Säugern der Fall ist. Zudem variieren die Leukozyten des Vogelblutes viel stärker in ihrer Morphologie. Wenn der Tierarzt nicht sehr viel mit Vögeln zu tun hat, ist es besser, den Ausstrich mit Methanol zu fixieren und zur Untersuchung an ein Speziallabor zu senden. Ein sehr gutes Nachschlagewerk über die Hämatologie der Vögel ist das Buch von Campell und Dein (1984).

Anzahl der roten und weißen Blutzellen und Hämoglobinwerte

Alle diese Werte lassen sich nach Standardmethoden ermitteln. In den von Petrak (1982), Fowler (1978), bzw. von Wallack u. Boever (1983) herausgegebenen Lehrbüchern sind die Werte für zahlreiche Spezies angegeben. Die Zahl der Erythrozyten reicht von 2,5 bis 4,5 Mio/mm³ bei einem mittleren Wert von 3,5 Mio/mm³. Die Hämoglobinkonzentration schwankt zwischen 11 und 19 g pro 100 ml Blut. Diese Zahlen sind nur Anhaltspunkte. Ganz allgemein ist die Spanne der Werte bei den einzelnen Vogelarten sehr groß. Kleine Vögel, die eine höhere Stoffwechselrate haben, weisen meist höhere Erythrozyten- und Hämoglobinkonzentrationen auf. Außerdem bestehen Unterschiede abhängig vom Alter und der jahreszeitlichen Aktivität. Bei Wildvögeln sind die Werte während des Vogelzuges meist höher und ebenso, wenn Vögel in großen Höhen mit geringer Sauerstoffkonzentration fliegen. Die Zählung der weißen Blutkörperchen wird dadurch erschwert, daß die kernhaltigen roten Blutzellen der Vögel nicht selektiv zur Lysis gebracht werden können, um auf diese Weise die Zählung der weißen Blutkörperchen zu erleichtern. Ähnlich wie beim Differenzialblutbild sollte die Zählung der Leukozyten besser einem Speziallabor überlassen werden.

2.1.3 Klinische biochemische Informationen

Das Gesamtprotein läßt sich am leichtesten bestimmen und außerdem ist es eine wertvolle prognostische Hilfe. Ein kleiner Tropfen des Serums, das nach der Bestimmung des Hämatokrit in einer Mikrohämatokritzentrifuge übrig bleibt, kann bei kleinen Vögeln in ein Handrefraktometer verbracht werden. Die Normalwerte liegen zwischen 2,66 und 3,54 g/dl bei einem mittleren Wert von 3,1 g/dl. Ein Wert unter 2,3 g/dl ist für den Patienten prognostisch ungünstig. Bei manchen Arten wurden andere biochemische Profile bestimmt, die in Standardwerken, wie dem von Fowler (1978) enthalten sind. Als Leitfaden siehe Tabelle 2.1.

2.1.4 Mikrobiologische Untersuchungen

Da Bakterien und Pilze als Krankheitserreger beim Vogel eine wichtige Rolle spielen, sollte der Tierarzt feststellen, welche potentiell pathogenen Erreger vorhanden sind. Leicht wird jedoch eine übereilte Entscheidung getroffen und beschlossen, daß ein einziger Erreger der alleinige Grund für den Krankheitsprozeß ist.
Vögel nehmen aus ihrer Umgebung z.B. von anderen Vögeln, von Nagetieren oder vom Menschen viele Mikroorganismen auf. Neu in eine Voliere gebrachte Vögel können Krankheitserreger einschleppen. Frisch importierte Vögel unterliegen nach den gültigen Bestimmungen einer Quarantäne. (45 Tage für Sittiche und Papageien bzw. 30 Tage für Wellensittiche bei einer Behandlung mit Chlortetracyclin während der Quarantänezeit.)
Dennoch können Salmonellose, aviäre Tuberkulose oder die Pachecosche Papageienkrankheit eingeschleppt werden. Manchmal läßt die Hygiene von Käfigen und Volieren viel zu wünschen übrig und Sitzstangen, Futter und Wasserbehälter werden verunreinigt.
Tupferproben für bakteriologische Untersuchungen können von verschiedenen Stellen genommen werden, wie z.B. von Fußballenabszessen, verdächtigen Zysten, Wunden und natürlichen Körperöffnungen, einschließlich der Trachea. Ebenso können sie nach einer Parazentese von der abdominalen Flüssigkeit genommen werden. (Mikroorganismen sollten zunächst auf Blutagarplatten bei 37° C kultiviert, danach identifiziert und auf ihre Empfindlichkeit gegenüber Antibiotika geprüft werden.
Tupferproben mit Kot werden am besten direkt aus der Kloake entnommen nachdem die Kloakenöffnung gereinigt und mit einem Antiseptikum abgetupft worden ist. Sofern dies nicht möglich ist, kann die Probe auch direkt vom Kot, der auf einer sauberen Oberfläche abgesetzt wurde, entnommen werden. Wird ein Vogel das erste Mal in die Hand genommen, scheidet er häufig frischen Kot aus dem Proctodeum aus, den man auch verwenden kann. Soll nichtkontaminierter Kot von kleinen Käfigvögeln gewonnen werden, erweist es sich als hilfreich, die Sandschicht am Boden durch ein Stück Röntgenfolie zu ersetzen. Kotproben sollten routinemäßig auf Blutagarplatten oder MacCockney-Agarplatten kultiviert werden.

Tabelle 2.1: Klinische Serum-Laborwerte bei Vögeln. Mit freundlicher Genehmigung des Verlages übernommen aus Veterinary Clinics of North America, 13 (2), Mai 1973, herausgegeben von R.B. Altmann DVM.

Bestimmung	Mittlerer Wert	Normbereich
Gesamtbilirubin (mg pro 100 ml)	0,23	0,07–0,39
Direktes Bilirubin (mg pro 100 ml)	0,15	0,03–0,27
Indirektes Bilirubin (mg pro 100 ml)	0,07	0,01–0,15
Harnstoff N (mg pro 100 ml)	4,0	2,8–5,2
Cholesterin, total (mg pro 100 ml)	163	122,4–203,6
Alkal. Phosphatase (Millieinheiten pro 100 ml)	80,3	62,1–98,5
Gesamtprotein (g pro 100 ml)	3,1	2,66–3,54
Albumin (g pro 100 ml)	1,7	3,3–2,1
Globulin (g pro 100 ml)	1,4	1,1–1,7
A:G Verhältnis	1,3:1	0,78–1,82:1
SGOT Reitman-Frankel Einheiten pro ml	210	193–227
SGPT Reitman-Frankel Einheiten pro ml	44	36–52
Thymoltrübungstest [Trübung (Einheiten)]	1,93	0,37–3,49
Natrium (mg pro 100 ml)	110	keinen
Calcium (mg pro 100 ml)	8,3	7,3–9,6
Chlorid (mg pro 100 ml)	109	100–122
Glucose (mg pro 100 ml)	265	161–360
Harnsäure (mg pro 100 ml)	6,7	2,2–7,2
Phosphor (mg pro 100 ml)	3,8	1,6–6,1

Besteht ein Salmonellenverdacht, sind meist spezielle Kulturmedien erforderlich und die Kultur sollte am besten einem Speziallabor überlassen werden. Bei den meisten wilden Vogelarten findet man Salmonellen, die leicht durch fäkale Kontamination in Volieren eingeschleppt werden.

Salmonellen scheinen jedoch bei Greifvögeln nicht häufig vorzukommen (Needham, 1981). Der bei weitem häufigste spezifische Erreger dieser Gruppe, der bei Vögeln isoliert wird, ist *Salmonella typhimurium*.

Es ist zu beachten, daß eine große Anzahl von Bakterien normale Kommensalen im Verdauungstrakt des Vogels sind und nur dann pathogen werden, wenn der Vogel einem Streß ausgesetzt ist. Daher sollte eine sorgfältige Beurteilung des Patienten vorausgehen, bevor man einigermaßen sicher sagen kann, daß der isolierte Erreger die Krankheitsursache ist. In einem gewissen Ausmaß wird das Spektrum der intestinalen Bakterienflora des Vogels vom Futter beeinflußt. Escherichia coli ist ein normaler Bewohner des Magen-Darmtraktes der meisten Greifvögel und er wird wahrscheinlich durch den Darminhalt der Beutetiere aufgenommen (Needham, 1981). Normalerweise findet man gram-negative Bakterien nur in geringer Anzahl im Verdauungstrakt von körner- und früchtefressenden Vögeln; sie können allerdings in den Vordergrund treten, sobald der Vogel während der Brutzeit beginnt, Insekten zu fressen.

Tupferproben der Trachea lassen sich vom anästhesierten oder sedierten Vogel nehmen; ein nasopharyngealer Calciumalginattupfer für Humanzwecke ist dafür sehr geeignet.

Bei Aspergillusverdacht sollten die Tupferproben 36 oder 48 Stunden lang bei 37° C auf Sabouraud-Dextroseagar inkubiert werden. Reding (1981) beschreibt die Methode von Luftsack-Spülproben zur Untersuchung von respiratorischen Erkrankungen. Sie lassen sich mit einem sterilen, flexiblen Katheter gewinnen, der auf eine Spritze gesteckt und dann in den letzten Interkostalspalt des Vogels eingeführt wird; anschließend werden 3 ml sterile Kochsalzlösung injiziert (bei einem Vogel von 3 kg Körpergewicht und darüber), die darauf sofort wieder für die Kultur aspiriert werden. Die Methode erfordert allerdings viel Übung.

Tupferproben können auch von jedem nicht ausgebrüteten Ei genommen werden. Zunächst sollte die Oberfläche mit Alkohol sterilisiert werden, bevor ein Loch in die Eischale gebohrt und ein Tupfer zur Gewinnung des Inhaltes eingeführt wird. Die Kultur sollte auf Blutagar oder MacCockney-Agar erfolgen, da fäkale Verunreinigung beim

Ei die häufigste Infektionsursache ist (siehe Kapitel 8). Werden Tupferproben postmortal genommen, sollte man daran denken, daß sie von einem Vogel, der mehr als 24 Stunden tot ist, nicht repräsentativ sein können. Manche Mikroorganismen (z.B. Proteus), die sich normalerweise im Darm einiger Vögel befinden (beispielsweise bei Greifvögeln) können nach dem Tode schnell in andere Organe eindringen und andere Krankheitserreger auf der Platte überwachsen.

Untersuchung von gefärbten Ausstrichen

Diese Methode ist zwar nicht endgültig beweisend, jedoch schnell und eine nützliche Hilfe bei der Untersuchung von angefärbtem Eiter, Kot oder Exsudaten. Die Färbung kann nach Gram mit Methylenblau (für eine Bipolarfärbung bei Pasteurella) oder bei Verdacht auf aviäre Tuberkulose nach Ziehl-Neelsen erfolgen. Besteht Verdacht auf eine Chlamydien (Psittakose)-Infektion, können die Ausstriche mit einer modifizierten Ziehl-Neelsen-Technik angefärbt werden, um die intrazytoplasmatischen Einschlußkörperchen darzustellen. Die modifizierte Ziehl-Neelsen-Technik wird folgendermaßen durchgeführt: Man läßt den Objektträger 10 Minuten lang mit verdünnter Carbolfuchsinlösung bedeckt, erhitzt aber nicht, wie bei der normalen Ziehl-Neelsen-Färbung. Dann wird er gewaschen und entfärbt – jedoch nicht mit Salzsäure-Alkohol – sondern mit 0,5 % Essigsäure. Die Entfärbung dauert nur 20 oder 30 Sekunden, bis der Ausstrich sehr schwach rosafarben ist. Anschließend erfolgt die Gegenfärbung mit Methylenblau in der üblichen Weise. Gruppen sehr kleiner intrazytoplasmatischer Einschlußkörperchen sind dann möglicherweise in den Gewebezellen sichtbar. Wegen der Gefahr der zoonotischen Infektion und gemäß den Vorschriften über den Umgang mit Erregern von Tierseuchen und Zoonosen überläßt man diese Untersuchung besser Speziallaboren, die über die erforderlichen Sicherheitsräume mit Luftfiltern verfügen.

Worpel u. Rosskopf (1984) sind der Ansicht, daß das Auftreten gramnegativer Bakterien bei Käfigvögeln als normal anzusehen ist. Eine routinemäßige Gramfärbung der Proben kann sich zur Interpretation von antibiotischen Resistenztesten als hilfreich erweisen.

Diese Färbung gibt Auskunft über die relative Anzahl und Morphologie von gram-negativen und gram-positiven Bakterien und sie weist außerdem Hefen nach. Durch diese Technik kann das etwaige Vorhandensein anaerober Bakterien dargestellt werden, sofern auf einer routinemäßigen Blutagarkultur nach aerober Bebrütung kein oder nur ein geringes Wachstum vorhanden ist.

Bei Aspergillusverdacht kann in einem post morten Präparat ein Teil der Läsion auf einem Objektträger zerkleinert und mit 20% KOH behandelt werden. Alkali entfernt das tierische Gewebe und läßt die Pilzhyphen deutlicher zum Vorschein treten. Falls erforderlich können sie anschließend vorsichtig gewaschen, hitzefixiert und mit Lactophenolblau angefärbt werden. Candidaverdächtige Läsionen können nach Gram angefärbt, oder im Tuscheausstrich bzw. durch Nigrosin-Färbung dargestellt werden, sobald wachsende hefeartige Zellen sichtbar sind. Candida läßt sich außerdem mit Lactophenolblau anfärben.

2.1.5 Diagonstische Zytologie

Untersuchungsmaterial von mehreren Stellen, das gleichzeitig mit Proben für die Bakteriologie entnommen wird, kann eine sehr nützliche Diagnosehilfe sein. Proben für die Zytologie können direkt durch ein Abklatschpräparat oder durch einen Ausstrich von einem Rückstand oder einer flüssigen Probe angefertigt werden und zwar in der Weise, wie man auch Blutausstriche herstellt. Dieser Ausstrich wird nach Wright oder Giemsa angefärbt oder er kann nach der konventionellen Methode für eine selektive Färbung fixiert werden. Diese Technik wird sehr gut von Campell (1984) beschrieben.

2.1.6 Biopsie

Biopsieproben lassen sich am leichtesten von der Oberfläche von Neoplasmen gewinnen. Sie erweisen sich auch als diagnostische Hilfe bei Hautläsionen, wie sie z.B. bei Vogelpocken entstehen und bei denen sich die typischen Einschlußkörperchen nachweisen lassen. Biopsiematerial kann auch von inneren Organen unter direkter Sicht durch eine Laparoskopie entnommen werden. Reding (1977) beschreibt eine einfallsreiche Methode für eine Lungenbiospie. Eine Kanüle Nr. 20 wird durch den vorletzten Intercostalspalt in die Lungen geschoben. Mit Hilfe einer Spritze wird das Gewebe angesaugt und der Inhalt dann auf einen Objektträger zur Anfärbung verbracht. Allerdings sind Lungenbiopsien nicht unproblematisch und führen häufig zu letalen Verletzungen.

Bei bestimmten Krankheiten, wie der Pachecoschen Papageienkrankheit kann die Histologie postmortal eine Bestätigung der Diagnose liefern. Abgesehen von einer leicht gesprenkelten Leber und typischen acidophilen intranukleären Einschlußkörperchen in den Leberzellen und manchmal auch in der Niere, sind bei dieser Erkrankung nur wenige Symptome sichtbar.

2.1.7 Kotuntersuchung auf Vorhandensein von Helmintheninfektionen

Vögel sind Träger verschiedener parasitischer Würmer. Viele in nicht-überdachten Volieren gehaltene Vögel infizieren sich schnell durch den Kot von Wildvögeln, die Parasiteneier in großer Anzahl ausscheiden können. Importierte Vögel können Parasiten ihres Ursprungsortes beherbergen. Kotuntersuchungen sollten daher zur Routine gehören. Wenn die erste Probe negativ ausgefallen ist, sollten Tag für Tag weitere Untersuchungen erfolgen, da manche Helminthenarten die Eier in Abständen abgeben. Ebenso sollten bei einer kürzlich durchgeführten, aber erfolglosen Entwurmung durch den Besitzer einige Tage lang am besten keine Kotuntersuchungen erfolgen, weil bestimmte Medikamente, besonders in suboptimaler Dosierung, lediglich die Eiablage unterdrücken, ohne die Parasiten vollständig abzutöten. Kotproben können nach der üblichen Flotationsmethode oder nach Konzentration durch Zentrifugieren untersucht werden.

2.2 Laparoskopie

Seit Beginn des 20. Jahrhunderts wird die Laparoskopie bei Mensch und Tier in der einen oder anderen Weise eingesetzt. Diese Technik findet bei Vögeln jedoch erst seit kurzem Anwendung, etwa seit den letzten zehn Jahren, seitdem die Arthroskopie in der Humanmedizin entwickelt worden ist. Anfangs wurde sie bei Vögeln ohne Geschlechtsdimorphismus zur Geschlechtsbestimmung eingesetzt – dem sogenannten chirurgischen Sexing. Andere Methoden der Geschlechtsbestimmung werden in Kapitel 8 abgehandelt. Über die direkte visuelle Untersuchung der Gonaden des Vogels hinaus ist es aber auch möglich, den Zustand vieler anderer Organe zu beurteilen. So kann man einen großen Teil von den Nieren, den Nebennieren, die hintere Lungenfläche, das Herz, die Leber, den Drüsenmagen, den Muskelmagen und Eingeweideteile betrachten. Daher stellt die Laparoskopie bei vielen Erkrankungen ein wichtiges diagnostisches Hilfsmittel dar. Die Laparoskopie wird stets unter Narkose durchgeführt. (siehe Abschnitt «Operative Methoden»).

2.2.1 Die Ausrüstung

Für die Laparoskopie wird ein Endoskop verwendet, das zur Untersuchung des Gelenkspaltes beim Menschen entwickelt worden ist, und das einen Durchmesser von 1,7 bis 2,7 mm hat. Ein größeres Gerät von 5 mm kann bei größeren Vögeln verwendet werden, manchmal sogar für Tiere bis herunter zu 200 g Körpergewicht, wenn es nötig ist, eine Fotoaufnahme anzufertigen. Das Gerät setzt sich aus einer schwachen Lichtquelle, einem flexiblen Leuchtstab und dem Arthroskop mit einem Trokar und einer Kanüle zusammen. Beim modern-

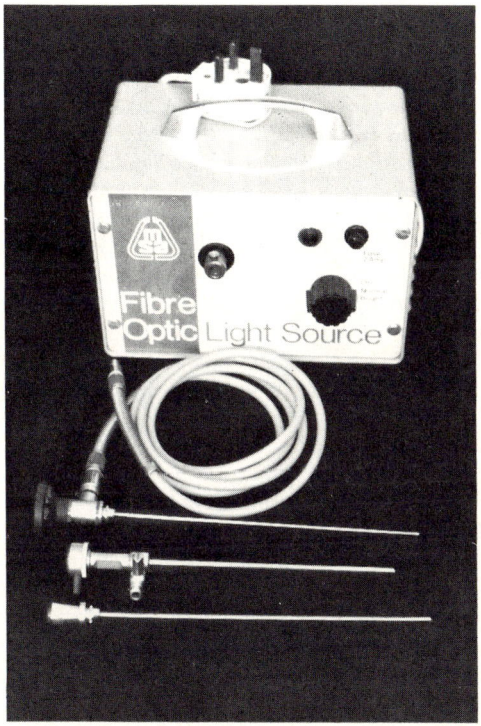

Abb. 2.2: Grundausstattung zur Durchführung einer Laparoskopie: Lichtquelle, Lichtleiter verbunden mit dem 2,7 mm-Arthroskop, Kanüle und Trokar.

sten System wird ein flüssigkeitsgefüllter Leuchtstab verwendet. Das Endoskop besteht aus einem äußeren Glasfaserbündel, die das Licht auf das zu betrachtende Organ lenken und die um einen inneren Linsenkern gewickelt sind, der das Untersuchungsteleskop bildet. Das Ganze befindet sich in einer Hülle aus rostfreiem Stahl. Der Blickwinkel variiert abhängig vom Gerät von gerade nach vorne gerichtet bis retrograd. Für die Laparoskopie bei Vögeln ist eine gerade nach vorne gerichtete Untersuchungslinse am einfachsten zu handhaben.

2.2.2 Operative Methoden

Ganz unterschiedliche Zugänge am Körper des Vogels werden von den einzelnen Fachleuten zur Betrachtung der Gonaden und der anderen Organe bevorzugt. Der Autor verwendet am liebsten die Methode, die ihm Samour (1984) gezeigt hat. Der anästhesierte Vogel wird mit der linken Seite zuoberst auf die rechte Seite gelegt. Das linke Bein wird darauf nach vorne gezogen und entweder von einem Assistenten oder durch einen Klebestreifen in dieser Stellung fixiert. Bei Vögeln unter 400 g Körpergewicht ist es oft leichter, wenn der Operateur das linke Bein und den linken Flügel von der Einschnittstelle fernhält.

Die Stelle für den Einschnitt befindet sich in dem Winkel, der genau hinter dem proximalen Ende des Femur und vor dem Schambeinknochen gebildet wird («a» in Abb. 2.3). Nach den Methoden anderer Chirurgen wird das linke Bein nach hinten gezogen, um den Einschnitt auf halbem Wege in den Raum zwischen dem vorderen Femurrand und der letzten Rippe zu setzen. Bush (1980) beschreibt einen Punkt am Brustbeinfortsatz in dem Winkel, der vom Sternum und dessen Verbindung zur letzten Rippe gebildet wird («b» in Abb. 2.3).

Böttcher (1980) setzt den Einschnitt zwischen die letzten beiden Rippen genau oberhalb der Gelenkverbindung («c» in Abb. 2.3). Welcher Eintrittspunkt auch immer verwendet wird, stets ist es besonders bei kleinen Vögeln sehr wichtig, das Tier in der korrekten Position zu lagern und die anatomischen Gegebenheiten genau zu kennen. Die Geräte werden vor der Verwendung mit Äthylenoxid oder durch Kaltsterilisation mit Benzalkoniumchlorid (1:2500) bzw. Glutaraldehyd (volle Wirkung mit 2% aktiver Substanz) sterilisiert. Letztere Methode ist bequemer, wenn eine chirurgische Geschlechtsbestimmung nacheinander bei vielen Tieren durchgeführt werden soll. Nach einer Kaltsterilisation wird das Gerät mit kaltem Wasser abgespült und mit einem sterilen Tuch abgetrocknet. Außerdem benötigt man zusätzlich

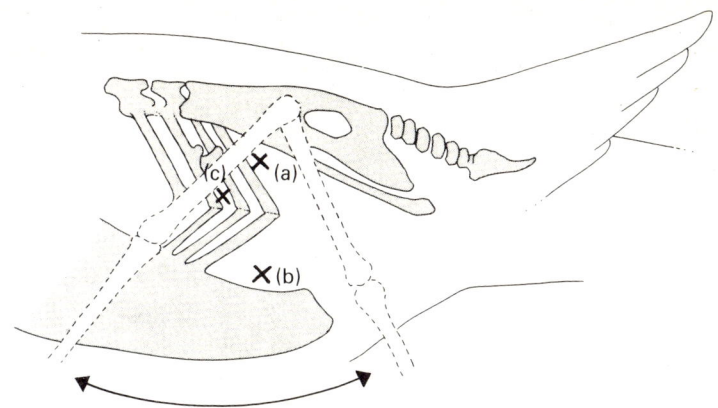

Abb. 2.3: Zugänge (a), (b), (c) für eine Laparoskopie in Relation zum Skelett.

zum Endoskop ein Skalpell mit einer Klinge Stärke 11 und zudem ist es ratsam, eine Auswahl steriler opthalmologischer Instrumente griffbereit zu haben.

Die Operation kann unter allgemeiner oder lokaler Anästhesie durchgeführt werden. Eine Lokalanästhesie ist nur für eine rasche Inspektion der Gonaden wirklich geeignet, bei der nacheinander eine chirurgische Geschlechtsbestimmung vieler Tiere durchgeführt wird. Eine Allgemeinanästhesie ermöglicht eine viel einfachere und sicherere Kontrolle des Patienten und das Risiko, innere Organe durch das Endoskop zu verletzen, ist viel geringer. Darüber hinaus steht mehr Zeit zur Verfügung für eine gründliche Untersuchung aller inneren Organe.

Nach korrekter Lagerung des Patienten werden die Federn an der Operationsstelle ausgezupft. Es sollten nur so wenig Federn wie möglich entfernt werden, gerade ausreichend, um das Gebiet darzustellen. Anschließend wird die Stelle gereinigt und mit einer quarternären Ammoniumverbindung desinfiziert, wobei der Vogel nicht zu naß werden darf. Man kann zusätzlich auch ein alkohol- oder jodhaltiges Antiseptikum verwenden. Dann wird die Operationsstelle mit einem transparenten Plastiktuch oder einem Papiertuch abgedeckt. Beide Materialien haben ein geringeres Gewicht als Stofftücher und bei transparenten Tüchern kann man die Respirationsrate des Vogels während der Operation beobachten. Die Tücher sollten eine kleine zentrale Öffnung besitzen.

Anschließend erfolgt ein kleiner Einschnitt von 4–7 mm Länge, wobei jede Blutung aus den Hautgefäßen gestillt werden muß, weil sonst das distale Ende des Endoskops wahrscheinlich bei Hineinschieben verschmiert und die Sicht behindert wird. Es ist auch darauf zu achten, daß von nachträglich verletzten Luftsäcken ausströmende Luft das Blut an der Hautoberfläche zum Schäumen bringt und die Einschnittstelle verdeckt. Die in den Trokar eingesetzte Kanüle wird unter kontrolliertem Druck durch den Muskel geschoben, wobei gleichzeitig der Trokar leicht vor und zurück bewegt wird. Um das Trauma so gering wie möglich zu halten und das gewünschte Gebiet zu erreichen, ist es sehr wichtig, daß Trokar und Kanüle in die gleiche Richtung gelenkt werden. Verwendet man die Stelle im Winkel zwischen Femur und den Schambeinknochen, muß das Instrument im leichten Winkel von der Wirbelsäule weg nach unten und vorwärts geschoben werden, so daß es mehr oder weniger in die Mitte der Leibeshöhle gleitet. Bei anderen Methoden werden Trokar und Kanüle nach vertikal in einer Richtung parallel zur Ebene der thorakalen und lumbalen Wirbelsäule gelenkt. Bei korrekter Durchführung dieses Vorganges fühlt der Operateur, wie der leichte Druck auf den Trokar plötzlich nachgibt, sowie er durch die Muskelschichten hindurch in die Bauchhöhle stößt. Anschließend wird der Trokar entfernt, die Kanüle bleibt an ihrem Platz, so daß das Arthroskop eingeschoben werden kann. Befindet sich beim Zurückziehen Blut am Trokar, muß die ganze Operation sofort unterbrochen werden. Während der Handhabung dieser Instrumente setzt man sich am besten hin und stützt die Ellenbogen auf den Tisch. Die linke Hand hält die Kanüle nahe der Eintrittsöffnung, während mit der rechten Hand der Trokar und das Laparoskop gelenkt und dirigiert werden. In dieser Stellung hat der Operateur eine sehr genaue und vorsichtige Kontrolle über die Instrumente. Bei kleinen Vögeln unter 60 g Körpergewicht bis herunter zu 20 g kann man das Arthroskop nach einem initialen Einschnitt in den Muskel schieben, indem man eine Arterienklemme in den Einschnitt stößt und sie anschließend leicht öffnet, um auf diese Weise den Einschnitt zu vergrößern. Bei dieser Methode muß man darauf achten, daß das Arthroskop nicht gebogen oder gebrochen wird.

2.2.4 Komplikationen

Keine Methode ist frei von Risiken. Bei der zuerst beschriebenen Eintrittsstelle besteht eine geringe Gefahr, daß der Ischiasnerv und die Blutgefäße des Femur verletzt werden. Die inneren Organe können bei allen Methoden verletzt werden, wenn keine Vorsicht geübt und das Gerät mit zuviel Kraft oder in der falschen Richtung hineingeschoben wird. Ein Riß im Herz oder in den großen Blutgefäßen wird selbstverständlich tödlich sein. Nach geringfügiger Punktion der Leber oder Nieren entsteht dagegen ein Hämatom, das sich im allgemeinen innerhalb von wenigen Tagen auflöst. Bei pflanzenfressenden Vögeln ist eine Penetration des Muskelmagens unwahrscheinlich, da er sehr dickwandig ist; bei fleischfressenden Vögeln hat er jedoch eine viel dünnere Wand und reißt deshalb leichter ein, ganz besonders, wenn dem Vogel nicht 24 Stunden vor der Laparoskopie das Futter entzogen wurde. Der Tierarzt sollte jedoch vor dem Hungernlassen den Ernährungszustand des Vogels wegen der Gefahr einer Hypoglykämie mit berücksichtigen. Nach Punktion des Muskelmagens ist eine Laparotomie und eine chirurgische Naht in diesem Organ in Verbindung mit einem geeigneten Antibiotikaschutz erforderlich. Bei allen Eintrittsstellen besteht stets die Gefahr, daß durch die Luft, die von den Luftsäcken entweicht, ein subkutanes Emphysem entsteht, allerdings bildet es sich im allgemeinen spontan zurück.

Abgesehen von diesen Risiken ist die Technik nicht so einfach, wie sie zunächst scheinen mag und sie verlangt sehr viel Übung, um sich die besonders bei kleinen Vögeln erforderliche Geschicklichkeit anzueignen.

Der Tierarzt sollte daher diese Methode zunächst an frischgetöteten Vögeln lernen, bevor er an lebenden Vögeln fortfährt. Für den ungeübten Operateur besteht eine der ersten Schwierigkeiten darin, daß er beim Hineinschauen ins Endoskop keine klare Sicht von den inneren Organen hat. Möglicherweise sieht er außer einem undurchsichtigen, schwach rosafarbenen Nebel nichts. Gewöhnlich liegt in diesem Fall die Spitze des Endoskops auf einem Teil der inneren Organe, oder aber die Sicht wird durch eine Membran eines Luftsackes oder vom Peritoneum verdeckt bzw. sie ist nicht in der richtigen Weise durch die Muskelschichten gedrungen. Eine klare Sicht erhält man oft durch ein sehr vorsichtiges und langsames Zurückziehen des Endoskops und der Kanüle. Verändert sich nichts, sollte das Gerät noch weiter zurückgezogen werden. Tritt danach immer noch keine Besserung ein, ist wahrscheinlich der Abdominalmuskel nicht durchdrungen worden.

Das Endoskop sollte entfernt, der Trokar wieder eingesetzt und die Eindringrichtung erneut bestimmt werden.

Sind die inneren Organe undeutlich, aber nicht klar sichtbar, betrachtet sie der Operateur durch eine Luftsackmembran. Die Transparenz der Luftsäcke ist unterschiedlich und für einen erfahrenen Kliniker kann es möglich sein, Ovar und Testes ohne weitere Manipulationen zu identifizieren. Will man eine klare Sicht erhalten, muß die hintere Abdominalmembran eingerissen werden. Durch einfaches Vorschieben von Endoskop und Kanüle unter gleichzeitigem Drehen kann man es möglicherweise erreichen. Allerdings kann auch ein erneutes Einsetzen des Trokars nötig sein.

Wird die Sicht im Endoskop durch einen blutroten Nebel verdeckt, ist ein Blutgefäß zerrissen oder Leber oder Nieren wurden perforiert. Sicherer ist es, die Operation für einen Augenblick einzustellen, bis die Situation abgeklärt ist. Wenn das Endoskop nur teilweise von Blut bedeckt ist, kann es an einem geeigneten Organ, beispielsweise dem Muskelmagen, abgewischt werden.

Übermäßig viel abdominales Fett stellt ein weiteres Problem dar. Bei inaktiven Greifvögeln in Gefangenschaft sieht man es nicht selten. Auch kann die Bauchhöhle, wie z. B. bei einer Eiperitonitis, teilweise mit Exsudat gefüllt sein.

Nachdem das Abdomen durchdrungen und eine klare Sicht hergestellt ist, besteht für den unerfahrenen Operateur das nächste Problem darin, sich zu orientieren und die verschiedenen Organe und ihre Relation zueinander einzuordnen. Der Operateur muß abschätzen lernen, daß ein leichtes Vor- oder Zurückschieben des Endoskops eine relativ rasche Änderung in der Vergrößerung des betrachteten Objektes bedeutet.

2.2.5 Untersuchung der inneren Organe

Als erstes sind die Lungen sichtbar. Sie sind kaum zu verwechseln, wenn man schon Sektionen an Vögeln durchgeführt hat. Man kann die kaudale, ventrale Fläche dieser Strukturen untersuchen und die Ostia der sekundären Bronchien an der Stelle betrachten, an der sie in den kaudalen thorakalen Luftsack eintreten. Je nach dem, welche Eintrittsstelle gewählt wurde, kann das Endoskop in den kaudalen Thorakal- oder Abdominalluftsack eingedrungen sein. Möglicherweise muß man die Unterteilung zwischen diesen beiden Luftsäcken punktieren, um die anderen Organe besser sichtbar zu machen. Ventral von den Lungen liegend (nach links beim liegenden Vogel) kann man leicht das pulsierende Herz erkennen. Wird die Endoskopspitze vom Operateur weiter nach links angehoben, sind die Leberlappen zu sehen, da sie sich dem Herz nähern und den Muskelmagen teilweise umgeben. Wird das Endoskop darauf vorsichtig bewegt, um den medialen kaudalen Rand der linken Lunge aufzufinden, kann man die große abgerundete braunrot gefärbte Struktur der linken kranialen Unterteilung der Niere sehen. Unmittelbar ventral und etwas vor der Niere befindet sich die rosafarbene Nebenniere. Die Gonaden liegen in der Nähe, aber kaudal der Nebenniere, so daß Nieren, Nebennieren und die Gonaden die drei Punkte eines Dreiecks bilden.

2.2.6 Chirurgische Geschlechtsbestimmung

Beim nicht ausgewachsenen Männchen hat der Hoden eine runde, leicht ovale Form und ist nur ein wenig größer als die Nebenniere, allerdings gelblich gefärbt. Manche Vogelarten können völlig oder teilweise dunkelgrün oder schwarz pigmentierte Hoden haben. Möglicherweise sind beim nichtausgewachsenen Vogel beide Hoden zu sehen, einer an jeder Seite der Aorta und der V. cava caudalis. Sowie der Hoden heranreift, vergrößert er sich und die Blutgefäße auf der Oberfläche treten deutlicher zutage. Sie werden mit zunehmenden Alter geschlängelter. Während der Brutzeit kann der aktive Hoden sehr groß werden und seine Betrachtung erschwert sein. Beim alten Hoden haben die Gonaden eine eher winkelige Gestalt. Die Ovarien des nichtausgewachsenen Weibchens sind eher «L»förmig und haben etwa die gleiche Länge wie der kraniale Lappen der linken Niere. Die Farbe ist stumpf gelb, die Oberfläche glatt und das Gewebe hat ein leicht körniges Aussehen. Mitunter ist das Ovar pigmentiert. Sowie es heranwächst, werden die Follikel deutlicher und unterscheiden sich in ihrer Größe. Mit zunehmendem Wachstum fängt das Ovar allmählich an, Nieren und Nebennieren zu verdecken. Einzelne Follikel können während der Brutperiode auf dem aktiven Ovar sehr groß werden und einen großen Teil der Bauchhöhle einnehmen. Bei alten weiblichen Tieren ist das Ovar wieder zurückgebildet und obgleich Follikel wahrgenommen werden können, sind große Teile des Organes von Narbengewebe ausgefüllt.

Nach Abschluß der Laparoskopie werden die Haut und die darunterliegenden Muskeln mit einem einzigen Heft verschlossen. Manche Tierärzte halten dies für überflüssig. Bush (1980) beschreibt die Entnahme einer Biopsieprobe unter direkter Sicht mit Hilfe einer zweiten Kanüle und einer Biopsiepinzette oder Biopsienadel. Dies ermöglicht

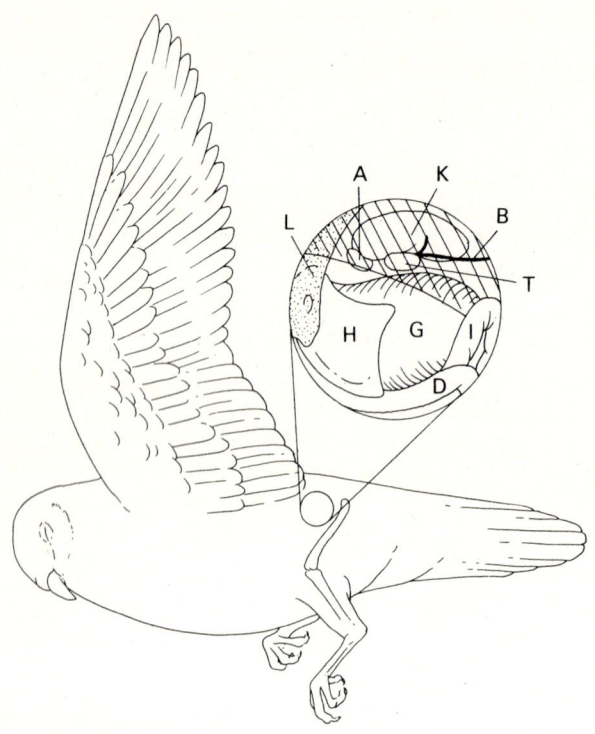

Abb. 2.4: Organe, die durch die Laparoskopie aufgefunden werden können. Schraffur gibt die Ausdehnung des abdominalen Luftsacks an. A = Nebenniere; B = Hauptblutgefäße; D = Duodenum; G = Muskelmagen; H = Leber; I = Intestinum; K = Nieren; L = Lungen; T = Testis.

eine frühzeitige Diagnose von Tuberkulose der Leber. Proben für eine Kultur oder Histopathologie können auch von anderen Organen gewonnen werden. Flüssigkeiten können unter direkter Sicht von den Luftsäcken aspiriert werden. Auch kann man kleine Volumina (3 ml bei größeren Vögeln) in die Luftsäcke instillieren, um Spülproben zu erhalten (vergleiche 2.1.4).

2.2.7 Andere Verwendungsmöglichkeiten des Endoskops

Das Endoskop läßt sich auch zur Untersuchung der hinteren Teile der Nasenhöhle durch den Choanenspalt einsetzen. Die Trachea, der Syrinx und die Bronchien können ebenso betrachtet werden. Vor einer Untersuchung der letztgenannten Organe muß eine Kanüle in die hinteren Luftsäcke eingeführt werden, damit weiterhin eine ungehinderte Atmung erfolgen kann. Selbstverständlich ist es abhängig von der Größe des Vogels, wie leicht sich alle diese Körperhöhlen betrachten lassen. Außerdem ist es möglich, Ösophagus, Kropf und Drüsenmagen von einem Vogel von nicht mehr als 40 g Körpergewicht zu untersuchen.

2.2.8 Laparoskopische Fotografie

Für eine klinische Dokumentation der endoskopisch betrachteten Organe können Spezialkameras eingesetzt werden. Auch gibt es Adapter zum Anschluß des Okularrohres an eine einäugige Spiegelreflexkamera. Die besten Resultate erzielt man, wenn eine Xenon-Blitzlichtröhre in die Lichtquelle eingebaut ist; allerdings erhöhen sich dann die Anschaffungskosten der Ausrüstung. Für fotografische Zwecke ist es besser, ein Endoskop von 5 mm Durchmesser zu verwenden, weil es mehr Licht überträgt als ein Gerät mit einem geringeren Durchmesser und deshalb kürzere Belichtungszeiten ermöglicht. Trotzdem lassen sich auch einigermaßen gute Ergebnisse mit einem 2,5 mm Endoskop erzielen, sofern man einen hochempfindlichen Film (z.B. 500 ASA) verwendet. Man braucht eine ruhige Hand, eine gute Anästhesie und einen Assistenten, der den Verschluß der Kamera über einen Drahtauslöser bedient. Das Kameraobjektiv wird auf unendlich fokusiert und die größte Blendenöffnung eingestellt, bevor man das Endoskop anschließt. Läßt sich der Sucher der Kamera auswechseln, verwendet man einen möglichst lichtstarken Suchereinsatz.

2.3 Röntgenaufnahmen

Röntgenaufnahmen sind eine wertvolle Hilfe bei der Diagnose, besonders bei Skelettveränderungen, aber auch bei Erkrankungen anderer Organsysteme.

2.3.1 Fixation des Vogels

Um gute Aufnahmen zu erhalten, fertigt man Röntgenbilder am besten unter einer Allgemeinanästhesie, zumindest jedoch nach einer tiefen Sedation an: der Tierarzt kann den Vogel sorgfältig lagern und das Gerät korrekt zentrieren und einstellen. Es ist prinzipiell möglich, eine rasche Röntgenaufnahme von den Extremitäten eines Vogels zu machen, der in der Hand gehalten wird. Allerdings ist es, abgesehen von den Gefahren für die haltende Person (und den Bestimmungen der Röntgen-Verordnung), nahezu unmöglich, einen kleinen Vogel mit Blei-Schutzhandschuhen korrekt und gleichzeitig vorsichtig festzuhalten. Nach einer Narkose oder tiefen Sedation des Patienten fixiert man ihn am besten in der gewünschten Position durch ein Heftpflaster oder ein Klebeband, das über Gliedmaßen und Hals geklebt wird.

Im Interesse eines optimalen diagnostischen Aussagewertes sollten Röntgenaufnahmen erst dann gemacht werden, nachdem der Patient sorgfältig in eine korrekte dorso-ventrale oder laterale Position gebracht worden ist. Dies ist mühsam und erfordert ein überaus gewissenhaftes Arbeiten des Arztes oder Helfers, damit er nach Augenschein und durch Palpieren beurteilen kann, ob das Sternum über der Wirbelsäule liegt. Wird keine korrekte Lagerung in der dorso-ventralen Position erzielt, sind die beiden Körperhälften nicht genau miteinander vergleichbar. Es können dann Verdrehung verschiedener Strukturen oder Körperteile sichtbar werden, die klinisch keine Bedeutung haben. Die Luftsäcke der einen Seite können kleiner aussehen als die der anderen Körperhälfte; die Schatten von Leber und Muskelmagen können verzerrt dargestellt sein. Nach einer korrekten lateralen Lagerung sollten beide Hüft- und Schultergelenke übereinander projiziert werden. Mit Klebestreifen müssen die Flügel vom Körper entfernt gehalten und die Beine so weit wie möglich nach hinten ausgestreckt werden.

Bei Röntgenaufnahmen der Flügel ist nicht nur darauf zu achten, daß beide Flügel flach und so nahe wie möglich am Röntgenfilm liegen, sondern auch gleich stark gestreckt sind. Bei der Diagnose erweist es sich als hilfreich, wenn die Röntgenbilder beider Flügel miteinander vergleichbar sind. Durch Streckung des Schultergelenkes entsteht eine leichte Drehung des Humerus und beim Strecken des Ellenbogengelenkes verschiebt sich der Radius in Relation zur Ulna in Längsrichtung.

Ebenso kommt es zur Streckung des Karpalgelenkes und zur Einwärtsdrehung (Pronation) der Metakarpalregion.

Röntgenbilder vom Schädel sollten nach korrekter dorso-ventraler und lateraler Lagerung erfolgen, wobei der Hals vollständig gestreckt sein muß.

2.3.2 Röntgenfilm und Expositionsfaktoren

Röntgenaufnahmen können auf Röntgenfilmen erfolgen, die sich in Kassetten am besten mit Verstärkerfolie aus Calciumwolframat oder Seltenen Erden befinden. Zur größeren Detailerkennbarkeit kann man auch einen Film ohne Folie verwenden.

Nur als Beispiel sei genannt, daß bei Verwendung eines Ilford «red seal»-Filmes und Verstärkerfolien aus Seltenen Erden Gerätewerte von 48 Kilovolt (KV) und 4 Milliampère/Sekunde (MAS) in einem Abstand von 36 Inches (97 cm) für einen Wellensittich ausreichen. Es ist aber praktisch unmöglich für Fokus, KV und MAS allgemeinverbindliche Angaben zu machen, da die Geräteeinstellung sowohl im Hinblick auf die sehr unterschiedliche Größe der Vögel, als auch im Hinblick auf die Verschiedenheit der Gerätemodelle und Filmtypen in weiten Bereichen variiert.

Bei Röntgenaufnahmen sollte man sich bewußt sein, daß ein beträchtlicher Größenunterschied der Luftsäcke während der Inspirations- und Exspirationsphase der Atmung besteht. Deshalb sollte die Aufnahme am besten am Ende der inspiratorischen Pause erfolgen, wenn die Luftsäcke maximal gedehnt sind, um so den natürlichen Luftkontrast im Vogel maximal auszunutzen. Ein Raster ist nicht erforderlich, da der Körper der meisten Vögel weniger als 10 cm dick und die Gesamtmasse der Gewebe geringer als bei Säugern von vergleichbarer Größe ist.

2.3.3 Röntgenaufnahmen vom Muskel- und Skelettsystem

Für die orthopädische Chirurgie beim Vogel sind Röntgenaufnahmen eine Hilfe und auch sehr nützlich für die Beurteilung des Ausmaßes einer Verrenkung und der Prognose von metabolischen Stoffwechselerkrankungen des Knochens. Osteoporosen sind am häufigsten, jedoch nicht ausschließlich, bei Greifvögeln zu beobachten. Sie treten auch bei eben flügge gewordenen Vögeln auf, die kein ausgewogenes Calcium:Phosphor Verhältnis im Futter erhalten haben (es sollte etwa 1,5:1,0 betragen). Die Folge ist eine faltige Deformation des dünnen und schwachen Cortex der langen Röhrenknochen. An Flügeln und Beinen entstehen schwere Knochendeformationen und oft führen sie dazu, daß der Vogel für immer zum Krüppel wird. Mit der größten Wahrscheinlichkeit entwickelt sich diese Erkrankung bei künstlich aufgezogenen Greifvögeln nach ausschließlicher Verfütterung von Fleisch, das, wenn überhaupt, nur wenig Calcium enthält. Sie tritt auch bei Wildvögeln in Gefangenschaft auf. Andere, röntgenologisch diagnostizierbare Erkrankungen sind Osteomyelitiden, Neoplasmen und Arthritiden. Letztere sieht man mitunter bei Tauben in den Karpal- und Schultergelenken bei einer Salmonelleninfektion. Eine Röntgenaufnahme aller Gelenke der Gliedmaßen ist beim Vogel einfach; eine Ausnahme bildet das Hüftgelenk, weil es durch die Form des Ileum nur schwer umrissen werden kann.

Eine weitere Erkrankung, die man häufig als Zufallsbefund auf Röntgenaufnahmen sieht, ist die polyostotische Hyperostose. Man sieht sie nicht selten bei Wellensittichen und manchmal auch bei anderen Psittaciden. Sie ist daran zu erkennen, daß der normalerweise mit Luft gefüllte Markraum der langen Röhrenknochen von solidem Knochenmaterial ausgefüllt wird. Darüber hinaus besteht am gesamten Skelett eine generalisierte Zunahme der Knochendichte. Es wird angenommen, daß diese Krankheit durch Östrogenüberschuß entsteht, denn sie läßt sich mit Stilboestrol-Implantaten reproduzieren (McMillan, 1982b).

Bei der Betrachtung einer Röntgenaufnahme vom Skelett für die Diagnose eines orthopädischen Problems sollte man versuchen, sich vom Muskelsystem so viel Informationen wie möglich zu verschaffen. Eine atrophiebedingte Verkleinerung eines Pectoralismuskels ist häufig auf dem Röntgenbild sichtbar, obgleich sie bei einer Palpation weniger auffällt. Möglicherweise entdeckt man eine leichte Kontraktion oder Schwellung des Supracoroideus nach einem Abriß der Sehne, die durch das Foramen triosseum zieht. An den Vordergliedmaßen können die Schatten vom M. biceps und M. triceps brachii identifiziert werden. Vom letztgenannten Muskel entspringt ein großer Teil an der Humerusfläche und es ist sehr wahrscheinlich, daß er nach einer Fraktur des angrenzenden Knochens traumatisiert wird. Verletzungen des Spannmuskels und der Sehne der Flughaut sind häufig und entstehen nach einem Zusammenprall mit Gegenständen, wie beispielsweise Telefonleitungen. Beuger und Strecker von Karpus und Zehen sollten untersucht werden.

Die Zeichen für Muskelverletzungen stellen sich als leichte Verschattungen im Vergleich zum anderen Flügel dar. Einen Anhaltspunkt dafür, wie frisch eine Skelettverletzung ist, kann man durch Beurteilung der benachbarten Muskeln erhalten. Bei einer sehr frischen Verletzung sind Größe und Dichte des Röntgenschattens deutlich vermehrt. Gewöhnlich verkleinert er sich beträchtlich und hat im Laufe der nächsten Tage fast wieder die normale Größe, sofern keine multiple Fraktur oder eine überlagerte Infektion bestand.

2.3.4 Interpretation der Röntgenaufnahme von Weichteilen

Da Röntgenaufnahmen einen zweidimensionalen Schatten einer dreidimensionalen Struktur wiedergeben, muß man von inneren Organen sowohl eine dorso- ventrale als auch laterale Aufnahme anfertigen. Zwar liefern die Luftsäcke einen gewissen natürlichen Kontrast, dennoch ist es nötig, die Aufnahme richtig zu belichten, um maximale Informationen zu erhalten. Die Belichtung sollte zudem – wie bereits erwähnt – möglichst während der maximalen Inspiration erfolgen.

Eines der auffälligsten, auf den ersten Blick sichtbaren Merkmale bei einer dorso-ventralen Röntgenaufnahme eines Vogels ist die «Taille» zwischen dem Schatten von Leber und Herz. Werden beide Schatten undeutlich und verschmelzen sie zu einer gemeinsamen Umrißlinie, ist dies meist ein Hinweis für eine Hepatomegalie. In anderen Fällen kann eine atrophiebedingte Verkleinerung der Leber zu sehen sein. Wenn die Leber auf einer Dorsoventral-Aufnahme vergrößert ist, sieht man häufig, wie der Muskelmagen deutlich nach links verlagert wird, bei der lateralen Ansicht dagegen eine Verlagerung nach kaudal und etwas nach dorsal. Der Muskelmagen körnerfressender Vögel ist leicht zu erkennen, da er abgelagerte kleine Steinchen enthält und normalerweise in dem Raum genau links von der Mittellinie liegt. Nach ausschließlicher Verfütterung von (löslichen) Austernschalen kann der Muskelmagen übrigens nach dieser Methode nicht ausfindig gemacht werden. Man muß auch damit rechnen, daß bei einem Vogel diese kleinen Steinchen einmal nicht vorhanden sind. Raumfordernde Läsionen können verantwortlich sein, daß sich die normale Lage des Muskelmagens ändert. Ebenso können vergrößerte Gonaden, die den Raum ventral vom vorderen Teil der Nieren und vom Synchrosacrum einnehmen, den Muskelmagen bei einer starken Vergrößerung verlagern. Während der Brutperiode ist dies normal. Bei Erkrankungen des Eileiters, wie beispielsweise einer schweren Salpingitis oder einer Anschoppung von eingedicktem Dotter, wird der Muskelmagen nach kranio- oder kaudoventral verschoben. Der Nierenschatten befindet sich in einem ähnlichen Raum wie die Gonaden, aber nur selten besteht eine ausreichend große neoplastische Vergrößerung – z.B. ein Adenokarzinom – um den Muskelmagen zu verlagern. Dies ist dann

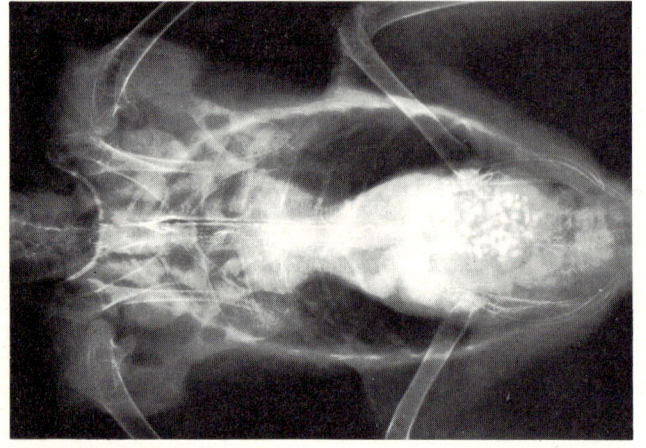

(a)

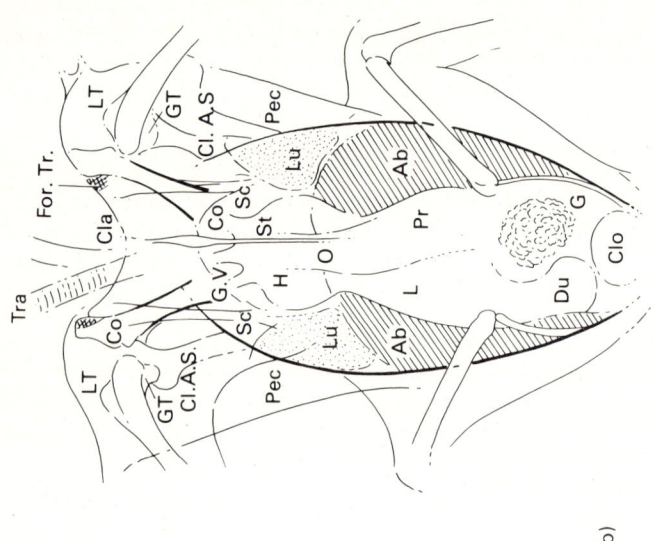

(b)

44

auffälliger, wenn die linke Niere betroffen ist. Pathologische Veränderungen der inneren Organe gehen oft mit einer etwas stärkeren Dichte des Röntgenschattens einher. Bei Greifvögeln, deren Muskelmagen nicht an kleinen Steinchen zu erkennen ist, kann er durch ein Bariumsulfat-Kontrastmedium dargestellt werden, es ist aber auch möglich, daß sich Knochenteile von Beutetieren im Greifvogelmagen darstellen.

Fremdkörper, wie Angelhaken, Schrotkugeln und Nägel stecken nicht selten im Ösophagus, Drüsen- oder Muskelmagen von Wassergeflügel und manchmal sieht man sie auch bei anderen Spezies. Bisweilen können sie in die tieferen Abschnitte des Verdauungskanals wandern.

Bei qualitativ guten Röntgenaufnahmen sind beide Lungen sichtbar und an ihrer honigwabenwartigen Beschaffenheit zu erkennen. Dieser Effekt ist in lateraler Ansicht bei maximaler Inspiration am besten zu sehen. Der Tierarzt sollte auf etwaige lokale Verdichtungen oder Flekken achten, bei denen die normale netzartige Zeichnung verlorengegangen ist: dies zeigt ein flüssiges oder gasförmiges Exsudat an. Die

---

Abb. 2.5: (a) Ventro-dorsale Röntgenaufnahme von einer Blaubartamazone.
(b) Ab = abdominaler Luftsack
Cla = Clavicula
Clo = Kloake
C.I.A.S. = Divertikulum vom Schlüsselbeinsack
Co = Coracoid
Du = Duodenum und supraduodenale Intestinalschlingen
H = Herz
For.Tr. = Foramen triosseum
G = Muskelmagen
GT = Tuberositas major für die Beugemuskeln des Schultergelenkes
GV = große Blutgefäße – die Aorta und ihre Äste
L = Leber
Lu = Lungen
LT = Tuberositas minor für den Ansatz vom M. supracorocoideus
Unmittelbar dahinter befindet sich die Crista deltoidea für den Ansatz der M. pectoralis.
O = Ösophagus
Pr = Drüsenmagen
Pec = M. pectoralis major
Sc = Scapula
St = Sternum
Tra = Trachea

Luftsäcke sind genau zu untersuchen. Vom Schlüsselbein-Luftsack sind die extrathorakalen Divertikel in der Muskelmasse des M. pectoralis am proximalen Ende des Humerus zu sehen. Nach Frakturen dieses Knochens kann eine Verletzung in diesem Teil des Luftsacksystems bestehen und auf dem Röntgenbild ist dann eine Formveränderunge, eine Vergrößerung oder eine erhöhte Dichte zu sehen. Betrachtet man die abdominalen Luftsäcke, kann die Umrißlinie fehlen, weil raumfordernde Läsionen, wahrscheinlicher aber Verwachsungen oder eine schwere Luftsackentzündung bestehen. An einer allgemeinen Trübung mancher Teile oder aller Räume der Luftsäcke ist eine weniger schwere Luftsackentzündung erkennbar. In einer lateralen Aufnahme repräsentieren gestreifte dichte Linien den Endpunkt von verdickten Luftsäcken. Eine durchgehende, homogene, milchglasartige Verdichtung in der Brust- und Bauchhöhle entsteht im allgemeinen infolge einer Peritonitis. Aufgrund einer Funktionsstörung des Luftsacksystems haben solche Vögel häufig respiratorische Beschwerden und sie sind Risikopatienten bei einer Narkose, insbesondere, wenn sie auf den Rücken gelegt werden. Aus diesem Grunde ist es schwer, von dieser Erkrankung Röntgenaufnahmen zu bekommen. Bei Vögeln gibt es bestimmte, speziesspezifische Besonderheiten, denen man sich bei Röntgenaufnahmen bewußt sein sollte. Besonders männliche Enten und Gänse haben eine normale, ballonartige Ausdehnung des Syrinx, die sich mit zunehmendem Alter vergrößert. Bei Schwänen, Kranichen, Löffelreihern und Paradiesvögeln ist die Luftröhre verlängert und hat viele Windungen, die zwischen Haut und Brustmuskeln oder durch die ganze Länge des Brustbeinkammes ziehen (King u. McLelland, 1975a). Bei Pinguinen ist die Trachea zum größten Teil ihrer Länge gegabelt.

2.3.5 Der Einsatz von Kontrast-Mitteln

Kontrastmittel im Verdauungstrakt

Bariumsulfat-Suspension kann man mit Hilfe einer Ösophagussonde in den Kropf eingeben. Diese Sonde läßt sich aus irgendeinem im Durchmesser passenden Gummi- oder Plastikschlauch herstellen, der auf einen Spritzenkonus paßt. Ebenso eignet sich ein starrer, am distalen Ende nicht scharfkantiger Metallkatheter für solche Vögel, die weiche Sonden möglicherweise abbeißen, wie beispielsweise Psittaciden. Eine starre Sonde sollte vor der Verwendung gut gleitfähig gemacht werden. Nachdem der Kopf des Vogels in senkrechter Richtung gestreckt ist, läßt man die Sonde durch ihr eigenes Gewicht nach

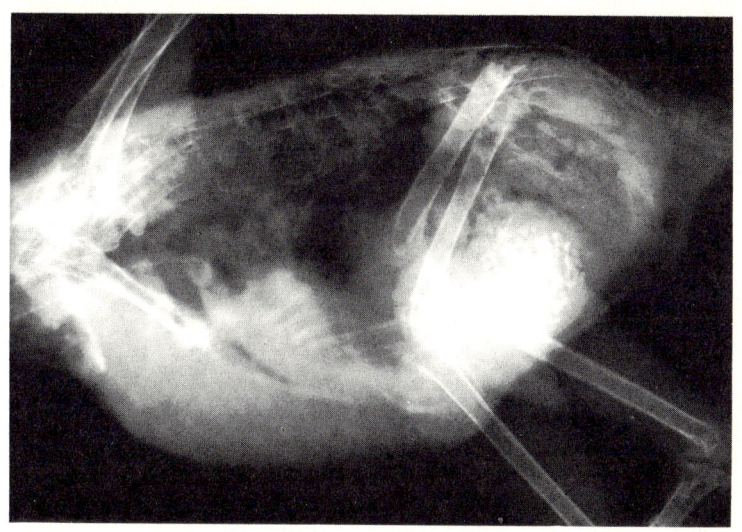

(a)

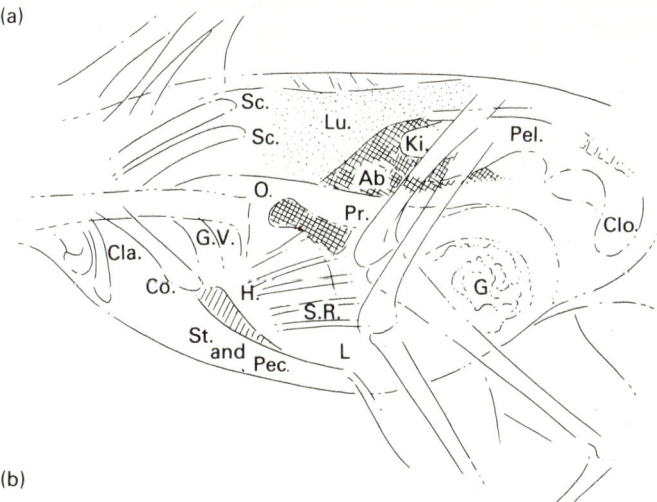

(b)

Abb. 2.6: (a) Laterale Röntgenaufnahme von einer Blaubartamazone; (b) Ab. = abdominaler Luftsack; Cla. = Clavicula; Clo. = Kloake; Co. = Coracoid; G. = Muskelmagen; G. V. = große Blutgefäße; H. = Herz; Ki. = Nieren; Lu. = Lunge; L. = Leber; O. = Ösophagus; Pel. = Becken; Pr. = Drüsenmagen; Pec. = Brustmuskel; Sc. = Scapula; St. = Sternum; S.R. = sternale Rippen.

unten gleiten. Das Bariumsulfat wird am besten mit der gleichen Menge Wasser verdünnt und anschließend wird mit Wasser nachgespült. Für einen Wellensittich sind 0,5 ml verdünntes Bariumsulfat und darauf 0,5 ml Wasser geeignete Volumina. Bei einem Vogel von der Größe eines Graupapagei sind 2,0 ml angemessen. Die Suspension ist langsam zu verabreichen, damit kein Reflux in den Pharynx entsteht. Die Zeit, die das Konstrastmittel braucht, um in die verschiedenen Abschnitte des Verdauungskanals zu gelangen, richtet sich danach, welche Medikamente bei der Prämedikation und Anästhesie verwendet wurden und auch nach etwaigen pathologischen Zuständen. Durchschnittlich befindet sich das Bariumsulfat nach 5 Minuten im Drüsen- und Muskelmagen und nach 30 Minuten im Dünndarm. Ein Kontrastmittel kann dazu dienen, die Lage des Verdauungskanals in Relation zu den anderen inneren Organen näher zu bestimmen. Nach etwa 3 Stunden sollte es die Kloake erreicht haben. Man kann Bariumsulfat bzw. jodhaltige Kontrastmittel wie Meglumin-Iothalamat[1] 70% oder Megluminamidotrizoat[2] in einer Klistierspritze zur Darstellung von Kloake und Rektum verwenden. Für diese Technik sind z.B. bei einer Amazone 1,5 ml verdünntes Bariumsulfat und anschließend 3,5 ml Wasser geeignet.

Zur Darstellung des Kropfes kann man alternativ auch Luft verwenden; dafür sind bei einem Wellensittich etwa 3 ml erforderlich.

Bronchographie

Zur Darstellung der primären und sekundären Bronchien kann man ein jodhaltiges, wasserlösliches Konstrastmittel verwenden. Dieser Vorgang erfolgt am narkotisierten, in lateraler Lage festgehaltenen Vogel. Aus Sicherheitsgründen sollte man zunächst die vorderen Luftsäcke nach der Methode katheterisieren, wie es für die Laparoskopie beschrieben wurde. Auf diese Weise ist der Luftzutritt zum Respirationssystem sichergestellt. Anschließend wird das Kontrastmittel mit einer 1,64 mm-Kanüle oder einem 1 mm starken Nylonkatheter für intravenöse Infusionen in den unteren Teil der Trachea kurz vor dem Syrinx eingegeben. Der Syrinx und die Bifurkation in die ersten beiden Primärbronchien befinden sich bei den meisten Vögeln genau kaudal der Verbindungslinie zwischen den beiden Schultergelenken. Wird die Kanüle hinter diesen Punkt geschoben, besteht die Möglichkeit, daß sie in einen oder weitere Primärbronchien eindringt. Wegen

[1] Conray 70 (Byk Gulden)
[2] Angiografin® (Schering)

des geringen Durchmessers der Trachea hat der Autor diese Technik nur bei Vögeln über 300 g Körpergewicht angewendet. Für einen Vogel von 400 g (z. B. eine Amazone) ist 1 ml Kontrastmittel ein geeignetes Volumen. Wenn der Vogel auf der Seite liegt und das Kontrastmittel langsam eingegeben wird, gelangt es durch die Schwerkraft leicht in den unteren Primärbronchus. Die Bronchographie wird an jeder Seite gesondert durchgeführt.

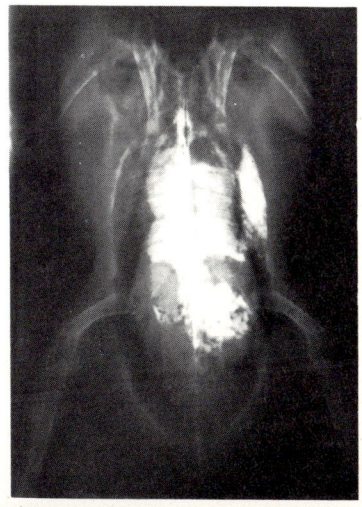

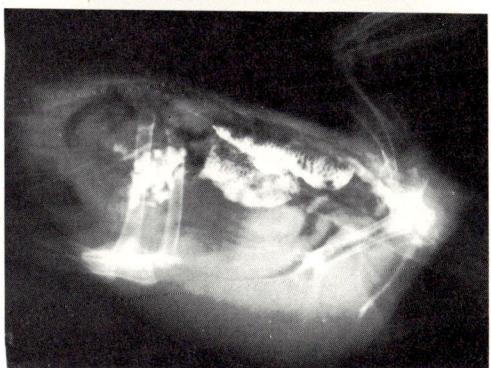

Abb. 2.7: Bronchogramm der Taubenlunge *(Columba livia)*.

Urographie und Angiographie

Man kann eines der oben genannten jodhaltigen, wasserlöslichen Kontrastmittel zur Darstellung von Herz und Nieren i.v. injizieren. Einem Vogel von der Größe einer Amazone sollte 1 ml langsam gespritzt werden, die Röntgenaufnahme vom Herz erfolgt unmittelbar anschließend. Wenn die Darstellung der Nieren nötig ist, sollte die Röntgenaufnahme nach 5 Minuten angefertigt werden.

Coeliographie

McMillan (1982c) beschreibt eine Methode, bei der nach Injektion von 0,2 ml Na-Diatrizoat in die Bauchhöhle die Eingeweide eines Wellensittichs dargestellt werden können.

3. Sektion

Wahrscheinlich gibt es keine bessere Möglichkeit, den Scharfsinn eines Tierarztes zu üben, als durch Sektionen. Im Anschluß an eine ante mortem Diagnose hilft eine Sektion, die diagnostischen Fähigkeiten eines Klinikers zu verbessern und wird ihm Hinweise geben, wie er sein Diagnoseschema besser gestalten könnte.

Der Besitzer eines Einzeltieres, gleichgültig ob er es aus Liebhaberei hält, oder ob es sich um den Beizvogel eines Falkners handelt, interessiert sich häufig für die Todesursache und dafür, ob irgend etwas hätte unternommen werden können, um den Tod des Vogels zu verhindern.

Ein Tierhalter, der einen großen Bestand an Wildvögeln, oder eine Voliere hat, ist oft bereit, ein oder mehrere Tiere zu opfern, wenn nur so die Ursache einer Erkrankung festgestellt werden kann.

Die postmortalen Präparate sollten im Interesse eines maximalen Aussagewertes so frisch wie möglich sein. Trotzdem wird ein Besitzer mitunter einen Tierkörper bringen, der schon seit 24 oder 36 Stunden tot ist. In solch einem Fall sollte der tote Vogel gründlich mit kaltem Wasser durchtränkt und in einen Plastikbeutel gelegt worden sein, aus der jede Luft herausgedrückt wurde. Der verschlossene Beutel sollte im Kühlschrank aufbewahrt worden sein, um den Körper auf eine Temperatur gerade über dem Gefrierpunkt abzukühlen, ohne ihn zu gefrieren. Die im Federkleid gesammelte Luft unterstützt die Aufrechterhaltung der Körpertemperatur; das Befeuchten und ein möglichst rasches Abkühlen des Körpers dient dazu, die autolytischen Prozesse zu verringern. Beim Tiefgefrieren des Körpers werden allerdings die zellulären Strukturen durch Eiskristalle zerstört: solche Gewebe sind für eine Histopathologie wertlos.

Trotzdem kann man auch bei bis zu drei Tage alten Proben, bei denen keine Maßnahmen getroffen wurden, um eine Autolyse zu verhindern, noch einige wertvolle Informationen erhalten.

Sektionen sollten stets in einer systematischen und schematischen Reihenfolge durchgeführt werden, um nichts zu vergessen oder zu übersehen. Eine griffbereite Checkliste ist unschätzbar.

Der Tierarzt sollte sich vergegenwärtigen, daß die schweren, bei der Sektion augenfälligen Läsionen nur eine hypothetische Diagnose liefern können. Zur Abklärung sind in den meisten Fällen zusätzliche

Laboruntersuchungen nötig. Daher ist es ratsam, vor Beginn einer Sektion die notwendige Ausrüstung griffbereit zu haben.

Geräte, die während einer Sektion nützlich sind und Hinweise auf Laboruntersuchungen:

1. Checkliste der zu untersuchenden Organe
2. Skalpell (Halter und Klingen)
3. Pinzette (anatomische und chirurgische)
4. Scharfe, spitze Präparierschere
5. Spiritus- oder Bunsenbrenner
6. Platten für Bakterienkulturen, Blutagar und MacCockney-Agar
7. Bakteriologische Tupfer
8. Transportmedium. Alle lebenden Proben haben eine bessere Überlebenschance, wenn sie in ein Transportmedium verbracht werden.
9. Behälter mit Schraubverschluß und 10 %iger Formalinlösung, am besten gepuffert. Proben solider Organe sollten nicht dicker als 0,5 cm sein, da sonst das Formalin das Gewebe nicht vollständig durchdringt. Das Volumen des Konservierungsmittels muß mindestens 10mal größer als das der Probe sein.
10. Sterile Behälter mit Schraubverschluß zur Aufnahme von Geweben für bakteriologische Kulturen.
11. Objektträger. Man kann sie verwenden für:

(a) Bakterienfärbungen. Nach Erhitzen des Objektträgers über einer Flamme wird die Tupferprobe für die Bakteriologie nicht kontaminiert, da der Ausstrich auf dem sterilen Objektträger erfolgt.

(b) Objektträger können für Abklatschpräparate von Leber, Milz und Luftsäcken verwendet werden. Die Anfärbung von Leberausstrichen kann nach einer modifizierten Ziehl-Neelsen- oder Macchiavello-Färbung für Chlamydien-Einschlußkörperchen durchgeführt werden, oder mit Hämatoxilin und Eosin für Herpes-Einschlußkörperchen.

(c) Wird der Bakterientupfer auf dem sterilen Objektträger gerollt anstatt ausgestrichen, kann er mit einer Färbung nach Wirght oder Leishman angefärbt und anschließend für zytologische Untersuchungen verwendet werden.

12. Eine starke Schere oder sogar Knochenzangen für größere Vögel.
13. Einige sterile Gazetupfer sind manchmal hilfreich.
14. Sterile Spritzen und Kanülen zur sterilen Gewinnung von Herzblut und Darminhalt für eine Kultur. Ist der Darminhalt zu sehr eingedickt, kann man ihn durch Injektion einer kleinen Menge steriler Kochsalzlösung ins Darmlumen verflüssigen. Zur Gewinnung steriler Proben aus dem Innern von nichteröffneten Hohlorganen wird die

Oberfläche vor Einstechen der Kanüle zunächst durch Ätzen mit einem heißen Spatel sterilisiert.

15. Schließlich ein Paar sterile Petrischalen für Gewerbeproben zur Virusisolierung, wie Harrison u. Heron (1984) es vorschlagen.

16. Eine gute Lichtquelle, möglicherweise sogar verbunden mit einer Lupe, ist eine große Hilfe.

17. Ein geeignetes Brett (Präparierschale) und Präpariernadeln zum Anheften des Vogels.

Stets sollten Handschuhe und eine Maske getragen werden. Abgesehen von den Gefahren einer Chlamydieninfektion, die sich nicht nur auf Papageien beschränkt, sondern auch bei Enten und Tauben keine Seltenheit ist, gibt es viele andere aviäre Zoonosen.

3.1 Äußere Untersuchung

Vor Beginn einer Sektion kann sich eine Röntgenaufnahme des toten Vogels als nützlich erweisen, wenn beispielsweise der Verdacht besteht, daß der Vogel geschossen wurde, er eine Stoffwechselstörung der Knochen hatte, oder in irgendeinen Unfall verwickelt war.

Der Körper sollte vor der Eröffnung gründlich untersucht werden, ob irgendwelche der in Kapitel 1 beschriebenen äußeren Anzeichen vorhanden sind. Ektoparasiten fallen am toten Körper häufig viel mehr auf, da sie sich von der sich abkühlenden Hautoberfläche entfernen. Anschließend sollte der Körper mit einem Antiseptikum, z.B. mit einer quarternären Ammoniumverbindung durchtränkt werden, weil sich dadurch die Menge der in der Luft befindlichen Federnteilchen verringert. Im Federnstaub können sich Chlamydien und andere Erreger befinden und er kann nach Eröffnung des Tierkörpers zudem die inneren Organe kontaminieren.

Darauf wird der Körper auf dem Brett festgesteckt. Es ist nicht nötig, den gesamten Körper zu rupfen. Bei dichtbefiederten Arten wie Enten und Tölpeln erleichtert man sich ein sauberes Durchtrennen der Haut, ohne die darunterliegenden Eingeweide zu verletzen, wenn man die Federn entlang der Mittellinie entfernt.

3.2 Eröffnen des Körpers

Der erste Einschnitt zieht sich vom kranialen Ende des Sternums bis genau vor die Kloakenöffnung hin. Darauf wird der Schnitt an jeder Seite genau entlang des kaudalen Endes der Brustbeinplatte verlängert. Anschließend wird die Haut von den darunterliegenden Brustmuskeln stumpf gelöst und gleichzeitig der Zustand dieses Muskels beurteilt.

3.2.1 Der Brustmuskel

Beide Seiten sollten einander ähnlich und voll gerundet sein. Wenn beide Muskeln nicht symmetrisch sind, könnte dies ein Hinweis für eine alte Verletzung oder einen eingedickten, abgekapselten Abszeß sein. Der Muskel sollte eine normale Farbe haben (zu berücksichtigen sind die Unterschiede: Laufvogel – vorwiegend fliegender Vogel; ausgeblutet – nicht ausgeblutet) und frei sein von Anzeichen für Anämie, Hyperämie oder blauen Flecken. Letztere können bläulich-schwarz bis grün (innerhalb von 24 Stunden) gefärbt sein, je nach dem, wie lange die Quetschung zurückliegt. Ebenso können sich die Bauchmuskeln verfärben, wenn sie postmortal zu lange Kontakte mit den Eingeweiden oder der Gallenblase (sofern diese nach caudal verlagert ist) hatten. Sehr rasch kann es bei einem noch warmen Tierkörper zu einer bakteriellen Invasion vom Darm in die angrenzenden Gewebe kommen.

Der Brustmuskel sollte eingeschnitten werden, um Hinweise für etwaige, petechiale Blutungen zu erhalten, die eine Warfarin-Vergiftung (Reece, 1982) oder einen Vitamin K-Mangel anzeigen könnten. Beachtet werden sollten die Beobachtungen von Fiennes (1969), die im Abschnitt über Erkrankungen des unteren Verdauungskanals erwähnt sind.

3.2.2 Freipräparieren der inneren Organe

Nun werden die Schnitte durch die Muskeln vertieft und die lateralen Einschnitte erweitert bis auf Höhe der costochondralen Verbindungen. Diese werden entweder mit einer Schere durchtrennt oder, bei kleinen Vögeln, durch Druck mit dem Skalpellgriff ausgerenkt. In diesem Stadium dürfen Coracoid und Schlüsselbeine nicht durchtrennt werden, da die großen, vom Herz abzweigenden Gefäße verletzt werden könnten. Das Brustbein läßt sich nun von den darunterliegenden inneren Organen abheben. Hierbei ist die Unterseite (anatomisch gesehen die Dorsalfläche vom Sternum) zusammen mit dem Allgemeineindruck der Organe zu beurteilen. Sofern die Körperhöhle mit Exsudat gefüllt ist, wird eine Tupferprobe für eine Kultur genommen. Die Farbe der Gewebe ist festzuhalten, ob sie ein normales oder hyperämisches Aussehen haben. Letzteres könnte auf eine Septikämie hinweisen. Ist eine Seite infolge hypostatischer Blutfülle verfärbt, bedeutet es, daß der Vogel einige Zeit nach dem Tode auf der Seite gelegen hat.

Der Körper kann ein anämisches Aussehen haben. Auch wenn gleich zu Beginn eine starke Infestation mit blutsaugenden Parasiten festgestellt worden ist, können zusätzlich noch weitere, weniger augenfällige Faktoren bestehen. Der Muskel kann durch Dehydration trocken oder durch Kachexie geschrumpft aussehen.

3.2.3 Untersuchung der inneren Organe vor Entfernen aus dem Körper

Anzeichen einer Luftsackentzündung können bestehen und auffallender werden, sowie die postmortalen Veränderungen fortschreiten. Während er Anfangsphase einer Luftsackentzündung geht die kristallartige Klarheit dieser feinen Gewebehäute verloren. Sie werden zunehmend milchig trüb und verdicken sich, sobald das Exsudat beginnt, sich zwischen den beiden Zellschichten anzusammeln. Diese Trübung ist anfangs fleckig, aber später dehnt sie sich auf das gesamte Luftsacksystem aus. Gelbe, käsige Massen werden immer deutlicher. In unterschiedlicher Verteilung können umschriebene, scheibenartige Plaques mit einem nekrotischen Zentrum vorhanden sein. Dies ist möglicherweise ein Hinweis für eine *Aspergillus*-Infektion und sollte durch Tupferproben für eine Kultur und eine mikroskopische Untersuchung abgeklärt werden. Man kann auch ein Abklatschpräparat anfertigen, das nach Gram oder mit Lactophenoblau angefärbt wird, sofern Myzele und keulenartige Fruchtkörper besonders am Rand der Probe zu sehen sind. Bei einer Luftsackentzündung durch eine *E. coli*-Infektion sind die verdickten Teile der Luftsäcke und die Verkäsung generalisiert und von unregelmäßiger Gestalt.

Manchmal sieht man in diesem Sektionsstadium, daß die Organe durch Uratkristalle von einem schimmernden Glanz überzogen sind, was auf eine viszerale Gicht hinweist. Besonders bei Finken kann man die winzig kleinen Milben der Gattung *Sternosoma* in den Luftsäcken sehen. Bei Falken sieht man manchmal Nematoden der Gattung *Serratorspiculum* (Cooper, 1978).

Die Leber

Wenn die Leber gerissen ist und gleichzeitig große Blutklumpen vorhanden sind, kann dies von einem Schlag über dem Brustbein herrühren. In solch einem Fall bestehen meist in den darüberliegenden Muskeln Anzeichen für eine Quetschung. Die Leber kann von Galle verfärbt sein (bei Spezies, die eine Gallenblase besitzen – sie fehlt vielen Papageien und Tauben), weil Gallenflüssigkeit von der Gallenblase durch das tote Gewebe der Blasenwand hindurch diffundiert ist, ein Vorgang, der sich innerhalb von wenigen Stunden nach dem Tode vollzieht. Die Leber kann vergrößert sein und bei einer Fettleber kommt es leichter, auch ohne äußeres Trauma, zu einem Riß. Eine Lebervergrößerung erkennt man am Verlust der normalen scharfen Ränder, die sich dann abrunden. Bestehen dazu blasse nekrotische Gebiete zusammen mit einer fibrinösen oder serösen Perikarditis oder einer Luftsackentzündung, kann der Vogel an einer Chlamydien-(Psittacose/Ornithose)-Infektion gestorben sein. In einem Abklatschpräparat der Leber, das nach einer modifizierten Ziehl-Neelsen- (siehe Kapitel 2) oder einer Macchiovello-Färbung angefärbt werden kann, können rosafarbene zytoplasmatische Einschlußkörperchen sichtbar sein. Bei einer Chlamydieninfektion besteht zudem eine Schwellung oder möglicherweise eine Ruptur der Milz.

Die Pachecosche Papageienkrankheit kann in der Leber ähnliche Veränderungen verursachen wie eine Chlamydieninfektion. Sie haben eine eher untertassenförmige Gestalt und es kommt zu einer schwach gelben Verfärbung, die gegen die mahagonifarbene Leber absticht. Andere Herpesviren befallen andere Vogelarten und verursachen nekrotische Herde in der Leber. Durch diese Erreger hervorgerufene Erkrankungen treten hauptsächlich bei Falken, Störchen und Kranichen auf. Herpesviren befallen auch Tauben, greifen aber im wesentlichen junge Vögel an. Leberveränderungen durch Herpesviren sehen bei Tauben eher wie eine aviäre Tuberkulose aus mit kleinen weißen oder gelblichen Herden bis zur Größe einer Erbse; manchmal heben sie sich nicht von der Umgebung ab. Einige andere Organe können von diesen Läsionen bedeckt sein. Eine aviäre Tuberkulose darf nicht mit den stecknadelkopfgroßen nekrotischen Foci durch *Salmonella*, *E. coli* oder *Pasteurella* verwechselt werden. Durch einen nach Ziehl-Neelsen oder Gram angefärbten Tupfer lassen sich die Erreger nachweisen. Fiennes (1969) beschreibt bei einer septikämischen Salmonelleninfektion die Leber als ein kräftig gelbes und etwas fettiges Organ.

Bei Truthühnern und jagdbaren Hühnervögeln kann man die schwarzen runden Blackhead-Läsionen, hervorgerufen durch eine Histomoniasis-Infektion, antreffen. Hat die Leber ein gesprenkeltes Aussehen mit unregelmäßigen, hellerfarbigen Gebieten, kann es sich um Neoplasmen handeln.

Sind bei der anfänglichen Untersuchung der inneren Organe Anzeichen für eine Septikämie vorhanden, sollte vom Herzblut eine sterile Probe gewonnen werden. Die Oberfläche dieses Organes wird zuvor sterilisiert durch Versengen mit der Klinge eines heißen Spatels. Anschließend sticht man zur Aspiration des Blutes eine sterile Kanüle mit aufgesetzter Spritze ein. Wenn der Vogel noch nicht lange tot ist, läßt sich möglicherweise ein Ausstrich für eine Untersuchung auf Blutparasiten herstellen. Zusätzlich sollten von diesem Blut eine Kultur und ein Grampräparat angefertigt werden.

3.3 Entfernen und Untersuchung von Verdauungskanal und Milz

Dies geschieht dadurch, daß der Ösophagus oder Drüsenmagen durchtrennt und die Haut um die Kloakenöffnung eingeschnitten wird. Die Kloake mit der damit verbundenen Brusa fabricii sollten unverletzt entfernt werden, und es ist darauf zu achten, daß der übrige Tierkörper nicht kontaminiert wird. Die Milz sollte mit der Unterseite vom kaudalen Ende des Drüsenmagens (anatomisch gesehen die Dorsalfläche) verbunden sein.

3.3.1 Die Milz

Die Milz der meisten Vogelarten ist kugelig; allerdings kann sie bei Enten und Gänsen auch dreieckig sein. Im allgemeinen hat sie etwa ein Drittel oder ein Viertel der Größe des Herzens. Niemals darf eine vergrößerte, eckig geformte oder gerissene Milz übersehen werden. Dies kann ein Hinweis für eine Chlamydieninfektion sein. Bei einer septikämischen Infektion kann die Milz etwas vergrößert oder hyperämisch sein, oder, ähnlich wie die Leber, mit neoplastischen Herden gesprenkelt sein. Die Veränderungen bei einer Tuberkulose, *Pasteurella*- oder *E. coli*-Septikämie und einer Aspergillose sind ähnlich wie die in der Leber.

3.3.2 Der unter Verdauungskanal

Bevor die Gedärme herausgeschnitten werden, sollte man versuchen, das Pankreas zu untersuchen, der meist schon vor Entfernen des Verdauungskanals sichtbar ist. Das Pankreas ist auf etwaige Atrophie oder Neoplasmen hin zu untersuchen, die beide bei Vögeln häufig vorkommen.

Das angrenzende Duodenum kann gestaut oder aufgebläht sein. Von seinem Inhalt sollte man ähnlich wie bei der sterilen Gewinnung vom Herzblut eine sterile Probe entnehmen.

Ist der Inhalt zu fest, wird er durch Injektion einer kleinen Menge Kochsalzlösung verdünnt. Eine Kokzidienuntersuchung der Probe durch ein Nativpräparat nach Gram und eine Kultur sollte erfolgen. Durch eine Gramfärbung kann die relative Anzahl der Gram-positiven und Gram-negativen Mikroorganismen abgeschätzt werden. Bei den meisten gesunden Vögeln sollten letztere dominieren. Zu achten ist auf etwaige intestinale Blutungen, die generalisiert oder über das ganze Intestinum fleckig verteilt sein können. Bestehen gleichzeitig pathologische Veränderungen an anderen Körperteilen, könnte dies auf die Newcastle Disease hinweisen. Die pathologischen Veränderungen der Newcastle Disease unterscheiden sich jedoch ganz erheblich bei den einzelnen Vogelarten und mitunter können in den inneren Organen auch überhaupt keine Veränderungen vorhanden sein.

Das Muster pathologischer Veränderungen im Intestinum sollte stets zusammen mit denen der übrigen inneren Organen betrachtet werden. Eine vereinzelte intestinale Blutung muß nicht durch eine bakterielle Enteritis entstanden sein, sondern vielmehr durch einen venösen Blutstau nach einem Rechtsherzversagen als Folge einer Toxämie.

Fiennes (1969) wies darauf hin, daß sporadische externe wie auch interne Blutungen irgendwo im Körper, die nicht in Verbindung mit anderen Erscheinungen auftreten, durch Vitamin K-Mangel hervorgerufen werden können. Vitamin K wird zum Teil von der normalen Darmflora synthetisiert. Nach Darmerkrankungen oder unbedachter Anwendung von Antibiotika kann diese Synthese gestört sein. Ebenso entstehen Blutungen durch Warfarin-Vergiftung, wie zuvor bei der Untersuchung der Brustmuskeln erwähnt.

Die Blinddärme werden untersucht. Größe und Form unterscheiden sich beträchtlich je nach Spezies. Deutlich und groß sind sie beim Geflügel, bei Passerinen dagegen klein und bei Tauben und Papageien rudimentär. Bei Schleiereulen ist das Ende gelappt. Läsionen, hervorgerufen durch eine Histomoniasis, können bei Truthühnern, Hühnern und jagdbaren Hühnervögeln sichtbar sein. Die Blinddärme sind geschwollen, die Muskosa ist stark ulzerös und das Lumen enthält sehr viel nekrotisches Material. Bei einer Salmonellen-Infektion kann die Blinddarmwand weiß und glänzend aussehen.

Nach der äußeren Untersuchung des Darmes wird der gesamte Verdauungskanal eröffnet, um das Lumen darzustellen. Im Innern kann sich eine grüne Flüssigkeit befinden oder es kann frei von Nahrungsbestandteilen sein, z.B. bei einer Anorexie. Bei gesteigerter Peristaltik können sich im unteren Darm kleine Steinchen vom Muskelmagen befinden. Die Darmmukosa kann blutgestaut und geschwollen sein oder schlaff und dilatiert. Ist das Lumen mit katarrhalischem Exsudat angefüllt, kann eine Parasiteninfektion vorliegen. Darminhalte und Schleimhautgeschabsel sind auf Kokzidien, Kapillarien (die bis zu 1 cm lang sein können) oder Helmintheneier zu untersuchen. Askariden können im Darm so zahlreich vorhanden sein, daß sie zu einer Verstopfung oder einem Darmriß führen.

Bei einer Salmonelleninfektion können in der Mukosa Anzeichen einer Zelldesquamation oder kleine nekrotische Knötchen zu sehen sein.

Fremdkörper wie Angelhaken oder kleine Nägel finden sich manchmal im Darmlumen und sie dringen mitunter durch die Darmwand.

Muskelmagen und Drüsenmagen werden untersucht, ob käsige Exsudate infolge einer Trichomonaden-Infektion vorhanden sind, die sich jedoch im allgemeinen weiter oben im Verdauungskanal befinden.

Im Darmlumen können manchmal Veränderungen durch eine *Aspergillus*-Infektion vorhanden sein.

In der Muskelwand des Muskelmagens kann Streifenbildung entstehen infolge von Vitamin E-Mangel.

Schließlich wird die Kloake zusammen mit der Bursa fabricii untersucht. Beim ausgewachsenen Vogel sollte letztere klein und rückgebildet sein. Eingekeilte Uratkristalle können sich in der Kloake befinden, die einen bröckeligen Stein bilden; sie kann auch mit Blutklumpen gefüllt sein nach einer Verletzung bei der künstlichen Besamung. Die Mukosa der Kloake kann Anzeichen einer Entzündung oder neoplastische Veränderungen aufweisen.

3.4 Untersuchung des Herzens, der benachbarten großen Blutgefäße und des Halsbereiches

Schon beim Eröffnen des Tierkörpers sollte man dem Aussehen von Herz und Perikard gewisse Aufmerksamkeit schenken; jetzt müssen sie jedoch genauer untersucht werden. Der Herzbeutel wird genau betrachtet, ob er vermehrt flüssigen Inhalt enthält. Normalerweise ist die Flüssigkeitsmenge nicht wahrnehmbar. Ist das Perikard außergewöhnlich getrübt, kann dies auf eine Infiltration von Uratkristallen hinweisen. Myokard, Endokard und die koronaren Blutgefäße werden untersucht, ob Anzeichen für Blutungen vorhanden sind. Manchmal sieht man einen Riß im rechten Atrium als Folge einer sehr starken Dilatation durch ein Kreislaufversagen.

Die großen vom Herzen abzweigenden Blutgefäße werden untersucht; gleichzeitig ist darauf zu achten, ob im Hals- oder Schlüsselbeinluftsack Entzündungserscheinungen zu finden sind. Sind solche vorhanden, kann es informativ sein, den Humeruskopf zu durchtrennen, um eine Tupferprobe vom Luftsack im Humerus zu nehmen, da dieser Verbindung zu den vorderen Luftsäcken hat.

Bei der Untersuchung des Truncus brachiocephalicus und der abzweigenden Karotisarterien darf der Kropf nicht verletzt werden. Das Innere der großen Blutgefäße, die abdominale Aorta und auch die renalen Arterien können arteriosklerotisch Plaques in so starkem Maße aufweisen, daß das Lumen offensichtlich verlegt ist.

Diese Läsionen sind bei Anseriformes, Falciformes und Straußenvögeln keine Seltenheit. Bisweilen sieht man sie auch bei vielen anderen Vogelarten, beispielsweise bei Psittaciden. Junge Truthühner leiden häufig an intramuralen Aneyrismen, die plötzlich zum Tode führen können. Nachdem der Kropf zur Untersuchung der Karotisarterien an einer Seite sorgfältig präpariert worden ist, sollten Schilddrüse und Nebenschilddrüse untersucht werden (Abb. 3.1).

3.4.1 Untersuchung der Schilddrüse und Nebenschilddrüse

Beim Wellensittich sieht man häufig eine Vergrößerung der Schilddrüse, die durch Jodmangel verursacht wird. Neoplasmen der Schilddrüse sind beim Vogel selten, allerdings berichteten zahlreiche Tierärzte, daß sie mitunter solche Fälle gesehen hätten. Die Symptome ante mortem waren ähnlich wie bei einer Dysplasie der Schilddrüse. Sekundärer Hyperparathyreoidismus entsteht bei Vögeln nach ausschließlicher Verfütterung von Samen, da diese einen geringen Cal-

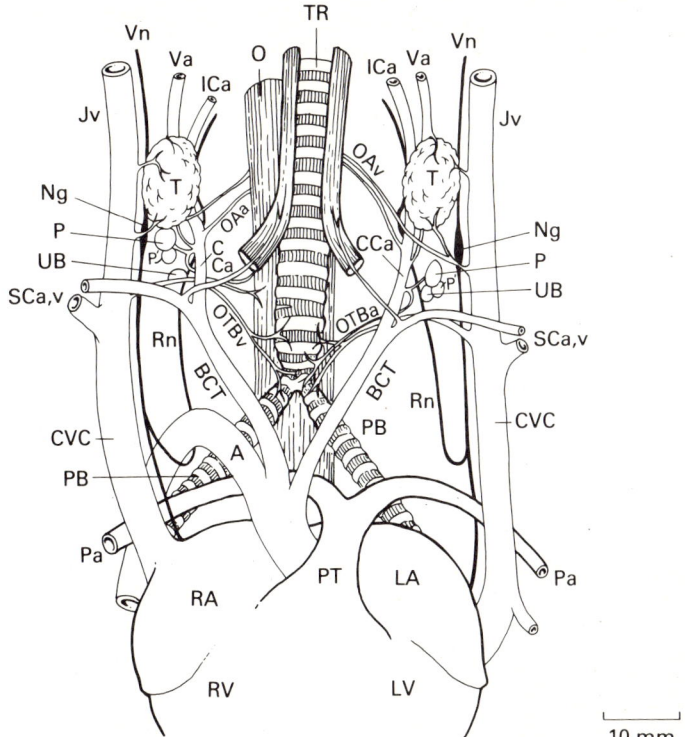

Abb. 3.1: Ventrale Ansicht der Blutgefäße, Nerven und Drüsen an der Thoraxöffnung beim Hausgeflügel.

Die Karotiskörper befinden sich an der medialen Fläche der Nebenschilddrüsen.

A = Aorta; Truncus brachiocephalicuc; CCa = carotis communis; CVC = V. cava cranialis; ICa = A. carotis interna; Jv = Jugularvene; LA = linkes Atrium; LV = linker Ventrikel; Ng = Ggl. nodosum (distaler Vagus); O = Ösophagus; OAa = aufsteigende Ösophagusarterie; OAv = aufsteigende Ösophagusvene; OFBa = A. oesophagotracheobronchialis; OTBv = V. oesophagotracheobronchialis; P = Gld. parathyreoidea cran.; P = Gld. parathyreoidea caud.; Pa = Pulmonararterie; PB = Primärbronchus; PT = Truncus pulmonaris; RA = rechtes Atrium; Rn = N. recurrens; RV = rechter Ventrikel; SCa = A. subclavia; SCv = V. subclavia; T = Thyreoidea; TR = Trachea; UB = Ultimobronchialkörper; Va = A. vertebralis; Vn = N. vagus. Nach Abdel-Magied u. King (1978), mit freundlicher Genehmigung des Herausgebers des Journal of Anatomy.

cium- aber übermäßig hohen Phosphorgehalt haben. Entzieht man solchen Vögeln den löslichen Sand, kann als Folge eine metabolische Osteeodystrophie entstehen.

3.4.2 Untersuchung des Kropfes

Normalerweise ist die Wand des Kropfes sehr dünn und bei kleinen Vögeln so weich wie Seidenpapier. Bei einer Infektion z.B. einer Candidiasis oder Trichomoniasis, kann die Kropfmukosa hypertrophieren und sich deutlich verdicken. Schabt man das weiße, käsige Candidaexsudat von der Mukosa, sieht die Fläche eher samtartig aus. Physiologische Regurgitation von Samen ist beim Wellensittich normal während der Fütterung der Nestlinge; dabei besteht aber keine Hypertrophie des Kropfes (Baker, J.R., 1984 – persönliche Mitteilung). Manchmal kommt es zu einer Anschoppung im Kropf, einer Erkrankung, die alle Vogelarten befällt. Das eingelagerte Futter fermentiert, gleichzeitig besteht eine überlagerte Infektion und Entzündung des Kropfes. Durch den Laien-Ausdruck «saurer Kropf» wird jedes der oben genannten Symptome beschrieben. Brooks (1982) berichtet bei einem Sperber von einer Wandnekrose des Kropfes, die vermutlich durch einen penetrierenden Knochensplitter zu einer Fistelbildung führte.

3.4.3 Der Ösophagus und der Oropharynx

Der Ösophagus wird durch einen parallelen Schnitt mit der Schere an jeder Seite in ganzer Länge eröffnet. Schiebt man die Klinge einer starken Schere oder einer Knochenhaltezange (bei größeren Vögeln) in die Mundhöhle, läßt sich das Quadratbein durchtrennen und der Unterkiefer exartikulieren. Nun kann der gesamte obere Verdauungskanal untersucht werden. Käsiges Exsudat ist möglicherweise ein Hinweis für eine Trichomoniasis oder Candidiasis oder es sind Aspergillosezeichen vorhanden. Die durch diese Infektionen hervorgerufenen Veränderungen sind leicht zu verwechseln. Daher sollte die Diagnose durch eine Laboruntersuchung abgesichert werden. Trichomonaden sind manchmal mikroskopisch schwer nachzuweisen. Wird das Exsudat jedoch über Nacht in einem Kulturmedium für Trichomonaden[1] inkubiert, gibt es keine Probleme (Wallis, A.S., 1984 persönliche Mitteilung).

[1] Fa. Oxoid Deutschland GmbH (Wesel)

Der Tierarzt sollte wissen, daß eine zugrundeliegende Chlamydieninfektion von Symptomen einer Trichomoniasis überlagert werden kann.

Übermäßig viel Schleim in diesem Gebiet spricht für eine Capillarien-Infektion. Die Würmer sind manchmal mit unbewaffnetem Auge zu sehen, dennoch kann eine mikroskopische Untersuchung nötig sein.

Abszesse in der Mundhöhle sind bei Vögeln, insbesondere bei Papageien, keine Seltenheit. Kleinen weißen Tupfen, die manchmal am Dach der Mundhöhle von Tauben zu finden sind, wird jedoch keine klinische Bedeutung zugemessen (Wallis, A.S., 1984, persönliche Mitteilung).

Blutungen in den Choanenspalt oder in die Mundhöhle können beim ersten Öffnen des Mundes sichtbar und durch ein Trauma verursacht worden sein: Wild- und Ziervögel fliegen gegen Fensterscheiben; Sperber können bei ihrer heftigen Verfolgungsjagd leicht mit festen Gegenständen zusammenprallen.

3.5 Der Atmungsapparat

3.5.1 Die palatinale Choanenspalte

Manchmal finden sich in diesem Gebiet Milben. Hier sollte man auf Infektionszeichen achten. Der Oberschnabel wird quer genau vor der Wachshaut durchtrennt, um die Nebenhöhlen zu untersuchen. Sie können katarrhalisches oder käsiges Exsudat oder auch Blutklumpen enthalten.

3.5.2 Die Glottis und Trachea

Entzündliche Veränderungen können entlang der Ränder bestehen. Die Trachea wird durch zwei parallele Schnitte eröffnet. Die Mukosa kann gestaut sein und möglicherweise Anzeichen für eine Pilzinfektion haben. Bei Vögeln, die sich von wirbellosen Tieren ernähren – diese Gruppe umfaßt recht viele Arten – findet man besonders bei jungen Vögeln sehr häufig den Nematoden *Syngamus trachea*. Fremdkörper, wie beispielsweise ein Samenkorn, versperren manchmal die Trachea. In dieser Region vom Syrinx sind käsige Plaques nicht selten und sie können die Luftwege teilweise verlegen.

3.5.3 Die Lungen

Schon beim Eröffnen des Körpers wurde dem Luftsacksystem Aufmerksamkeit geschenkt. Die Lungen werden erst in situ untersucht und dann nachdem sie mit dem Skalpellgriff von den angrenzenden Rippen herausgelöst worden sind. Zu achten ist auf etwaige Abszesse oder Blutungen. Sofern vorhanden, müssen die benachbarten Rippen untersucht werden. Anzeichen für frische oder alte Frakturen können vorhanden sein.

Blutungen ins Lungengewebe entstehen entweder agonal (unorganisierte Klumpen) oder nach einem Rechtsherzversagen bzw. sie können das Resultat entzündlicher Veränderungen sein. Wenn die Lunge tadellos aussieht, sollte man mit einem Gewebestück eine Schwimmprobe in Wasser durchführen. Bei pneumonischen Veränderungen sinkt das Lungenteilchen.

3.6 Die Gonaden, Nebennieren und Nieren

Diese Organe werden zunächst in situ betrachtet. Anschließend lassen sie sich manchmal in einem Stück aus ihrem «Bett» unter den Synchrosacrum herausziehen. Man sollte zunächst versuchen, die kranial von dieser Organgruppe gelegene Faszie zu fassen und mit einer geschlossenen Schere die Organe vorsichtig herauszulösen.

Je nach Alter des Vogels und der Jahreszeit unterscheiden sich beide Hoden und Ovar beträchtlich in ihrer Größe. Die Gonaden können in beiden Fällen vollständig oder teilweise pimentiert sein, was normal ist. Auf einem Ovar können, wenn eine Infektion mit *Salmonella pullorum* vorliegt, die Follikel verformt statt rund sein.

Diese Erkrankung wird bei vielen Spezies diagnostiziert. Neoplastische Veränderungen können in männlichen und weiblichen Gonaden auftreten. Sind Zysten auf dem Ovar, müssen die Knochen (Rippen, Wirbelsäule, Sternum, Humerus und der Kopf) untersucht werden, ob irgendeine Verformung oder Dichtezunahme besteht. Eine polyostotische Hyperostose ist beim Wellensittich keine Seltenheit und bisweilen sieht man sie auch bei anderen Vögeln. Oft wird sie zuerst bei einer Röntgenaufnahme entdeckt.

Die Nebenniere, die nahe am kranialen Ende der Gonaden liegt, ist normalerweise schwach rosa gefärbt; allerdings kann sie auch im Laufe einer Infektion hyperämisch werden oder fast weiß aussehen. Bei septikämischen Erkrankungen können die Nieren zusammen mit den übrigen inneren Organen hyperämisch sein, in anderen Fällen jedoch auch infolge einer trüben Schwellung eine graue Farbe haben. Die Nieren können alle Veränderungen aufweisen, die man auch in der Leber nach einer der oben erwähnten Infektionskrankheiten sieht. Die Nieren können eine blasse Farbe haben. Sofern sie mit Uratkristallen gefüllt sind, stechen die Tubuli möglicherweise hervor. Dies könnte ein Hinweis für eine Salzvergiftung sein. Gelegentlich sieht man Neoplasmen in der aviären Niere.

3.7 Das Nervensystem

3.7.1 Die peripheren Nerven

Im Anschluß an die Nieren werden die Nerven des Plexus sacralis an der Stelle untersucht, an der sie vom Rückenmark austreten und unter dem Synchrosacrum hervorkommen. Zusammen mit den Nerven der Axillae und den Intercostalnerven werden sie auf etwaige unregelmäßige Verdickungen untersucht. Solche Verdickungen entstehen durch Riboflavinmangel, beim Huhn sind sie typisch für die Mareksche Krankheit.

3.7.2 Das Gehirn

Beim Entfernen der Haut über dem Kopf können Anzeichen für subkutane Blutungen zu sehen sein. Sie haben nur Bedeutung, wenn eine größere Blutung stattgefunden hat.
Anschließend wird das Foramen magnum aufgesucht, in das man bei kleinen Vögeln die Klinge des Skalpells schiebt, bei größeren Vögeln benötigt man eine starke Schere oder Knochenhaltezange. Der Schnitt wird zu beiden Seiten um den Schädel geführt und das Schädeldach angehoben, um das Gehirn freizulegen.
Manchmal sieht man in der Knochensubstanz Hinweise für recht ausgedehnte Blutungen. Sie sind ohne Bedeutung und werden durch das rasch nach dem Tod aus den Gefäßen austretende Blut verursacht. Ein organisiertes Blutgerinnsel über oder unter den Meningen oder in der Gehirnmasse ist jedoch von Bedeutung. Dies gilt auch, wenn das Blut nicht geronnen ist und es kann ein Hinweis für eine Gehirnerschütterung sein, besonders, wenn gleichzeitig eine entsprechende Prellung der Haut oder Blutungen in die Nasenhöhlen bestehen.

3.8 Das Skelett

Vor Abschluß einer Sektion werden die Skeletteile betrachtet, die – im Falle von Hühnern – bei der Untersuchung auf die Mareksche Krankheit nicht angeschaut wurden. Sie werden geöffnet und besonders die Gelenke untersucht. Grünliche Verfärbung der Muskeln um die Gelenke deutet auf eine Prellung. Eine septische Arthritis der Gelenke mit Exsudatbildung kann bei Tauben für eine Salmonelleninfektion sprechen. Auch können am Gelenkknorpel Petechien sichtbar sein. Uratkristalle in den Gelenken können bei Vögeln, die an einer viszeralen Gicht leiden, zu sehen sein ebenso wie auch subkutane Tophi. Über die Murexidprobe zum Nachweis von Uratkristallen siehe Kapitel 1.5.6.

Der Femurkopf wird abgetrennt zur Probenentnahme aus der Markhöhle, um etwaige mit dem Blut abgesiedelte Bakterien nachzuweisen und zur Untersuchung der Blutbestandteile auf eine Zellenerkrankung.

4. Medikation und Verabreichung von Medikamenten

Der vielbeschäftigte Tierarzt wird im Sprechzimmer mit dem Problem konfrontiert, daß ihm ein sehr besorgter Tierhalter, oder ein forsch auftretender, Ansprüche stellender Besitzer einen offensichtlich kranken Vogel bringt. Man erwartet vom Arzt, daß er sofort eine Diagnose stellt und eine wirkungsvolle Behandlung einleitet. Als Folge dieses Drucks besteht bei den Tierärzten nur allzu häufig die Neigung, die Diagnose «bakterielle Infektion» zu stellen und ein Antibiotikum zu verordnen. Meist handelt es sich um ein Tetracyclin und der Besitzer wird angewiesen, täglich etwas davon ins Trinkwasser zu geben. Solch ein schematisches Vorgehen ist nicht nur wirkungslos, tatsächlich kann es auch die Heilungschancen des Vogels mindern, weil die normale Bakterienflora des Verdauungskanals gestört wird. Zudem besteht ein erhöhtes Risiko, daß Antibiotika-resistente Stämme hochkommen, von denen einige auch für den Menschen pathogen sind. Wenn der Tierarzt den Tierhalter nicht dazu überreden kann, ihm den Vogel zur stationären Aufnahme da zu lassen, damit er eine genauere Diagnose stellen kann, ist es bei einer «ad hoc Diagnose» logischer anzunehmen, daß der kranke Vogel an Vitaminmangel leidet, als an einer Infektion. Der metabolische Turnover beispielsweise von B-Vitaminen ist nämlich rasch, und viele Vögel erhalten in Gefangenschaft eine unausgewogene Diät. Auch chronische Unterversorgung mit Vitamin A ist nicht selten. Beide Vitamine können ohne weiteres mit dem Trinkwasser oder durch eine Injektion zugeführt werden und dem Tierarzt steht etwas mehr Zeit zur Verfügung, die Diagnose, unterstützt durch Laboruntersuchungen, zu vertiefen.

4.1 Ermittlung des Körpergewichts

Für eine korrekte und sichere Medikation benötigt man das genaue Körpergewicht des Vogels. Für kleine und mittelgroße Vögel eignet sich sehr gut eine Federwaage, wie sie von Ornithologen z.B. im Rahmen von Beringungsaktionen verwendet wird (z.B. Pesolo Taschenfederwaage der Fa. Heindl, 4930 Detmold-Heiligenkirchen). Der Vogel wird in ein Tuch oder einen Glühlampenkarton gesetzt und diese «Waagschale» an der Federklemme der Taschenwaage befestigt.

Wenn keine Federwaage zur Verfügung steht, kann man sich bei Vögeln zwischen 30 und 100 g mit einer Briefwaage behelfen.

Sie ist zwar nicht ganz so genau, aber trotzdem wird sich der abgelesene Wert innerhalb von einigen Gramm vom tatsächlichen Gewicht bewegen. Für Vögel unter 30 g ist diese Waage zu ungenau. Größere Vögel, besonders Falken und Papageien bleiben auf ihrer Sitzstange sitzen, die man mit der Waagschale einer robusteren Waage verbinden kann. Falkner wiegen häufig ihre Vögel, um sie in Flugkondition zu halten und können manchmal das Gewicht ihres Vogels angeben. Enten, Gänse und ähnliche Vögel kann man in einen Sack stecken, aus dem der Kopf herausschaut; der Sack wird dann am Hals des Vogels zugeschnürt.

Ist es aus irgendeinem Grunde nicht möglich, den Vogel zu wiegen, kann man sich an einer Gewichtstabelle für Vögel orientieren. Eine derartige Tabelle findet sich im Anhang.

Der Tierarzt sollte jedoch wissen, daß schon die Körpergewichte normaler Vögel um mindestens 25 % nach beiden Seiten vom durchschnittlichen Gewicht einer Art abweichen können. Bei kranken oder hungernden Vögeln kann die Abweichung vom durchschnittlichen Gewicht sogar noch größer sein.

4.2 Dosierung von Medikamenten

Es gibt auf dem Markt nur wenige Medikamente, die speziell für die Anwendung an Vögeln bestimmt sind. Die Dosisangaben in diesem Buch stützen sich daher auf klinische Berichte, oder wurden von den Dosisempfehlungen des Herstellers für die Anwendung bei Hunden und Katzen extrapoliert. Vögel haben jedoch eine höhere Stoffwechselrate als Säugetiere und dieser Wert ist um so höher, je kleiner der Vogel ist. Zudem unterscheiden sich Singvögel und Nichtsingvögel in ihrer Stoffwechselrate. Außerdem wirken noch andere Faktoren mit, wie etwa die Dichte des Federkleides. Ganz allgemein gilt, daß mit einer Erhöhung der Stoffwechselgröße die Medikamente schneller resorbiert, metabolisiert und vom Körper ausgeschieden werden. Allerdings haben Bush, Neal u. Custer (1979) darauf hingewiesen, daß bestimmte Vögel von diesem Schema abweichen. Bei manchen Vogelarten sind noch sehr viele Untersuchungen über die Pharmakokinetik von Medikamenten nötig.

Die Dosierungen, die in diesem Buch angegeben sind, verwenden einige Tierärzte und auch der Autor. Sie basieren nicht unbedingt auf dem tatsächlichen metabolischen Körpergewicht und möglicherweise müssen sie auch nach weiteren Erfahrungen geändert werden.

4.3 Verabreichung von Medikamenten

Ähnlich wie bei Säugetieren kann man Vögeln Medikamente auf verschiedene Weise verabreichen; bei bestimmten Erkrankungen kann die eine oder andere Darreichungsform wirksamer und geeigneter sein.

4.3.1 Medikation über das Trinkwasser

Diese Methode ist bequem, wenn eine große Anzahl von Tieren behandelt werden muß, wie beispielsweise in einem zoologischen Garten, in einer Quarantänestation oder einem Geflügelbestand. Zahlreiche Medikamente werden zur Anwendung bei Geflügel für diese Medikationsart hergestellt. Die Berechnung der Tagesdosis erfolgt über die mittlere Wasseraufnahme eines durchschnittlichen Vogels innerhalb von 24 Stunden. Nach einer sehr groben Schätzung werden täglich etwa 150 ml Wasser pro kg Vogelgewicht aufgenommen. Allerdings gibt es Abweichungen von diesem Wert von mindestens 50% nach beiden Seiten. In Abhängigkeit von der körperlichen Verfassung, der Umgebungstemperatur, dem Futter und der Spezies unterscheidet sich die Wasseraufnahme gesunder Vögel beträchtlich. Früchtefresser wie Beos und Tukane nehmen den größten Teil des Wassers über das Futter auf. Greifvögel haben einen sehr geringen Wasserbedarf. Normalerweise in der Wüste lebende Vögel können sich fast ausschließlich auf ihr metabolisches Wasser beschränken.

Bei erkrankten Vögeln kann die Wasseraufnahme sogar noch unterschiedlicher sein. Sie ist nicht nur abhängig von einer normalen Funktion des Verdauungskanals und der Nieren, sondern auch vom Gesundheitszustand des oberen Respirationstraktes. Die Nasenhöhlen der Vögel sind beispielsweise wichtige Organe zur Wasserkonservierung. Medikamente, die im Trinkwasser verabreicht werden, müssen deshalb eine große therapeutische Breite haben. Ein aufgrund von Wasserverlusten sehr durstiger (polydiptischer) Vogel nimmt unter Umständen sehr große Mengen eines Arzneimittels auf. Im besten Falle sind die Blutspiegel des Medikamentes unregelmäßig. Es ist unwahrscheinlich, daß Antibiotika, die im Trinkwasser verabreicht werden, im Lumen des Verdauungskanals die minimale Hemmkonzentration erreichen, vorausgesetzt, der Vogel nimmt überhaupt Wasser zu sich.

Außerdem sind Vögel Gewohnheitstiere und empfindlich gegenüber Veränderungen der Fütterungs- und Tränkeroutine. Wenn ein Medikament das Wasser verfärbt oder ihm einen schlechten Geschmack verleiht, wird der Vogel sich sehr wahrscheinlich weigern, zu trinken und seine Erkrankung verschlechtert sich.

Es bestehen kaum Zweifel, daß Vögel ein Farbsehen haben. Je prächtiger das Gefieder einer Spezies, desto feiner wird wahrscheinlich die Farbempfindung sein.

Früher glaubte man, daß Vögel nur einen mäßigen Geschmackssinn besitzen. Sicher ist die Zahl der Geschmacksknospen pro Flächeneinheit bei Vögeln sehr viel niedriger als bei Säugetieren. Kürzliche Arbeiten von King u. McLelland (1984c) haben gezeigt, daß Vögel je nach Spezies einen ganz bestimmten Geschmackssinn besitzen. Tauben sind offenbar empfindlicher als Hausgeflügel. Bitter und salzig schmeckende Stoffe werden eher verweigert. Ein bitter schmeckendes Medikament, wie Levamisol, wird daher von einer Vogelart mit einem gut entwickelten Geschmackssinn nicht ohne weiteres aufgenommen. Süße Substanzen wie Zucker (jedoch nicht Saccharin) erzeugen bei den einzelnen Vögeln unterschiedliche Reaktionen. Ein Zuckerzusatz zu Medikamenten für eine Geschmacksaufbesserung hat daher unterschiedliche Effekte.

Ein Vorteil bei der Medikation eines Antibiotikums über das Trinkwasser besteht darin, daß bakterielle Erreger, die möglicherweise die Wasserversorgung kontaminiert haben, reduziert und so die Infektionsausbreitung in Grenzen gehalten wird. Vorteilhaft ist außerdem, daß für den Vogel weniger Streß entsteht, als wenn er jedesmal für eine Medikation eingefangen werden muß. Viele Medikamente verlieren jedoch in Lösung an Wirksamkeit.

Wenn Medikamente zur Verabreichung über das Trinkwasser regelmäßig verordnet werden, ist es praktisch, vorgewogene kleine Mengen bereitzuhalten, die man jeden Tag einer bekannten Wassermenge zusetzen kann. Da die Trinkwasserbehälter der Käfige unterschiedlich groß sein können, ist es zweckmäßig, die verordnete Menge in einem normalen Haushaltsgerät, wie einem Meßbecher (500 ml) oder einer graduierten Flasche für Säuglingsnahrung (250 ml) aufzulösen. Mit dieser Stammlösung wird der Trinkwasserbehälter ständig nachgefüllt. Die Reste der Stammlösung werden nach jedem Tag weggeschüttet. Diese Methode ist im Prinzip verschwenderisch, doch fällt dies angesichts der geringen Mengen des verordneten Medikamentes nicht so sehr ins Gewicht und der Vorteil der praktischen Handhabung durch den Tierhalter überwiegt. Alternativ kann man kleinere Mengen verordnen, bei denen es ausreicht, sie in beispielsweise 50 ml Wasser zu lösen. Der Tierhalter erhält eine 10 ml-Spritze, mit der er die Wassermenge genau abmessen kann.

4.3.2 Orale Medikation

Medikamente, die man über das Trinkwasser zuführen kann, lassen sich auch oral eingeben. Es gibt auch zahlreiche Präparate aus der Human-Pädiatrie, die sich für eine orale Verabreichung beim Vogel eignen. Ebenso sind Galenika, wie beispielsweise flüssiges Paraffin oder wismuthaltige Zubereitungen einsetzbar. Es ist zwar prinzipiell möglich, flüssige Präparate mit einer Spritze oder Tropfpipette (nicht aus Glas bei Papageien) einzugeben, oder sie sogar aus der Spitze eines Strohhalmes direkt in den Mund tropfen zu lassen, aber zufriedenstellend sind diese Techniken nicht. Es besteht dabei die Gefahr, daß das Medikament eingeatmet wird, außerdem ist diese Methode unsauber. Vernünftiger ist es, das Präparat mit einer Ösophagussonde oder einer Sonde für künstliche Ernährung einzugeben. Ein weicher Schlauch aus Plastik (gebrauchter Schlauch von einem Tropf) oder aus Gummi, der auf eine Spritze gesteckt wird, eignet sich für viele Vogelarten. Die Länge des Schlauches wird am Hals des Vogels abgemessen, so daß die Sonde, wenn der Hals gestreckt ist, bis zur Höhe des Kropfes oder der Thoraxöffnung reicht. Durchmesser der Sonde und Größe der Spritze richten sich nach der Größe des Vogels. Nach dieser Methode kann man Vögeln von der Größe kleiner Finken (Zebrafinken) bis zu Schwänen Medikamente eingeben. Für Schwäne eignet sich eine Magensonde für Hunde und eine 60 ml-Spritze. Bei bestimmten Vögeln, wie beispielsweise Papageien, ist es unbedingt erforderlich, einen Maulsperrer, irgendein Spekulum oder einen Metallkatheter zu verwenden. Letzterer wird vom Autor am liebsten verwendet, da damit diese Prozedur auch von einer einzigen Person durchgeführt werden kann.

Während der Medikation muß der Vogel in aller Regel festgehalten werden, zum Beispiel indem er vorsichtig in ein Handtuch gewickelt wird. Schutzhandschuhe sind manchmal nötig; sie können weggelassen werden, sofern der Kopf unter Kontrolle ist. Bei Offenhalten des Schnabels wird der Kopf in senkrechter Richtung gestreckt, um die typische S-förmige Biegung der oberen Wirbelsäule zu begradigen. Nach Einführen einer gleitfähig gemachten, starren Sonde in den

Mund wird sie bis hinter die Glottis geschoben und gleitet dann durch ihr eigenes Gewicht tiefer in den Ösophagus. Eine Magensonde darf nie hinuntergedrückt werden, weil die Speiseröhre des Vogels einreißen kann.

Nach dieser Methode kann man einem Vogel die exakte Arzneimittelmenge eingeben und ihn auch füttern, indem man dem Medikament Nahrungsmittel zusetzt. Erfahrene Pfleger und geschickte Besitzer können angeleitet werden, ihren Vögeln auf diese Weise Arznei einzugeben. Strikte Hygiene von Spritze, Sonde und Utensilien ist jedoch erforderlich. Die geeigneten Volumina sind in Tabelle 4.1 angegeben.

Werden Medikamente oral oder über das Trinkwasser gegeben, sollte man stets daran denken, daß die Resorptionsrate im Darm durch Parasiten, Schleimhauterkrankungen oder Nährstoffmangel beeinträchtigt sein kann. In Anwesenheit von Futter ist die Resorption bestimmter Antibiotika wie Penicillin, Ampicillin und Lincocin vermindert. Oxytetracyclin wird in Verbindung mit Calcium schlechter resorbiert und in der Wirkung beeinträchtigt, sofern der Vogel zum Futter löslichen Sand erhält bzw. wenn Antibiotika zusammen mit Antazida gegeben werden.

Tabelle 4.1: Geeignete Volumina zur oralen Medikation (in ml)

Kanarienvogel	0,25
Wellensittich	0,5–1,0
Agaporniden	1,0–3,0
Nymphensittich	2–4,0
Amazone	5–10
Afrikanischer Graupapagei	5–10
Ara	10–15

4.3.3 Arzneimittelgabe über das Futter

Für kleine Vögel bis zu 100 g (Größe eines Nymphensittichs) sind in Großbritannien mit Medikamenten imprägnierte Samenkörner erhältlich. In der Bundesrepublik Deutschland ist es nicht gestattet, mit Medikamenten imprägnierte Samenkörner zu verkaufen (eine Ausnahme ist die Psittakose-Prophylaxe). Stellt sich für den Tierarzt die Situation, daß sehr viele Vögel regelmäßig Medikamente erhalten müssen, findet man möglicherweise einen Futtermittelhersteller, der die gewünschte Medizin in pelletiertes Futter mischt. Die meisten Psittaciden, mit Ausnahme der Aras, akzeptieren pelletiertes Futter, wenn man es allmählich über 2–3 Tage zufüttert.

Papageien fressen manchmal zerkleinerte Tabletten oder den pulvrigen Inhalt von Kapseln, wenn er über süße Kekse oder mit Honig oder Erdnußbutter bestrichenes Brot gestreut wird. Manche Medikamente können in bestimmte Früchte wie Grapefruits eingespritzt werden. Tukane schlucken Weintrauben ohne sie vorher zu zerquetschen. Samenkörner lassen sich nach Einweichen oder Zusatz von etwas Maisöl mit einem pulverförmigen Medikament überziehen. Gibt man allerdings zuviel von dem Öl, wird der Vogel möglicherweise damit bekleckert. Da die meisten Samenkörner jedoch vor dem Abschlucken aus ihrer Schale befreit werden, ist diese Methode für eine Verabreichung von Medikamenten sehr unsicher.

Zur prophylaktischen Gabe von Chlortetracyclin bei Psittaciden, die einer Chlamydieninfektion ausgesetzt sind, empfehlen Ashton u. Smith (1984) folgenden Brei: je zwei Teile Mais und Reis werden mit drei Teilen Wasser zu einer weichen, jedoch nicht zu breiigen Konsistenz gekocht. Diesem zubereiteten Futter werden pro Gramm 5 mg des Medikamentes zugesetzt. Das Futter wird täglich zubereitet und zur Geschmacksverbesserung werden etwas brauner Zucker und Samenkörner hinzugefügt. Nach einer groben Schätzung nehmen die meisten Vögel täglich etwa ein Viertel ihres Körpergewichtes an Futter auf.

4.3.4 Intramuskuläre Injektion

Für eine parenterale Verabreichung von Medikamenten ist diese Methode ohne Zweifel am genauesten und zudem einigermaßen sicher. Man kann entweder den Brustmuskel, den M. iliotibialis lat. oder den M. biceps femoris am Bein verwenden. Beide Stellen haben Vor- und Nachteile. Am Brustmuskel muß die Injektion in den kaudalen Teil erfolgen, weil die Venen kranial besser ausgebildet sind und dort die Gefahr einer versehentlichen, intravenösen Injektion sehr viel größer ist. Es kann nach der Injektion im Muskel zu schweren entzündlichen Reaktionen kommen (Cooper, 1983), die wahrscheinlich nur dann Konsequenzen haben werden, wenn wiederholt Injektionen an genau der gleichen Stelle gesetzt werden. Erfolgt die Injektion genau seitlich vom Kamm oder Kiel des Brustbeines, ist es unwahrscheinlich, daß die Kanüle hinter den lateralen Rand dieses Knochens gelangt und in die darunterliegenden inneren Organe dringt.

Injektionen ins Bein haben im Hinblick auf Blutergüsse die gleichen Nachteile. Zudem kann der Ischiasnerv an der Stelle verletzt werden, an der er an der hinteren Seite des Femur nach unten zieht. Außerdem können Injektionen in die Beine das renale Pfortadersystem vor Eintritt in den systemischen Kreislauf passieren. Dies hat besondere Bedeutung bei den Medikamenten, die von den Nieren unverändert ausgeschieden werden. Ein gewisser Teil der Dosis geht möglicherweise verloren, bevor ein therapeutisch wirksamer Blutspiegel erreicht werden konnte (Coles, 1984b).

Zur Verabreichung sehr kleiner Volumina an Vögel eignet sich eine Mikroliterspritze sehr gut; sie faßt insgesamt 0,1 ml und hat eine 0,001 ml-Unterteilung. Diese Spritzen sind allerdings sehr teuer und müssen sorgfältig gepflegt werden. Eine 1 ml-Tuberkulinspritze mit einer 0,01 ml Unterteilung kostet sehr viel weniger. Viele Medikamente in wässriger Lösung lassen sich mit dieser Spritze unter Abmessung sehr kleiner Mengen verdünnen. Bei Medikamenten die nicht verdünnt werden können, ist eine Mikroliterspritze die einzige Lösung.

4.3.5 Subkutane Injektion

Man kann diese Methode wählen, allerdings gibt es nur ein oder zwei geeignete Stellen; denn die Haut des Vogels ist nicht sehr elastisch und Flüssigkeiten fließen leicht durch die Einstichstelle der Kanüle wieder aus. In der Haut, die den Brustmuskel überzieht, ist die Gefahr, vitale Strukturen zu verletzen sehr gering, allerdings muß man die Kanüle gut durch die Haut hindurchschieben und kann an dieser Stelle nur geringe Flüssigkeitsvolumina injizieren. Sehr viel besser geeignet ist die Leistengegend. Größere Volumina (2 ml bei einem Graupapagei) können hier injiziert werden, und das Risiko, die darunterliegenden Nerven oder Blutgefäße zu verletzen, ist gering, sofern die Haut vor der Injektion angehoben und die Kanüle nicht zu weit eingestochen wird. Die Beinbewegungen des Vogels unterstützen eine Verteilung der Injektion. Durch Zusatz von Hyaluronidase zur Injektion kann man zusätzlich die Verteilung verbessern (eine halbe Ampulle oder 75 IE)[1]. Eine weitere geeignete Stelle befindet sich an der dorsalen Halsbasis. Hier muß man sorgfältig darauf achten, daß die Haut von der darunterliegenden Wirbelsäule und den Muskeln abgehoben wird und die Injektion in die Mittellinie erfolgt.

[1] Kinetin® (Schering)

An diesen Stellen ist es durchaus möglich, Flüssigkeitsvolumina zu spritzen, die zur Flüssigkeitssubstitution beim Vogel ausreichen.

4.3.6 Intravenöse Injektion

Sie sind leichter in der Brachialvene durchzuführen, aber bei manchen Vögeln kann man durchaus auch die Tarsalvene an der medialen Seite des Beines oder die rechte Jugularvene verwenden. Letztere ist bei kleinen Vögeln von Vorteil. Eine intravenöse Injektion ist nicht immer leicht, nicht nur wegen des geringen Venendurchmessers, sondern auch wegen der Brüchigkeit der Venenwand. Häufig kommt es nach einer i.v. Injektion zu Hämatomen. Dennoch stellen sie eine wirksame und wichtige Behandlungsmethode für Notfälle dar, wenn das Leben des Vogels durch eine Erkrankung in Gefahr ist.

4.3.7 Intraperitoneale Injektion

Diese Methode wurde von einigen Tierärzten angewendet, jedoch besteht die Gefahr, daß man in einen der Luftsäcke dringt. Wahrscheinlich wird ein kleines Flüssigkeitsvolumen keine großen Folgen haben und tatsächlich hat Clubb (1984) diese Methode zur Behandlung einer Luftsackerkrankung empfohlen. Die Haut und der darunterliegende Muskel müssen mit einer Pinzette abgehoben werden, so daß sie rechts von der Mittellinie ein «Zelt» bilden, damit die Injektion nur in die Bauchhöhle geht. Dort erfolgt die Injektion bei nahezu horizontal gerichteter Kanüle, um sie von den tiefer liegenden inneren Organen fernzuhalten. Verwendet man eine 16 × 0,5 mm-Kanüle, sollte die Injektion in den ventralen Leberbauchfellsack gehen (siehe Abb. 6.6 und den begleitenden Text in Kapitel 6). Am leichtesten läßt sich dies am sedierten Vogel durchführen.

4.3.8 Intratracheale Injektion

Diese Methode wurde zur Behandlung von Erkrankungen des respiratorischen Systems angewendet. Sie ist bei kleinen Vögeln am einfachsten mit einem abgeschnittenen Säugetier-Venenkatheter durchzuführen, der auf eine Spritze gesetzt wird. Das Medikament wird darauf sehr langsam in die Trachea durch die Glottis eingegeben, was man leicht am Boden der Mundhöhle beobachten kann. Dabei muß der Hals des Vogels vertikal gehalten und ein wenig gestreckt und die Zunge vorsichtig auf den Mundboden gedrückt werden. Diese Methode ist beim Papagei ohne Narkose nicht durchführbar. Es kommt zu einem Hustenreiz, der im allgemeinen jedoch vorübergeht. Selbstverständlich darf das Flüssigkeitsvolumen nur minimal sein, wenngleich man Tauben und Papageien (400–500 g) nach dieser Technik schon bis zu 1 ml verabreicht hat.

4.3.9 Subkonjunktivale Injektionen

Man kann sehr viele Volumina eines Medikamentes (0,01–0,05 ml) in die Konjunktiva des Oberlides injizieren. Im allgemeinen handelt es sich um Antibiotika und Steroide, die, nachdem eine spezifische Diagnose gestellt worden ist, eine große Wirkung entfalten können. Eine Allgemeinanästhesie oder tiefe Sedation ist ratsam, weil sich der Vogel bei dieser Technik absolut ruhig verhalten muß. Für diesen Zweck eignen sich Langzeitpräparate.

4.3.10 Injektionen in den infraorbitalen Sinus

Diese Methode wird in dem Kapitel über Chirurgie (Abb. 6.2) beschrieben. Viele Jahre lang hat man sie bei Geflügel praktiziert und sie ist durchaus auch bei vielen anderen Vogelarten anwendbar.

4.3.11 Topische Applikation

Salben oder Cremes können lokal, allerdings nur sparsam und mit Hilfe eines Wattebausches, aufgetragen werden. Zuviel ist für das Gefieder schädlich. Müssen größere Mengen einer Salbe verwendet werden, ist ein Halskragen erforderlich, um zu verhindern, daß der Vogel stark kontaminiert wird.

Rasch trocknende oder schnell einziehende Mittel, beispielsweise Tinkturen, sind besser geeignet. Als Carrier für Medikamente zur besseren Resorption durch die Haut kann man Dimethylsulfoxid (DMSO)[1] verwenden. Es wird auf die Beine oder Füße aufgetragen und zieht schnell ein.

4.3.12 Ophthalmische Präparate

Augensalben können verwendet werden, aber sie haben die gleichen Nachteile wie andere Salben. Viel besser sind Augentropfen, die aller-

[1] Dermavet (Squibb) oder Infiltrina® (Czewa Aerosole GmbH)

Tabelle 4.2: Geeignete Dosierungen (in mg) zur Inhalationstherapie. Das Medikament wird mit 15 ml Kochsalzlösung verdünnt und drei- bis viermal täglich 30 Minuten lang verabreicht

Amphotericin[1]	25–100
Tylosin	150
Chloromycetin-Succinat	200
Spectinomycin	200
Gentamicin	50–200
Dexamethason	3

[1] Fungizone (Squibb)

dings nur kurze Zeit wirksam sind und bei deren Anwendung der Vogel jedes Mal in die Hand genommen werden muß, was ein Nachteil ist. Subkonjunktivale Injektionen haben eine bessere Wirkung und bedeuten weniger Streß für den Vogel. Zur Behandlung einer Sinusitis kann man Augentropfen in die Nasenhöhlen instillieren; eine Injektion direkt in den infraorbitalen Sinus ist jedoch viel wirksamer.

4.3.13 Inhalationstherapie

Das Hauptproblem bei der Behandlung des Respirationssystems sind Luftsackinfektionen. Diese dünnwandigen Erweiterungen der Lungen machen etwa 80% der Volumenkapazität des Respirationsapparates aus. Diese Häute bestehen nur aus zwei Zellschichten und haben keine Blutgefäße. Sie bilden deshalb im Vogel einen großen «toten» Raum, angefüllt mit feuchter Luft und schwer zugänglich für den zellulären und humoralen Abwehrmechanismus des Vogels. Dieses Gebiet ist infektionsanfällig, besonders für Aspergilluspilze und koliforme Bakterien. Die Lungen, die eine gute Blutversorgung haben, infizieren sich weniger leicht, sofern sie nicht durch eine massive Infektion herausgefordert werden.

Leider kann eine Luftsackentzündung einige Zeit bestehen und sich ziemlich stark ausbreiten, bevor die Symptome auffällig sind.

Durch eine Inhalationstherapie soll die Luft in diesem Totraum abgesättigt werden, um die Innenauskleidung der Luftsäcke zu erreichen. Für eine Wirkamkeit muß die Tröpfchengröße des Medikamentes kleiner als 5 µm sein, weil andernfalls die Tröpfchen nicht lange genug im Luftstrom suspendiert bleiben, um an ihr Ziel zu gelangen. Ein einfaches Zerstäuben des Medikamentes ist sinnlos, weil die meisten Tröpfchen zu groß sind und sich bereits im oberen Respirations-trakt kondensieren. Das Präparat muß also feinst vernebelt werden. Es wird unmittelbar in eine Kammer geleitet, in der sich der Vogel während der Therapie aufhält. Das Medikament wird mit einer ange-messenen Menge Kochsalzlösung oder besser mit einem Carrier wie Tyloxapol[1] vermischt, um eine bessere Dispersion des Präparates zu erzielen. Die geeigneten Dosierungen sind in Tabelle 4.2 aufgeführt.

4.4 Sinnvolle Anwendung von Antibiotika

Solange sich der Tierarzt nicht hinreichend sicher ist, daß der Vogel unter einer bakteriellen Infektion leidet, sollte kein Antibiotikum ein-gesetzt werden. Bei jungen oder kleinen Vögeln sieht man jedoch bisweilen eine rapide Verschlechterung des Zustandes durch eine of-fensichtlich rasch voranschreitende Erkrankung. Unter solchen Um-ständen ist die Verdachtsdiagnose «Infekt» und eine Antibiotikathera-pie gerechtfertigt, bevor die Ergebnisse der Laboruntersuchungen zur Absicherung der Diagnose vorliegen.

4.4.1 Wahl des Antibiotikums

Ein Antibiotikum, das zur systemischen Anwendung eingesetzt wird, darf nur eine geringe Toxizität haben. Das Medikament sollte leicht in alle Gewebe des Vogels dringen und eine möglichst geringe mini-male Hemmkonzentration besitzen. Von der Choanenspalte, dem Oropharynx oder der Kloake können immer rasch Tupferproben ge-nommen, nach Gram ausgefärbt und mikroskopisch untersucht wer-den. Dadurch ergibt sich zumindest ein Hinweis, ob die vorhandenen Erreger hauptsächlich gram-positiv oder gram-negativ sind, bzw. wie deren relative Verteilung ist. Dies gibt einen Anhaltspunkt, ob es sicherer ist ein Antibiotikum einzusetzen, das vorwiegend gegen die eine oder die andere Bakteriengruppe wirkt. Im allgemeinen wird man jedoch vor Abschluß der Laboruntersuchungen ein Breitband-Anti-biotikum wählen. Ampicillin, Amoxicillin, Trimethoprim in Kombi-nation mit einem Sulfonamid und Tetracyclin sind Mittel der Wahl. Als Injektion verabreicht wirken Ampicillin, Amoxicillin und eine Trimethoprimkombination bakterizid, Tetracycline jedoch nur bakte-riostatisch (und verlangen deshalb eine intakte Immunabwehr des

[1] Eunuklen® (Alcon)

Wirtes). Ist sich der Tierarzt hinreichend sicher, daß eine respiratorische Infektion vorliegt, sind Tylosin oder Erythromycin (beide sind bakteriostatisch) in Kombination mit Tetracyclinen eine gute Entscheidung. Allerdings könnte sich nach den Ergebnissen ausgedehnter Laboruntersuchungen, wie Antibiotika-Resistenztests von Tupferproben, die vor und nach Beginn der Antibiotikatherapie genommen wurden, herausstellen, daß das bisher eingesetzte Medikament gewechselt werden muß.

Chloramphenicol ist zu Beginn einer Behandlung nicht gut geeignet. Abgesehen von der Möglichkeit, aus den Salmonellen, die bei Vögeln keine Seltenheit sind, resistente Stämme zu selektieren, kann Chloramphenicol die Immunantwort bei einem geschwächten Vogel unterdrücken.

Es ist wahrscheinlich besser, zu Beginn einer Behandlung Antibiotika einzusetzen, die auf in Teilung befindliche Bakterien bakterizid wirken (z.B. Penicilline). Es existiert eine Lehrmeinung, nach der eine intermittierende Anwendung oder eine weniger häufige Verabreichung beim Einsatz von Antibiotika wirksamer ist. Bakteriostatische Antibiotika hemmen die Vermehrung von Bakterien und lassen der körpereigenen Abwehr Zeit, sich zu mobilisieren. Ganz entscheidend ist es jedoch, mehrere Tage lang eine Plasmakonzentration aufrechtzuerhalten, die entscheidend über der minimalen Hemmkonzentration liegt.

Unvermeidlicherweise haben Breitbandantibiotika nachteilige Wirkungen auf die normale Bakterienflora der Wirte, ganz besonders auf die Darmflora. Daher ist es vernünftiger, nachdem der pathogene Erreger und seine Antibiotika-Empfindlichkeit eindeutig festgestellt sind, ein Antibiotikum zu wählen, das ein spezifisches Wirkungsspektrum hat. Ist die normale Bakterienflora im Darm gestört, kann man durch Einflößen von Naturjoghurt, das *Lactobacillus acidophilus* enthält, ein Wiederherstellen des Gleichgewichtes unterstützen. Er kann mit einer Ösophagussonde in einer Dosis von 2 mg/kg verabreicht werden.

Bei chronischen Infektionen kann bisweilen die Reifungsgeschwindigkeit der T-Lymphozyten verzögert und die zelluläre Abwehr gestört sein. In diesen Fällen ist bei Vögeln und Säugern nachgewiesen, daß eine intermittierende Verabreichung von Levamisol in einer niedrigeren als der üblichen anthelmintischen Dosierung eine positive und manchmal recht deutliche Wirkung auf den Krankheitsverlauf haben kann.

4.5 Einsatz von Medikamenten, die nicht zur Anwendung an einer bestimmten Tierart zugelassen sind

Nach § 56a des AMG von 1983 ist der Tierarzt berechtigt, ein Arzneimittel auch für andere Tiere, als nach der Zulassung bestimmt, anzuwenden, um ein ihm anvertrautes Tier damit zu behandeln.

Die meisten Medikamente, die in den folgenden Tabellen aufgeführt sind, haben keine besondere Zulassung für Vögel. Viele der Präparate sind zur medizinischen Anwendung am Menschen bestimmt. Alle wurden jedoch schon vom Autor und von anderen mit Vögeln arbeitenden Tierärzten verwendet.

Tabelle 4.3: Antibiotika zum Einsatz bei Vögeln: die Penicilline. Präparate, die speziell in der BRD vertrieben werden, sind durch * gekennzeichnet. Antibiotika aus dieser Gruppe sind ungefährlich und wirken bakterizid. Im Plasma (pH 7.4) liegen sie meist ionisiert vor. Sie sind nicht sehr gut fettlöslich und durchdringen die Zellmembran nur schwer. Deshalb werden sie nicht metabolisiert und unverändert über die Nieren ausgeschieden. Nach Injektionen ins Bein oder oraler Gabe kann daher ein Teil der Dosis über das renale Pfortadersystem verlorengehen, bevor das gewünschte Zielorgan erreicht ist.

Antibiotikum	Zubereitung	Verabreichung	Dosis	Bemerkungen
Penicillin G				
*Penicillin-G®-Natrium (Belapharm)	Na-Benzyl-Penicillin. Lösliches Pulver in Ampullen mit je 0,5 Mega (300 mg)	i. m. s. c. i. v.	40000 I.E. (60 mg)/kg 3mal tägl.	Wirksam gegen die meisten Gram-positiven Erreger. Kann für Hühner toxisch sein. Procainverbindungen werden beim Geflügel verwendet, gelten für kleine Vögel jedoch als toxisch – Ursache war möglicherweise Überdosierung.
Ornimed (L.A.B.)	Mit Penicillin imprägnierte Samenkörner für Kanarienvögel 3000 IE/g	Oral	1 Teel./1,5 g, 30 g tägl.	Gut für kleine, samenfressende Vögel bis zur Größe von Nymphensittichen.
Ampicillin				
Penbrock® Trockensubstanz (Beecham)	Lösliches Pulver in Ampullen mit je 2 g	i. m. s. c. i. v.	100 mg/kg alle 4 Std. 15–20 mg für sehr große Vögel	Wirksam gegen Gram-positive und einige gram-negative Bakterien. Wird schlecht vom Darmkanal resorbiert und rasch ausgeschieden.

Antibiotikum	Zubereitung	Verabreichung	Dosis	Bemerkungen
Penbrock® Suspension (Beecham)	Stabile Suspension mit 150 mg/ml	i.m.	100 mg/kg 2mal tägl.	
*Ampicillin® 10% (Animedica)	Ölige Suspension mit Aluminiumstearat, enthält 100 mg/ml	i.m.	200 mg/kg tägl.	
Penbritin Peadiatric Syrup (Beecham)	Suspension mit 125 mg/5 ml, abgepackt in 100 ml-Flaschen	Oral	150–200 mg/kg 3mal täglich	
Amoxycillin Clamoxyl®-Injektionsflasche (Beecham)	Steriles, lösliches Pulver mit 500 mg je Ampulle – mischbar mit 5 ml aqua pro injectione.	i.m. s.c. oder i.v.	100 mg/kg 3mal tägl.	Geringere Ionisierung und höhere Lipidlöslichkeit als Benzyl-Penicillin. Gute Resorption aus dem Darmkanal. Dringt in viele Gewebe. Wirksam gegen eine Vielzahl von gram-positiven und Gram-negativen Erregern, insbesondere gegen E. coli.
Clamoxyl® 15% (Beecham)	Suspension mit 150 mg/ml	i.m.		
Clamoxyl-T® (Beecham)	750 mg Trockensubstanz zur Zubereitung mit 12 ml Wasser für 15 ml Suspension. Enthält 50 mg/ml.	Oral	50 mg/kg 3mal tägl.	
Clamoxyl®-Pulver (Beecham)	Abgepackt zu 200 g mit je 20 g Wirksubstanz	Trinkwasser, Futter oder oral.	150 mg/kg tägl.	

	plus Meßlöffel. 1 Meßlöffel entspricht 400 mg.			
Carbenicillin Anabactyl® (Beecham)	Ampullen mit 1 g Pulver zur Zubereitung mit 2 ml Wasser zur Injektion 500 mg/ml.	i.v. i.m.	100–200 mg/kg 2- oder 3mal tägl.	Wirksam gegen Pseudomonas und Proteusarten. Synergistische Wirkung mit Aminoglycosiden.
Ticarcillin Aerugipen® (Beecham)	Injektionsflasche mit 1 g Trockensubstanz zur Lösung.	i.v. i.m.	200 mg/kg 2- oder 3mal tägl.	Nicht toxisch. Aktiver als Carbenicillin gegen Pseudomonas. Kompatibel mit Aminoglycosiden.
Die Cephalosporine (Cephalexin) Ceporex® Glaxovet Oracef (Lilly)	Paediatriktropfen mit 150 bzw. 100 mg/ml	Oral	35–50 mg/kg 4mal tägl.	Aktiv gegen viele gram-positive und Gram-negative Bakterien. Aktiv gegen E. coli und Proteus, aber nicht gegen Pseudomonas.
Cephalotin Cephalotin® (Lilly)	1 Ampulle zu 1 g zur Lösung und Injektion.	i.m.	100 mg/kg 4mal tägl.	Aktiv gegen eine Vielzahl gram-positiver und Gram-negativer Erreger einschließlich E. coli und einige Proteusarten. Pseudomonas ist resistent.

Antibiotikum	Zubereitung	Verabreichung	Dosis	Bemerkungen
Cefataxim Claforan® (Hoechst)	500 mg-Ampullen zur Lösung und Injektion.	i. m.	50–100 mg/kg 2mal tägl.	Breitspektrumantibiotikum, kompatibel mit Aminoglycosiden, die jedoch auch nephrotoxisch sein können.

Tabelle 4.4: Antibiotika zum Einsatz bei Vögeln: Aminoglucosid-Antibiotika. Präparate, die speziell in der BRD vertrieben werden, sind durch * gekennzeichnet.

Antibiotika dieser Gruppe haben große, geladene Moleküle, daher passieren sie nicht die Zellmembranen und werden aus dem Darmkanal nicht resorbiert. Sie wirken bakterizid und sind gewöhnlich kompatibel mit Penicillinen. Oft sind sie nephrotoxisch, eine Nebenwirkung, die durch Diuretika wie Furosemid potenziert wird. Sie haben neuromuskulär blockierende Eigenschaften, was oft durch Anästhetika wie Halothan oder Methoxyfluoran verstärkt wird.

Antibiotikum	Zubereitung	Verabreichung	Dosis	Bemerkungen
Gentamicin *Gentamicin® 5 % (Animedica)	Sterile, wässrige Lösung mit 50 mg/ml	i. m. Intratracheal.	4 mg/kg für Fasane 10 mg/kg für die meisten Psittaciden. 30 mg/kg für die meisten kleinen Vögel. Alle Dosierungen 3mal täglich.	Aktiv gegen eine Vielzahl Gram-positiver und gram-negativer Erreger einschließlich Pseudomonas, Proteus und E. coli. Die therapeutische Breite ist schmal. Gut zur Behandlung respiratorischer Infektionen. Ausreichende Flüssigkeitsaufnahme muß

Präparat	Formulierung	Anwendung	Dosierung	Bemerkungen
		Oral Ins Trinkwasser.	40 mg/kg 2- oder 3mal tägl. entspricht ca. 0,4–1,5 ml/Liter.	sichergestellt sein.
*Refobacin® (Merck)	Augentropfen 0,3%ig Sterile, wässrige Lösung	Augen und Nasenöffnungen	1–2 Tropfen in jedes Auge oder Nasenloch. 2- oder 3mal tägl.	Sinusitis und Infektionen der Nasenhöhlen.
Streptomycin Dimicin® (Glaxovet)	Sterile, stabile Lösung mit 333 mg/ml.	i.m.	15 mg/kg, 2–3mal tägl.	Verwendbar beim Geflügel und großen Vögeln – darf nicht für kleine Vögel verwendet werden, weil zu toxisch.
Streptovex® (Glaxovet)	Braun gefärbte Lösung mit 1 g/20 ml	Oral	15 mg/kg 2–3mal tägl.	Verwendbar für Vögel jeder Größe. Oft in Kombination mit Kaolin und Sulfonamiden. Wirkt gegen eine Vielzahl enteraler Erreger.
Neomycin *Niclosa® 70% (Upjohn)	Neomycin-Lösung	Oral. Trinkwasser	12,5 mg/kg	Gut bei Darminfektionen. Darf nicht überdosiert werden, wegen der anticholinergen Komponente im Präparat.
*Kanamycin Kanamysel® 10% (Selectavet)	Injizierbare, sterile, wässrige Lösung.	i.m.	10–20 mg/kg 2mal tägl.	Breitspektrumantibiotikum – ähnlich wie Gentamicin. Toxisch bei Überdosierung.

Antibiotikum	Zubereitung	Verabreichung	Dosis	Bemerkungen
*Tobramycin Gernebicin® (Lilly)	Injektionslösung mit 20 mg/2 ml.	i.m.	Gleiche Dosis wie Gentamicin.	Ähnlich wie Gentamicin und gut, wenn Erreger gegen Genta- micin resistent sind.
*Spectinomycin Spectam®-Injek- tionslösung (Ceva)	Sterile Injektionslösung mit 100 mg/ml	i.m. s.c. Intrasinal. Trinkwasser. Futter.	Geflügel: 10–45 mg/kg tägl. Kl. Vögel: 120 mg/kg 100–200 mg/150 ml oder 100–200 ml/kg Körpergewicht tägl.	Weites Aktivitätsspektrum – ähnlich wie Gentamicin. Sehr wirksam gegen Salmonellen und Mykoplasmen. Wird nicht vom Darmkanal resorbiert. Gut beim «sauren Kropf» und Diarrhoe. Zur Geschmacksverbesserung wird ein Viertel Teelöffel Honig zugesetzt.
Spectam®-Soluble (Ceva)	Lösliches Pulver. Abfüllung 100 g	Trinkwasser.	100 g/90 Liter	Eignet sich nur zur Behandlung eines großen Vogelkollektiv.

Tabelle 4.5: Antibiotika zum Einsatz bei Vögeln: die Tetracycline.
Breitspektrumantibiotika, die keinen sehr selektiven Aktivitätsbereich haben. Sie sind gleichermaßen wirksam gegen Grampositive und Gram-negative Bakterien und manche Rickettsien. Längere Anwendung kann die normale Bakterienflora des Wirtes schädigen. In Gegenwart von Futter oder Calciumionen werden sie nicht gut vom Darmkanal resorbiert. Die Tetracycline sind relativ untoxisch. Diese Antibiotika wirken nur bakteriostatisch und deshalb ist es wichtig, sie häufig zu verabreichen und einen Plasmaspiegel oberhalb der minimalen Hemmkonzentration aufrechtzuerhalten.

Antibiotikum	Zubereitung	Verabreichung	Dosis	Bemerkungen
Oxytetracycline				
«Oxytetracyne injection» (Glaxovet)	Wässrige Injektionslösung mit 50 mg/ml	i.m. s.c. i.v.	Vögel über 700 g Körpergewicht: 20 mg/kg 2mal tägl. Vögel unter 400 g Körpergewicht: 80 mg/kg 3mal tägl.	
*Engemycin® 5 % (Grüntex)	Wässrige Lösung in Polyvinyl-pyrollidon 50 mg/ml.			
«Panmycin Aquadrops» (Upjohn)	Wässrige Suspension mit 100 mg/ml.	Oral	Vögel über 700 g Körpergewicht: 20 mg/kg 3- oder 4mal tägl. Vögel unter 200 g Körpergewicht: 60 mg/kg 3- oder 4mal tägl.	
*Terramycin-Hen® (Pfizer)	Lösliches Pulver mit 50 g/kg. Ein Meßlöffel entsprechend 50 mg wird mitgeliefert.	Trinkwasser und Futter.	2,5–7,5 mg/50 ml 50–150 mg/600 ml 1 mg/30 g Futter.	Möglicherweise Geschmacksverbesserung durch Honigzusatz zum Wasser. Rascher Wirksamkeitsverlust in Lösung. Muß daher alle 24 Stunden gewechselt werden. Daneben sollte kein weiteres Trinkwasser angeboten werden.

Antibiotikum	Zubereitung	Verabreichung	Dosis	Bemerkungen
*Chlortetracyclin Aureomycin®-Konzentrat (WdT)	Wasserlösliches Pulver mit 55 g pro kg.	Trinkwasser und Futter.	Wie für Terramycin Hen® 5 mg/g Futter, das tägl. frisch gekocht wird.	Vermischt mit einem Brei, bestehend aus je 2 Teilen Reis und Mais, 3 Teilen Wasser. Zu weicher Konsistenz kochen, nicht zu breiig. Zur Geschmacksverbesserung Zusatz von Honig oder braunen Zucker und etwas Samenkörnern (Ashton, 1984).
«Aureomycin Soluble Oblets®» (Cyanamid)	Lösliche Tabletten zu 500 mg.	Mit dem Futter.	150 mg/kg Körpergewicht.	
«Ornimed» (L.A.B.)	Imprägnierter Samen für Kanaries, die 0,5 mg/g Chlortetracyclin enthalten.	Futter	1,5 g tägl./30 g Vogelgewicht.	Gut für kleine Vögel bis zur Größe von Nymphensittichen. Bei Verabreichung an Liebesvögel sicherstellen, daß sie etwas Grünfutter aufnehmen. Keinen normalen Samen geben, bevor medizinische Samenkörner nicht gefressen worden sind, aber nicht länger als 10 Stunden ohne Samenkörner lassen.
*Doxycyclin Vibramycin® (Pfizer)	Vibramycin-Saft mit 50 mg/5 ml und Kapseln mit 100 mg.	Oral	18–16 mg/kg	Verursacht geringere Störung der normalen Bakterienflora als Chlortetracycline. Mittel der Wahl zur Behandlung einer Chlamydieninfektion.

Tabelle 4.6: Antibiotika zum Einsatz bei Vögeln: die Erythromycingruppe und ähnliche Antibiotika.
Diese Antibiotika wirken hauptsächlich gegen Gram-positive Bakterien und Mykoplasmen. Sie wirken nur bakteriostatisch und sind daher mit Penicillinen oder Aminoglycosiden nicht kompatibel. Sie sind kompatibel mit Tetacyclinen und relativ untoxisch.

Antibiotikum	Zubereitung	Verabreichung	Dosis	Bemerkungen
Erythromycin* Erythrocin 200® (Ceva)	Sterile, wasser-mischbare Lösung mit 200 mg/ml.	i.m. s.c.	10–25 mg/kg 1mal tägl.	Führt nach i.m. Injektion zu schwerer Reaktion. Gut zur Behandlung chronischer respiratorischer Infektionen, Luftsackentzündungen, Sinutis und manche enteralen Infektionen einschließlich Campylobacter.
Erythrocin-*Lactobionat® (Ceva)	Steriles Pulver in Ampullen zu 1 g zum Mischen mit 20 ml Wasser, um eine 5%ige (50 mg/ml) Lösung herzustellen.	Inhalationstherapie mit Verdampfer.	1 ml der hergestellten Injektion in 10 ml normaler Kochsalzlösung. 15minütige Behandlung 3- oder 4mal tägl.	
Erythrocin-Suspension® (Abbot)	Orale Suspension mit 20 mg/ml.	Oral	Psittaciden 40–80 mg/kg 2mal tägl.	
Erythrocin®-W (Ceva)	Beutel zu 30 g lösliches Pulver mit 1,5 g Erythrocin	Trinkwasser	1–4 g auf 1 Liter Wasser	Nur für große Vogelbestände geeignet.

Antibiotikum	Zubereitung	Verabreichung	Dosis	Bemerkungen
*Mycosan-T® (Chevita)	Lösliches Pulver mit Erythromycin, Arsanilsäure, Vitaminen und Spurenelementen. Beutel zu 7,5 g.	Trinkwasser	1 Beutel in 3 Liter Trinkwasser.	Hergestellt für Brieftauben, wurde jedoch auch bei Papageien und Greifvögeln angewendet.
Tylosin Tylan 50® (Animedica)	Sterile, 50%ige Injektionslösung in Propylenglykol mit 50 mg/ml.	i.m.	10–30 mg/kg 3- oder 4mal tägl.	Stark lipidlöslich und gute Verteilung in den Geweben. Sicheres Antibiotikum mit schmalem Aktivitätsspektrum gegen Gram-negative Bakterien, Pasteurellen und Chlamydien. Bei Pasteurellen muß die Maximaldosis alle 4 Stunden gegeben werden.
«Tylasul Soluble Veterinary» (Elanco)	Lösl. Pulver mit je 100 g zu 25 g Tylosin und 75 g Sulfathiazol zur Lösung in 140 l Wasser.	Trinkwasser	Alleinige Trinkwasserquelle an drei aufeinanderfolgenden Tagen.	Nur wirklich geeignet für große Bestände.
*Tylosin +® (Chevita)	Lösliches Pulver mit Tylosin, Chlortetracyclin, Arsanilsäure, Aminosäuren, Vitaminen, Spurenelementen. Beutel zu 7,5 g.	Trinkwasser	An 3 aufeinanderfolgenden Tagen als einzige Wasserquelle zu verwenden.	Hergestellt für Brieftauben, wurde auch für Papageien und Greifvögel verwendet.

*Lincomycin Albiotic®- Injektionslösung (Upjohn)	Sterile Injektionslösung mit 100 mg/ml	i. m.	10–30 mg/kg 2- bis 3mal tägl.	Ein recht sicheres Antibiotikum. Abgesehen von seiner Wirksamkeit gegen Mycoplasmen gibt es bei Vögeln nicht viele Anwendungsmöglichkeiten. Wurde bei Haut- und Gefiederkrankheiten verwendet (Französische Mauser) – widersprüchliche Ergebnisse. Kann gastrointestinale Störungen verursachen. Schnelle Resorption, dringt schnell in die Gewebe, wird jedoch rasch ausgeschieden. Daher ist häufige Verabreichung nötig.
Albiotic Sirup® (Upjohn)	Sirup mit 50 mg/ml in einer Tropfflasche	Oral	Wellensittiche: 1 Tropfen 2–3mal tägl. Amazonen: 35 mg/ 300 g 2–3mal tägl. Greifvögel: 175 mg/ kg 2–3mal tägl.	
		Trinkwasser	20 Tropfen/100 ml	

Tabelle 4.7: Antibiotika zum Einsatz bei Vögeln: Chloramphenicol.

Antibiotikum	Zubereitung	Verabreichung	Dosis	Bemerkungen
*Chloromycetin® Succinat® (Parke Davis)	Ampullen zu je 2 g Trockensubstanz zur Lösung in Wasser.	i.m. s.c. i.v.	Große Vögel: 10–30 mgk/kg 3mal tägl. Kleine Vögel: 80 mg/kg 3mal tägl.	Bakteriostatisches Antibiotikum mit einem breiten Aktivitätsspektrum gegen Gram-positive und Gram-negative Erreger, Rikkettsien und manche Viren. Ist ein kleines ionisiertes Molekül, das leicht in alle Gewebe diffundiert und die Zellmembranen durchdringt. Wird in der Leber metabolisiert; kann Immunreaktion unterdrücken und die Wundheilung verzögern. Rasche Ausscheidung, daher häufige Verabreichung erforderlich.
«Ertilen-Injection» (Ciba-Geigy)	Stabile, wasserlösliche Lösung mit 150 mg/ml.	i.m.	50 mg/kg 2–3mal tägl.	
*Chloromycetin® Palmitat (Parke Davis)	Orale Suspension mit 25 mg/ml.	Oral	50 ml/kg 2mal tägl. 1,2 ml/30 g 3–4mal tägl.	
Chloromycetin® Kapseln (Parke Davis)	Jede Kapsel enthält 250 mg aktive Substanz.	Futter	100–200 mg/kg	Kann unter das Futter gemischt werden, am besten als Brei.
«Ornimed» (L.A.B.)	Samenkörner für Kanaries, die mit 0,1 g/	Futter	1–2 Teelöffel (1,5 g) pro	Geeignet für kleine Vögel bis zur Größe eines Nymphensittichs

Zubereitung	Verabreichung	Dosis	Bemerkungen
1 g mit Chloramphenicol imprägniert sind.		30 g Vogel.	(100 g). Solange wie der Samen nicht gefressen wurde, wird kein normaler Samen verabreicht. Letzterer wird jedoch nicht länger als 10 Stunden vorenthalten.

Tabelle 4.8: Mittel gegen Bakterien und Protozoen: die Sulfonamide. Speziell in der BRD vertriebene Präparate sind mit * gekennzeichnet.

Die Sulfonamide wirken gegen einen großen Bereich von Erregern, einschließlich Protozoen und Rickettsien. Sie diffundieren gut in alle Gewebe. Nur wenige werden gut aus dem Magen-Darm-Kanal resorbiert. Es besteht eine gewisse Gefahr, daß sie in saurem Urin präzipitieren.

Antibiotikum	Zubereitung	Verabreichung	Dosis	Bemerkungen
Sulfadimidin				
«Sulphamezathine» (I.C.I.)	1:3 Sulfadimidin-Lösung (1 g auf 3 ml Wasser).	Oral. Trinkwasser	30 ml/4,5 l 5 Tage lang oder 0,6 ml/100 ml.	Gut zur Behandlung von Kokzidiose.
«Combined Sulphonamide Ormimed» (L.A.B.)	Samenkörner für Kanaries, imprägniert mit 0,125 mg Sulfathiazol 0,125 mg Sulfamerazin 0,125 mg Sulfadiazin 0,125 mg Sulfaquinozalium pro 1 g.	Futter	1 Teelöffel (1,5 g) pro 30 g Vogel.	Geeignet für kleine Vögel bis zur Größe eines Nymphensittichs (100 g).

Antibiotikum	Zubereitung	Verabreichung	Dosis	Bemerkungen
Trimethoprim in Kombination mit Sulfonamiden				
*Borgal® 24 % und 7,5 % (Hoechst)	Stabile Lösung mit Trimethoprim und Sulfadoxin	i.m.	50 mg/kg für Psittaciden und Greifvögel (Kombination der wirksamen Bestandteile).	Trimethoprim ist lipidlöslich und wird gut in den Geweben verteilt. Gute Verträglichkeit ohne Zeichen einer Reaktion an der Injektionsstelle. Bakterizid gegen Gram-positive und Gram-negative Bakterien, einschließlich E. colli, Pasteurella, Proteus, Salmonella und Listerien. Anwendung zusammen mit Chloramphenicol oder Aminoglucosiden nicht ratsam.
*Eusaprim® Susp. für Kinder (Wellcome)	Suspension mit 40 mg Trimethoprim und 200 mg Sulfamethoxazol pro 5 ml.	Oral	Große Vögel: 100 mg (Gesamtmenge aktiver Substanz) Kleine Vögel: 150 mg (Gesamtmenge aktiver Substanz)	
*Sulfotrimin®-Saft (Albrecht)	Suspension mit Trimethoprim und Sulfadiazin	Nur ins Trinkwasser.	Zur Behandlung beim Geflügel, siehe Herstellerangaben.	

Präparatenamen	Zubereitung	Verabreichung	Dosis	Bemerkungen
*Trisulvet® Granulat (Grüntex)	1 g Granulat enthält 20 mg Trimethoprim und 100 mg Sulfadiazin.	Oral oder vermischt mit Futter.	Große Vögel: 100 mg (Gesamtmenge aktiver Substanz) Kleine Vögel: 150 mg (Gesamtmenge aktiver Substanz).	

Tabelle 4.9a: **Mittel gegen Bakterien und Protozoen: die Nitrofurazone.** Die Nitrofurazone wirken gegen einige gram-negative Bakterien und Kokzidien. Präparate, die speziell in der BRD vertrieben werden, sind mit * gekennzeichnet.

Präparatenamen	Zubereitung	Verabreichung	Dosis	Bemerkungen
Furalton				
* Mz 1® (Chevita)	Lösliches Pulver mit Furalton.	Trinkwasser	1 kg/1000 Liter	Wird verwendet zur Behandlung von Infektionen mit Salmonella coliformen und kokzidialen Erregern beim Geflügel. Auch zur Behandlung von Sinusitis verwendet.
Furazolidon				
*Furazolidon® (Chevita)	Kapseln mit Furalzolidon.	Oral	20 mg pro 400 g Vogel tägl. 3 Tage lang.	Hergestellt für die Behandlung respiratorischer Erkrankungen bei Tauben. Darf nicht überdosiert werden – toxisch – führt zu neurologischen Schäden.

Präparatenamen	Zubereitung	Verabreichung	Dosis	Bemerkungen
«Nifulidone» (Duphar)	In Wasser dispersierbares Pulver mit 5,5% Furazolidon zum Einmischen in pelletiertes Futter oder ins Trinkwasser für Geflügel.	Trinkwasser	12,5–17,5 g/4,5 Liter Wasser.	Nur zur Behandlung großer Bestände wirklich geeignet. Wasser muß 4–6mal täglich aufgerührt werden.

Tabelle 4.9b: **Mittel, die hauptsächlich gegen Protozoen wirken. Speziell in der BRD vertriebene Präparate sind mit * gekennzeichnet.**

Präparatenamen	Zubereitung	Verabreichung	Dosis	Bemerkungen
Dimetridazol Emtryl® (Iffa Merieux) Dimetridazol 40% (Bela-Pharm)	Lösliches Pulver mit 40% Dimetridazol = 400 mg/g	Oral Trinkwasser	50–100 mg/kg/ 150 ml Trinkwasser. Tägl. 2–3 Tage lang 1 geh. Teel. wird in 840 ml gelöst. Jeder Vogel erhält 9,5 ml/30 g. 30 g lösliches Pulver/45 Liter Wasser.	Toxisch, wenn Dosis überschritten wird. Wirksam gegen Trichomoniasis, Giardiasis und Histomoniasis. Nicht während der Brutperiode anwenden. Nicht bei Finken anwenden – kann toxisch sein. Zur Behandlung von Geflügel und Ziervögeln.
*Gabbrocol® (WdT)	Dimetridazol und Aminosidinsulfat in Beuteln zu 5 g.	Trinkwasser	1 Beutel = 5 g in 2 Liter Trinkwasser 7–8 Tage lang.	Hergestellt für Brieftauben.

Metronidazol

Präparatenamen	Zubereitung	Verabreichung	Dosis	Bemerkungen
Flagyl® (Rhone-Pulenc) Flagyl-S® (May & Baker)	Tabletten mit 200 mg Metronidazol Suspension mit 200 mg/5 ml in einer 125-ml-Flasche	Oral Oral	Tauben: $\frac{1}{10}$ einer Tablette für 5 Tage. 50 mg/kg täglich.	Wirkt gegen Trichomoniasis und Giardiasis. Wird in der Humanmedizin gegen zahlreiche anaerobe Infektionen eingesetzt. Weniger toxisch als Dimetridazol. Toxisch für Finken.
*Spartrix® (Janssen)	Tabletten mit je 10 mg Thiocarbamat	Oral	1 Tabl. für Alttauben ½ Tabl. für frisch abgesetzte Jungtauben.	

Tabelle 4.10: Antimykotika zur Verwendung an Vögeln.

Präparatenamen	Zubereitung	Verabreichung	Dosis	Bemerkungen
Amphotericin B® (Squibb)	Ampulle mit 50 mg zur Herstellung einer wässrigen Injektionslösung.	i.v. intratracheal	Greifvögel: 1,5 mg/kg 2mal tägl. 3 Tage lang. Psittaciden und Greifvögel: 1 mg/kg 3mal tägl.	Wird vom Magen-Darm-Kanal nicht resorbiert und muß daher als Injektion gegeben werden. Sollte so langsam wie möglich verabreicht werden. Aktiv gegen zahlreiche Hefen und Pilze einschließlich Aspergillus und Can-

Präparatenamen	Zubereitung	Verabreichung	Dosis	Bemerkungen
*Ampho-Moronal® (von Heyden)	Salbe oder Creme.	Topisch.	Verdünnt mit Wasser: 1 Ampulle/100 ml ergeben z.B. 50 mg/ 100 ml. Kann für Läsionen im Mund verwendet werden.	dida. Empfohlene Dosis ist nicht toxisch. Überschreiten der Dosis kann nephrotoxisch sein und zu Thrombophlebitis führen. Rasche Ausscheidung.
*Nystatin Nystatin®-Lederle (Cyanamid)	Suspension mit 100000 Einheiten/ml in einer 24 ml-Flasche.	Oral	2–7 ml/kg 2- oder 3mal tägl. – 7–14 Tage.	Wird vom Magen-Darm-Kanal nicht resorbiert – ist daher sehr sicher. Wirkt nicht gegen Aspergillus. Gut zur Behandlung einer Candidiasis.
«Mycostatin-20»[1] (Squibb)	Pulver mit 44 g/kg.	Ins Futter.	2,25 kg/20 Tonnen	Nur geeignet zur Behandlung großer Bestände.
*Ketoconazol Nizoral® (Janssen)	200 mg Tabletten	Kropfsonde oder mit dem Futter.	10 mg/kg	Zur Behandlung der Candidiasis. Die Tabletten sind nicht löslich. Nach längerdauernder Anwendung sind sie beim Menschen bei einem geringen Prozent sehr toxisch; ähnliches dürfte auch für Vögel zutreffen. .

Rifampicin Rifadin® (Merrel) Rimactan® (Ciba)	Sirup mit 100 mg/5 ml	Oral	30 mg/kg 3mal tägl.	Aktiv gegen Gram-positive Erreger, Mykobakterien und Aspergillus. Kann hepatotoxisch sein.
*5-Fluorocytosin Ancotil® (Roche)	Tabletten mit 500 mg Flucytosin.	Oral	120–250 mg/kg aufgeteilt in 3 Dosen. Niedrigere Dosierung für größere Vögel.	Aktiv gegen Aspergillose, Hefe- und Pilzinfektionen. In der vorgeschriebenen Dosierung ein recht sicheres Mittel.
Chlorhexidine 22% «Hibitane» (I.C.I)	Konzentrierte Hibitane-Lösung enthält 25% Chlorhexidin; wird als Antiseptikum auf dem Markt verkauft.	Trinkwasser	12 ml/4,5 Liter 7–14 Tage.	Vor Anwendung Hersteller konsultieren. Wurde in den USA zu Bestandsbehandlungen bei Candidiasis verwendet. Verlangsamt auch die Ausbreitung einiger viraler Infektionen (z.B. psittacide Herpesviren). Kann viruzid sein. Wird vom Verdauungskanal nicht resorbiert (Clugg, 1984). Wurde vom Autor an Wellensittichen verwendet und war in dreifach höherer Dosis nicht toxisch.

Antibiotikum	Zubereitung	Verabreichung	Dosis	Bemerkungen
*Miconazol Daktar® i.v. (Janssen)	Sterile Injektionslösung 10 mg/ml Miconazol in einer 20 ml-Ampulle.	i.m.	10 mg/kg einmal tägl.; verwendet bei Tauben und Greifvögeln (Furley u. Greenwood, 1982) und bei Pinguinen (Gass, 1979).	Diese Dosierung ist sicher, jedoch widersprüchlich, siehe Lawrence (1983). Bis zu 40 mg/kg i.v. täglich werden bei Kindern eingesetzt. Kann möglicherweise auch als intratracheale Injektion verabreicht werden.

[1] In Deutschland hat Squibb die Veterinärpräparate abgegeben, zum größten Teil an Ciba-Geigy (Anmerkung des Übersetzers).

Tabelle 4.11: Anthelmintika zur Verwendung bei Vögeln.

Präparatenamen	Zubereitung	Verabreichung	Dosis	Bemerkungen
Fenbendazol Panacur® Suspension 2,5 % ad us. vet. (Hoechst)	2,5%ige Suspension mit 25 mg/ml.	Oral. Ins Futter oder mit einer Kropfsonde.	10–50 mg/kg tägl. 7 Tage lang oder 100 mg/kg als einmalige Dosis. Für kleine Vögel 1:4 Verdünnung – davon werden	Breitspektrumanthelmintikum, das die Eier von Rundwürmern abtötet. Geschmacklos, geruchlos und wird leicht aufgenommen. Kann aufs Futter getropft oder mit Honig vermischt werden. Für die meisten Spezies ein

			0,5 ml/30 g Vogel verwendet.	sicheres Mittel – darf jedoch nicht für Tauben verwendet werden – toxisch (Lawrence, 1983).
Mebendazol Mebenvet® (Janssen)	Pulver mit 5% aktiver Substanz.	Ins Futter.	Siehe Anweisungen des Herstellers.	Breitspektrumantibiotikum für Geflügel und Ziervögel. Toxisch für Tauben und Papageien.
Thiabendazol Thiabendazol® Pulver (M.S.D.)	100 g enthalten 50 g Thiabendazol.	Kropfsonde oder ins Futter.	40–200 mg/kg einmalige Dosis.	Wurde für eine Vielzahl von Vögeln eingesetzt, ist jedoch nicht sehr wirksam, da nur teilweise aktiv gegen einige Nematoden. Tötet Wurmeier ab. Kann für Tauben toxisch sein. Gut zur Behandlung von Ziervögeln.
Cambendazol Ascapilla® (Chevita)	Kapseln mit 30 mg.	Oral	1 Kapsel (30 mg) 500 g Vogel an 2 aufeinanderfolgenden Tagen.	Hergestellt für Tauben. Siehe Anweisungen des Herstellers.
Levamisol Concurat® 10% (Bayer)	1 g wasserlösliches Pulver enthalten 100 mg Levamisol.	Oral, Trinkwasser.	15–25 mg/kg einmalig. 2 Meßlöffel/ 7 Liter Wasser oder 4,5 kg Futter.	Wirkt nur gegen Nematoden. Bitterer Geschmack. 8 Stunden vor Verabreichung Wasser entziehen. Nicht länger als 24 Stunden stehenlassen.
Nemicide® (I.C.I.)	Sterile Lösung mit 75 mg/ml.	i.m.	8 mg/kg.	

Präparatenamen	Zubereitung	Verabreichung	Dosis	Bemerkungen
				Wurde als Injektion verabreicht, ist jedoch nicht ratsam, da für manche Spezies toxisch in der anthelmintischen Dosis – Ataxie und Erbrechen.
L-Spartakon® (Janssen)	1 Tablette enthält 20 mg Levamisol.	Oral s.c.	1 Tablette pro Taube. 2 mg/kg 3 Tage in Abständen von je 4 Tagen. Muß intermittierend verwendet werden.	Zur Immunostimulation bei geschwächten Vögeln. Wurde bei Truthühnern zu diesem Zweck bis zu 10 mg/kg eingesetzt.
Niclosamid Mansonil®-Pulver (Bayer)	1 g Pulver enthalten 750 mg Niclosamin-Piperazinsalz.	Oral, Kropfsonde, ins Futter.	250 mg/kg – einmalige Gabe.	Wirkt gegen Bandwürmer. Muß mit Wasser suspendiert oder in Brei eingemischt werden.
Ivermectin Ivomec® (MSD-AGVET)	Sterile Lösung mit 1% (= 10 mg/ml) Ivermectin.	i.m.	200 μg/kg als einmalige Gabe.	Breitspektrumanthelmintikum. Aktiv gegen Nematoden und Knemidokoptesräudemilben. Kurz vor Gebrauch verdünnen – Lösung ist nicht stabil. Teueres Präparat.

Piperazin® + (WdT)	Piperazincitrat. Tabletten zu 180 mg.	Oral	Bis 500 g/1 Kapsel – über 500 g/2 Kapseln pro Taube.	Wurde zur Entwurmung von Tauben verwendet, ist jedoch nicht empfehlenswert, da die therapeutische Breite schmal ist bei einigen Spezies.

Tabelle 4.12: Mittel gegen Ektoparasiten. Speziell in der BRD vertriebene Präparate sind mit * gekennzeichnet.

Präparatenamen	Zubereitung	Verabreichung	Dosis	Bemerkungen
Piperonylbutoxid «Pybuthrin Dusting Powder» (Vet Drug)	Pulver mit 1,137% Piperonylbutoxid und 0,113% Pyrethrum.	Externe Applikation.	Ins Gefieder stäuben.	Sicher und wirksam. Überschüssiges Pulver wird ausgebürstet, während man den Vogel in der Hand hält.
Derris Powder «Skin Dressing Derris» (Vet Drug)	Pulver mit 2%igem Gehalt Derris.	Externe Applikation.	siehe oben.	siehe oben.
***Bromocyclen** Alugan® (Hoechst)	1) Beutel zu 20 g	Externe Applikation.		Wirkt gegen alle Ektoparasiten. Bei Räudemilben auf Kopf und

Präparatenamen	Zubereitung	Verabreichung	Dosis	Bemerkungen
	2) Puder ad us. vet.	Externe Applikation.	1 Beutel in 9 l Wasser lösen, um eine 0,2%ige Lösung herzustellen. Ins Gefieder stäuben.	Beine auftragen. Überschüssigen Puder ausbürsten.
*Coumafos				
Asuntol® (Bayer)	Puder; 100 g enthalten 1 g Coumafos.	Externe Applikation.	Ins Gefieder stäuben.	Wirkt gegen alle Ektoparasiten. Gut bei Myasis.
Gamma-Benzin-hexachlorid				
In verschiedenen Ohrmitteln für Hunde enthalten «Auroid» (Williows) GA.C. Ear Drops (Dales)	0,10% BHC und Antibiotika. 0,10% BHC und Antibiotika.	Externe Applikation.	Sehr wenig auf Kopf und Beine auftragen und sicherstellen, daß nichts inhaliert oder geschluckt wird.	Chlorierte Kohlenwasserstoffe gelten zwar als toxisch für Vögel, dennoch hat der Autor sie hin und wieder zur Behandlung von Knemidokopteskräude ohne toxische Effekte verwendet.
Griseofulvin				
*Likuden® (Hoechst)	Tabletten mit einem Griseofulvingehalt von 125 mg.	Oral	Keine empfohlene Dosierung.	Aktiv gegen Trichophyton-Arten. Wirkt nicht gegen Aspergillus oder Candida.
*Ins 15® (Chevita)	Wässriges Konzentrat (siehe Firmeninformation)	siehe Firmeninformation	siehe Firmeninformation	
*Odylen® (Bayer)	Tinktur (siehe Firmeninformation)	siehe Firmeninformation	siehe Firmeninformation	Tinktur gegen Knemidokopteskräudemilben

Tabelle 4.13: **Hormone zum Einsatz bei Vögeln.** Speziell in der BRD vertriebene Präparate sind mit * gekennzeichnet.

Präparatenamen	Zubereitung	Verabreichung	Dosis	Bemerkungen
Testosteron *Testoviron® (Schering)	Ölige Injektionslösung mit Testosteron-Phenyl-propionat	i.m. s.c.	2–6 mg/kg als ein-malige Gabe. 2,5 mg/kg wöchent-lich 6 Wochen lang.	Zur Stimulation des Sexualver-haltens beim Männchen. Wurde bei Kanarienvögeln gegen Kahl-heit verwendet. Nicht bei Vögeln mit Lebererkrankung anwenden.
*Dobothylit® (Hydrochemie)	Ölige Injektionslösung, die 4 Testosteron-ester enthält.	i.m. s.c.	50 mg/kg als ein-malige Gabe.	Langzeitwirkung über 2 Wochen.
Testosteron Implantate (Intervet)	Steriler, weißer, trüber Zylinder, der 25 mg Testosteron enthält.	s.c.	Ein 25 mg-Implan-tat pro kg Vogel.	Langzeitwirkung über 4–5 Wochen.
Nandrolon-cyclohexyl-Propionat *Laurabolin® (Vemie)	Sterile ölige Injektions-lösung	i.m.	0,4 mg/kg 0,02 mg/30 g als einmalige Gabe.	Chronische und auszehrende Krankheiten. Nicht zu verwen-den bei Lebererkrankungen.
Dexamethason *Dexasel® (Selectavet) *Fortecortin® (Bayer)	Klare, wässrige Lösung	i.m. Topisch.	0,3–3 mg/kg Vermischt als 50% Lösung mit DMSO.	Zur Verringerung entzündlicher Reaktionen und bei Schock-zuständen. Am besten zusammen mit einem geeigneten Antibioti-kum.

Präparatenamen	Zubereitung	Verabreichung	Dosis	Bemerkungen
Delmadinon *Tardastrex® (Grüntex)	Wässrige Suspension	i.m.	1 mg/kg oder 0,2 mg/30 g als ein- malige Dosis.	Wirkt manchmal bei zwang- hafter Regurgitation beim Wellensittich. Gut verträglich.
Medroxyprogesteron «Promone E» (Upjohn) *Perlutex® (Boehringer Ingelheim)	Wässrige Lösung mit 50 mg/ml Wässrige Lösung mit 28 mg/ml	i.m.	30 mg/kg	Zwanghafte Regurgitation beim Wellensittich. Ebenso bei bestimmten Gefiedererkrankun- gen einschließlich übermäßiges Putzen. Wurde verwendet beim ständigen Eierlegen des Wellen- sittichs.
Oxytocin *Oxytocin Bengen® (WdT)	Klare, wässrige Lösung.	i.m.	3–5 I.E./kg	Verwendet in Verbindung mit Calciumborogluconat bei Anschoppung im Oviduct. Siehe Kapitel 6.
Thyroxin *L-Thyroxin® (Henning)	Tabletten mit 0,05 mg	Ins Trinkwasser. Oral	0,0025 mg ($\frac{1}{2}$–$\frac{3}{4}$ Tablette) pro 100 ml 4 Wochen lang. Bis zu 1 mg/kg	Hypothyreoidismus. Doppelte Dosis für Vögel, die wenig trinken. Die Tabletten sind nicht gut löslich. Zur Auslösung der Mauser – nur 7 Tage lang verabreichen.

Tabelle 4.14: Verschiedene Mittel zur Anwendung bei Vögeln.

Präparatenamen	Zubereitung	Verabreichung	Dosis	Bemerkungen
Atropin				
*Atropinsulfat Drobrena® (Drobena)	Sterile Injektionslösung mit 600 mcg/ml = 0,6 mg/ml	i.m. s.c.	0,05–0,1 mg/kg, 0,1–0,6 ml/kg. Nur bei kleineren Vögeln höhere Dosierung.	Zur Prämedikation 10 Minuten vor der Anästhesie. Als partielles Antidot bei Organphosphatvergiftung.
*Atropinum sulphuricum 1 % (WdT)	Lösung mit 10 mg/ml			
Jod				
Lugol'sche Lösung	Lugol'sche Lösung, DAB	Ins Trinkwasser.	Verdünnen durch 2 Teile mit 28 Teilen Wasser. 3 Tropfen dieser Lösung werden dem Trinkwasser (= 100 ml) zugesetzt – 3 Wochen lang verabreichen.	Sekundäre Hyperplasie der Schilddrüse aufgrund von Jodmangel – häufig beim Wellensittich.
Natrium-joddid	20 %ige sterile Lösung zur Injektion = 200 mg/ml	i.m.	0,01–0,03 ml (= 2 mg–6 mg)/30 g Vogel. 0,33–1,0 ml (= 66–133 mg)/kg Körpergewicht.	Sekundäre Hyperplasie der Schilddrüse aufgrund von Jodmangel. Innerhalb von 3 Tagen deutliche Besserung bei respiratorischen Obstruktionen.

Präparatenamen	Zubereitung	Verabreichung	Dosis	Bemerkungen
Kalium-jodid		Ins Trinkwasser.	100–200 mg/ 100 ml.	Zur Linderung bei Behandlung chronischer respiratorischer Erkrankungen und alimentärem Jodmangel. Sollte nicht länger als eine Woche verabreicht werden.
Bromhexidin *Bisolvon® (Boehringer)	Sterile Injektionslösung mit 3 mg/Bromhexidin-HCL. Tabletten mit 4 mg.	i.m.	3–6 mg/(1–2 ml)/ kg, 0,1 ml/30 g auf- geteilt auf 2 oder 3 Dosen pro Tag.	Unterstützt möglicherweise bessere Penetration von Antibio- tika und Gammaglobulinen in den Respirationstrakt. Gut ver- träglich. Die Injektionslösung ist auf wässriger Basis, kann daher oral oder mit dem täglichen Trinkwasser gegeben werden (Ahlers, 1970).
Allopurinol *Zyloric® (Wellcome) *«Aluline» (Steinhard)	100 mg-Tabletten	Oral. Trinkwasser.	40 mg/kg. Eine 100 mg-Tablette wird zerbröselt und mit 10 ml Wasser vermischt. 2,6 ml dieser Lösung wer- den 100 ml zuge- setzt. Tägliche Verabreichung lebenslang.	Zur Behandlung der Gicht. Senkt den Harnsäurespiegel im Plasma durch Verringerung der Bildung in der Leber, d.h. Hemmung der Xanthinoxidase, die die Umwandlung der Purine in Harnsäure katalysiert.

Calciumborogluconat
10 %ige i.v. s.c.
(= 100 mg/ml
Lösung.

1–5 ml
(100–500 mg) pro
kg als langsame in-
travenöse Injektion.

Zur Behandlung
einer Anschoppung
im Oviduct und bei
Legenot, Verabrei-
chung zusammen
mit Oxytocin. Zur
Behandlung von
Anfällen aufgrund
von Hypocalzämie
bei Greifvögeln.
Gleichzeitige Gluco-
seinjektion ratsam.

Tabelle 4.15a: Vitamine und Futterergänzungsstoffe. Speziell in der BRD vertriebene Präparate sind mit * gekennzeichnet.

Präparatenamen	Zubereitung	Verabreichung	Dosis	Bemerkungen
Multivitamine und Mineralien				
*BIO-TN® (Vemie)	Siehe Angaben des Herstellers und Beipackzettel.	Oral	500 mg/kg	Kann verschwenderisch sein, wenn unter Samenkörner gemischt wird. Muß in einem Brei gegeben werden.
*Vitaminkonzentrat ZST (Albrecht)				
*Multivitamin-Kombination (Albrecht)				
*Crescovit® *Tricrescovit® (Iffa Merieux)	Siehe Angaben des Herstellers und Angaben auf dem Beipackzettel.	i.m./s.c. und ins Trinkwasser	0,5 ml/kg versorgen etwa mit 5000 I.E. Vitamin A.	Überdosis an Vitamin A ist toxisch und kann zu Skelettveränderungen und Membranschäden führen.
*Vitacombex® (Parke-Davis)	Siehe Angaben des Herstellers. Vitamin A-Gehalt etwa 5000 I.E. pro 5 ml Saft.	Ins Trinkwasser.	5 Tropfen/0,3 ml/30 g Vogel jeden 3. Tag.	
*Vitin® (Chevita)	10 Vitamine mit Aminosäuren, Spurenelementen, Mineralien und Energieträgern aus Weizenkeimen und Hefe.	Oral. Ins Trinkwasser.	2–3 Tropfen/30 g 3–5 Tropfen/Taube.	Unterstützung des Stoffwechsels in Streßsituationen bei Infektionskrankheiten.

Präparatenamen	Zubereitung	Verabreichung	Dosis	Bemerkungen
*Multivitamin® + (Chevita)	Beutel mit 12 Vitaminen, Spurenelementen und Hexamethylenteramin.	Ins Trinkwasser.	1 Beutel auf 5 Liter Wasser.	
«Ormined B12» (L.A.B.)	Samenkörner für Kanaries imprägniert mit 4 mcg/g Vit. B12.	Oral	1,5 g (1 Kappenfüllung)/30 g.	Zur Behandlung bei erniedrigter Schlupfrate und verzögertem Wachstum.
*Amynin®-Aminosäurelösung (Iffa-Merieux)	Injektionslösung mit Elektrolyten, Vitaminen, Aminosäuren und Dextrose.	s.c. i.v.	10 ml/kg 2mal tägl.	In die Leistengegend oder Halsbasis mit Hyaluronidase. Sehr langsam i.v. verabreichen.

Tabelle 4.15b: **Mineralien und Futterergänzungsstoffe.**

Präparatenamen	Zubereitung	Verabreichung	Dosis	Bemerkungen
*Boviserin® (Behringwerke)	Flüssigkeit mit 18 Aminosäuren, 10 B-Vitaminen, Glucose und Zuckern in einer 30 ml-Flasche.	Oral	10 ml/kg	Unterstützende Therapie.
«Ovigest Elixir» (Wellcome)	Sterile Flüssigkeit mit 8% Proteinauszügen, 10% Glucose in 100 ml-Behältern.	Oral	10 ml/kg	Unterstützende Therapie. Flüssigkeit verwerfen, wenn sie trüb wird.

Tabelle 4.16: **Medikamente, die auf den Verdauungskanal wirken. Speziell in der BRD vertriebene Präparate sind mit** * **gekennzeichnet.**

Präparatenamen	Zubereitung	Verabreichung	Dosis	Bemerkungen
Flüssiges Paraffinöl		Oral; in die Kloake.	4 ml/kg	Bei Anschoppung in der Kloake und Legenot.
Glyzerin Rohrzucker in Wasser	30%ige Lösung	Oral; in die Kloake. Oral	5 ml/kg Bis zu 10 ml/kg	Mildes Abführmittel.
Antidiarrhöika ohne Antibiotika Kaolinhaltige Mischungen				
B.P.C. (Vet Drug)	Kaolin B.P. 20% Magnesiumcarbonat 5% Natriumbicarbonat 5%			
«Stat» (Intervet)	Kaolin 10,8 g Aluminiumhydroxid Gel 1,93 g Natriumazetat 1,98 g Natriumchlorid 1,8 g Kaliumazetat 330 mg Magnesiumchlorid 100 mg Calciumchlorid 100 mg jeweils in 100 ml.	Oral	3 ml/kg 2–3mal tägl.	Hingewiesen sei darauf, daß viele Vögel bei Anorexie wässrigen Kot, aber keine Diarrhoe haben.
*Kaoprompt-H® (Upjohn)	15 ml enthalten 2,958 g Kaolin 0,066 g Pektin			

Natürlicher Joghurt	Mit einem Gehalt an Lactobacillus acidophilus.	Oral	2 ml/kg	Kann unterstützend wirken nach Antibiotikatherapie, um die normale Darmflora wieder aufzubauen. Meinungen gehen auseinander – jedoch nicht schädlich.
Invalid Foods «Farlene» «Complan» (Farley Health Food) «Build Up» (Carnation Foods) «Vita Food» (Boots Ltd.)	Aufbaunahrung für Menschen, die etwa 4 Kalorien/g enthält.	Mit einer Kropfsonde.	100 g/kg tägl. 7,5 g/30 g tägl.	Die besten Ergebnisse bei stark geschwächten Vögeln erzielt man, wenn die Tagesdosis unterteilt und in stündlichem Intervallen verabreicht wird.
«Collovet» (C-Vet)	Flüssigkeit mit Eisen, Kupfer, Chrom, Coffein, Thiamin und Glycerophosphat.	Oral. Ins Trinkwasser.	1–2 Tropfen (0,06–0,12 ml)/30 g Vogel jeden zweiten Tag ins Trinkwasser.	Zur allgemeinen Tonisierung und Appetitsteigerung bei Anorexie und Schwäche.
*«Vi-Sorbin»® (Smith-Kline)	Flüssigkeit mit Cyanocobalamin 834 mcg, Vit. B₆ 2 mg, Eisenpyrophosphat 100 mg, Folsäure 0,5 mg, Sorbitol 4,4 mg/5 ml.	Oral	0,6 ml/kg	Wie oben für «Collovet».

Präparatenamen	Zubereitung	Verabreichung	Dosis	Bemerkungen
Antidiarrhöika mit Neomycin und/oder Sulfonamiden				
*Kaopectate®-N (Upjohn)	5 ml enthalten Neomycinsulfat 50,75 mg Kaolin 986,0 mg Pektin 22,2 mg	Oral		
«Nuvamide Suspension» (May & Baker)	Sulfadiazin 25 mg Sulfapyradin 25 mg Sulfameryzin 25 mg Neomycinsulfat 17,86 mg Kaolin 160 mg in jedem ml.			
*Antidiarrhoikum «Grüntex»® (Grüntex)	siehe Firmenangaben			

Tabelle 4.17: Sedativa und anregende Mittel. Speziell in der BRD vertriebene Präparate sind mit * gekennzeichnet.

Präparatenamen	Zubereitung	Verabreichung	Dosis	Bemerkungen
Diazepam				
*Valium® (Roche)	Ampullen mit 10 mg/2 ml	i.m.	10 mg/kg	
Ketamin				
*Vetalar® (Parke-Davis)	Sterile Injektionslösung mit 100 mg/ml	i.m.	Bis zu 15 mg/kg	Nicht sehr verläßlich als Sedativum. Diese Dosierungen sind zur

Xylazin *Rompun® (Bayer)	Sterile Injektionslösung mit 20 mg/ml	i.m.	Bis zu 2 mg/kg	Sedation. Für Dosierungen zur Anästhesie siehe Kapitel 5.
Reserpin «*Sermix» (Ciba-Geigy)	Trockensubstanz mit 0,2% (2 mg/g) Reserpin.	Ins Futter	2–4 mg/kg ins Fleisch bei Greifvögeln – 5–6 Tage Ruhigstellung unterbricht die Futteraufnahme, so daß sie zwangsgefüttert werden müssen. 8 g/15 kg Futter für Ziervögel (Green, 1979). 0,0625 g/Tonne Futter zur Ruhigstellung von Gänsen (Wilgus, 1960). 1 kg/11 Tonnen Futter bei Truthühnern.	Auf dem Markt zum Einsatz bei Truthühnern. Erniedrigt den Blutdruck und verringert die Gefahr einer Aortenruptur aufgrund von Aneurysmen. Hat außerdem einen ausgesprochen sedierenden Effekt.

Präparatenamen	Zubereitung	Verabreichung	Dosis	Bemerkungen
Doxapram-Hydrochlorid				
*Dopram-V® (Albrecht)	20 ml-Flasche mit 20 mg/ml Doxapram-Hydrochlorid.	Oral i.m.	Bei einem kleinen Vogel: einen Tropfen in den Mund. 7 mg/kg (0,3 ml/kg) 0,01 mg/30 kg	Atemstimulation bei Apnoe. Zur Anregung der Atmung bei frisch geschlüpften Küken.
*Respirot® (Ciba-Geigy)	Flüssigkeit mit Crothedamid 75 mg/ml Cropropamid 75 mg/ml	Oral	1 Tropfen in die Mundhöhle bei Vögeln von der Größe einer Taube – 2 Tropfen/kg.	Nicht zu verwenden bei kleinen Vögeln unter 100 g.
Na-Calcium EDTA				
B. VetC. (Vet Drug) *Calciumedetat-Heyl® (Heyl)	Sterile Lösung mit 25% (= 250 mg)/ml	i.v. i.m. s.c.	62,5 mg (0,25 ml)/kg für Schwäne – s.c. 3mal tägl. (Cooke, 1984). Für kleinere Vögel kann die Dosis möglicherweise auf 80–100 mg/kg erhöht werden.	Bei Bleivergiftung. Bei i.v. Gabe langsam verabreichen. Subcutan kann leichte Reaktionen hervorrufen. Verabreichung kann für einen längeren Zeitraum bis zu sechs Wochen nötig sein.

5. Anästhesie

5.1 Allgemeine Überlegungen

Vor der Wahl eines Anästhetikums sollte der Tierarzt den Grund für dessen Anwendung mit berücksichtigen.

5.1.1 Schlaf- und Beruhigungsmittel

Die Hauptindikation für die Anwendung eines Anästhetikums besteht meistens darin, den Vogel durch ein chemisches Mittel ruhig zu stellen, während eine Röntgenaufnahme, eine Endoskopie oder andere, nicht-schmerzhafte Eingriffe durchgeführt werden. Es gibt zahlreiche Medikamente oder als Kombinationen injizierbare Mittel, die für diesen Zweck geeignet sind, aber nur eine geringe analgetische Wirkung besitzen.

5.1.2 Analgesie

Die Beseitigung schmerzhafter Reize kann auch ein primärer Gesichtspunkt sein. Wenn auf einem begrenzten oberflächlichen Gebiet eine Analgesie erzeugt werden soll, kann ein Lokalanästhetikum verwendet werden. Bei vielen Klinikern waren sie jedoch in der Vergangenheit nicht sehr beliebt, ganz besonders nicht solche auf Procainbasis, da sie im Ruf standen, toxisch zu wirken. Der Grund dafür ist höchstwahrscheinlich, daß viele kleine Vögel stark überdosiert wurden. Lokalanästhetika sind für Vögel ungefährlich, wenn die Dosis vorher sorgfältig berechnet wird.

Einige Operationen beim Geflügel, wie eine Erleichterung bei einer Anschoppung des Kropfes oder eine Ovariektomie, wurden früher ohne irgendein Anästhetikum durchgeführt und mit offensichtlich geringen Beschwerden für den Vogel. Es bestehen wenige Zweifel darüber, daß das sensorische Empfindungsvermögen in vielen Teilen der Haut des Vogels gering ist. Ein Schnitt in die äußere Haut scheint weniger Reaktionen hervorzurufen als ein Dehnen oder Unterminieren der Haut. Wachshaut, Kamm und Kehllappen, die Kloake mit der angrenzenden Haut, die Ständer und die Fußballen sind die Körperteile des Vogels, die am empfindlichsten sind, jedoch gibt es gewisse individuelle und artspezifische Unterschiede in der Empfindlichkeit der Füße, besonders bei Greifvögeln.

5.1.3 Muskelrelaxation

Bei operativen Eingriffen kann dies erforderlich sein, besonders bei orthopädischen Operationen, denn oft besteht eine Kontraktion der Muskelgruppen um die Frakturstelle.
Manche Anästhetika sind zwar gute Hypnotika, aber sie relaxieren nicht die Muskeln.

5.1.4 Minderung von Angst und Furcht

Obgleich in dieser Aufzählung an letzter Stelle, ist die Minderung von Angst keineswegs der unwichtigste Gesichtspunkt einer Anästhesie. Furcht und Angst des Vogels bedeuten einen erheblich gesteigerten Streß und verringern die Überlebenschancen nach einer Operation. Aus diesem Grunde sollte man eine Anästhesietechnik wählen, die auf diese oder jene Weise allen vorstehend erwähnten Anforderungen an eine Anästhesie gerecht wird; dies läßt sich nur durch eine ausgewogene Kombination mehrerer Medikamente erreichen.

5.2 Beurteilung des Vogels vor der Anästhesie

Der Tierarzt sollte wissen, daß es nicht nur artspezifische Unterschiede in der Reaktion von Vögeln auf Anästhetika gibt, sondern auch gewisse individuelle Streuungen. Unterschiede in den Enzymsystemen von Leber und Plasma sowie in den Entgiftungs- und Ausscheidungsraten sind wahrscheinlich die Ursache dafür. Bei Vögeln sind Unterschiede in der Ansprechbarkeit auf Anästhetika viel ausgeprägter als bei den entsprechenden Säugetierspezies. Ein Vogel, der in die Hand genommen, von panischer Angst erfüllt, oder schwer einzufangen ist, hat eine erhöhte Adrenalinausschüttung und wird während der Anästhesie ängstlich sein. Umgekehrt kann ein Vogel auch verängstigt sein, wenn er sich zu leicht fangen und direkt von der Sitzstange nehmen läßt.
Wildvögel sind normalerweise furchtsam oder aggressiv; ist dies nicht der Fall, sind sie krank. Bei solchen Patienten ist es besser, die Narkose um 48 Stunden aufzuschieben, so daß sie die Möglichkeit haben,

Futter aufzunehmen und in einen besseren Ernährungszustand zu kommen.

Falken in Flugkondition oder Brieftauben sind gewöhnlich athletisch und fit. Jedoch lassen viele Falkner ihre Vögel hungern, um ihre Jagdlust anzustacheln.

Wenn ein Vogel krank ist, ist er mitunter einer Hypoglykämie nahe und die Glykogenreserven in der Leber können erschöpft sein.

Ein alter Papagei (es ist nicht ungewöhnlich, daß 35–40 Jahre alte Tiere vorgestellt werden) kann die meiste Zeit seines Lebens im Käfig verbracht haben und adipös sein oder artheromatöse Arterien haben.

Kleine, in Volieren gehaltene Vögel sind konditionell ·eher auf der Höhe als ihre im Käfig lebenden Artgenossen.

Ein chronisch kranker und leicht toxämischer Vogel wird eine niedrige Abbaurate in bezug auf Anästhetika haben.

Aufgrund all dieser Faktoren sollte stets eine klinische Untersuchung des Patienten vor der Narkose erfolgen. Eine Blutprobe sollte genommen und der Mikrohämatokrit bestimmt werden. Bei einem Hämatokrit über 55 % muß der Vogel durch eine Flüssigkeitstherapie rehydriert werden, wie in Kapitel 7 beschrieben. Liegt der Hämatokrit unter 20 %, müßte der Vogel theoretisch Blut erhalten. Steht eine Taube als Spender zur Verfügung kann man das Blut dieses Vogels auf jede andere Spezies übertragen, jedoch nur ein einziges Mal. Bei weiteren Transfusionen kommt es zu Reaktionen. Als Anhaltspunkt für die Mengen, die gegeben werden können, siehe 2.1.1. Ist ein Refraktometer vorhanden, sollte das Gesamtprotein im Serum bestimmt werden, aus dem sich ein Anhaltspunkt für den Ernährungszustand des Vogels ablesen läßt.

Theoretisch wäre es besser, das Albumin/Globulin-Verhältnis zu bestimmen, allerdings besteht (Galvin, 1978) der größte Teil der Serumproteine aus Albumin und eine Verminderung der Serumproteine wird im allgemeinen durch einen Abfall des Albuminspiegels verursacht, weniger durch eine Verminderung der Globuline.

5.2.1 Einige physiologische Überlegungen

Die Vogellunge ist im Verhältnis zu der eines Säugetieres von vergleichbarer Größe klein und nicht dehnbar. Die Evolution dieser volumenfixierten Vogellunge ging mit der Entwicklung eines starren Netzwerkes an Blut- und Luftkapillaren einher. Der größte Durchmesser der Luftkapillaren der Vögel beträgt weniger als ein Drittel der Größe der kleinsten Säugetieralveolen. Dieser sehr geringe Durchmesser der nicht kollabierbaren terminalen Luftwege erzeugt einen hohen Druckgradienten für die Diffusion von Blutgasen. (King u. McLelland, 1984b) Das System stellt so eine stark vergrößerte Gasaustauschfläche bereit – etwa 10 mal größer als bei einem Säugetier von vergleichbarem Körpergewicht. Der Blutfluß in der Lunge ist in Relation zum Luftstrom prinzipiell gegenläufig. Dies wiederum erhöht den Wirkungsrad des Gasaustausches in der Vogellunge.

Die Luftsäcke beteiligen sich nicht am Gasaustausch, sondern wirken nur als Blasebalg; sie treiben die Luft in einer Richtung durch den Respirationstrakt, wie in Abb. 5.1 dargestellt. Allerdings vergrößern die Luftsäcke den Totraum sehr stark (beim Huhn etwa 34%). Aufgrund dieses in einer Richtung verlaufenden Luftstromes in der Vogellunge gelangen inhalierte Narkosegase zunächst in die hinteren Luftsäcke, bevor ein Gasaustausch stattfindet, und werden dann anschließend durch die Lungen geleitet, bevor sie über die vorderen Luftsäcke ausgeatmet werden. Wenn unmittelbar darauf eine Apnoe folgt, weil zuviel Narkosegas verabreicht worden ist, und eine künstliche Beatmung eingeleitet werden muß, kommt es zu einer weiteren Resorption des Narkosegases, sowie das Gas, das sich in den hinteren Luftsäcken angesammelt hat, die Austauschfläche der Lunge passiert. Der Nettoeffekt der Anatomie und Physiologie des Respirationssystems beim Vogel soll den Gasaustausch sehr viel rascher und effizienter als bei den Säugetieren machen. Leichtflüchtige Anästhetika können sehr rasch gefährliche Plasmakonzentrationen erreichen.

Ein anderer physiologischer Aspekt der starren Lunge besteht darin, daß die Chemorezeptoren, die den $PaCO_2$ regeln, sehr viel wichtiger sind als die Mechanorezeptoren, die auf Druckveränderungen reagieren (Fedde u. Kuhlmann, 1977). Der $PaCO_2$ liegt beim Hausgeflügel normalerweise etwa um 30% niedriger als bei Säugetieren, da die Vogellunge einen wirksameren «washout» hat. Daher sind Vögel sehr viel empfindlicher für eine Hyperkapnie.

Deshalb ist es wichtig, beim Vogel während einer Narkose eine hohe Sauerstoff-Flußrate aufrechtzuerhalten. Sie sollte mindestens das Dreifache des normalen Minutenvolumens betragen. Klide (1973) gibt folgende normale Minutenvolumina an:

1. Hausgeflügel von 2,5 kg Körpergewicht: Minutenvolumen 770 ml/min.
2. Brieftauben von etwa 300 g Körpergewicht: Minutenvolumen 250 ml/min.

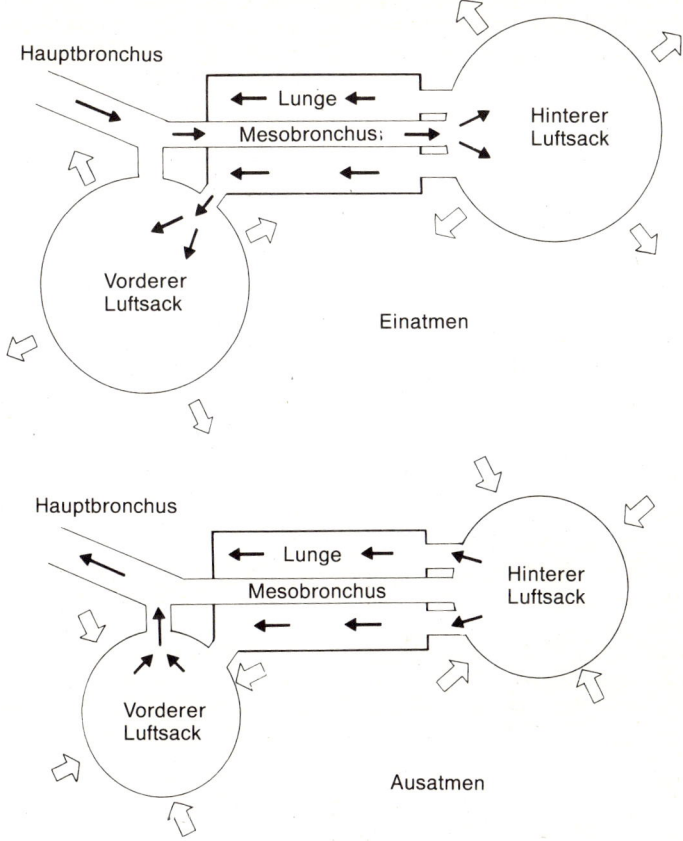

Abb. 5.1: Schematische Wiedergabe der Funktion des aviären Respirationssystems zur Darstellung des unilinearen Gasflusses durch die Austauschfläche der Lunge.

3. Kleine Ziervögel von 30 g Körpergewicht: Minutenvolumen 25 ml/min.
Unter Praxisbedingungen verwendet der Autor Flußraten von nicht weniger als 700 ml/min für kleine Vögel und von 3000 ml/min für Vögel von der Größe von Hausgeflügel.

Marley u. Payne (1964) haben nachgewiesen, daß unter einer Halothannarkose der $PaCO_2$ während einer längeren Narkose allmählich ansteigt, sogar bei den Vögeln, deren Atmung normal zu sein scheint. Bei Vögeln mit einer Atemdepression erhöht sich der $PaCO_2$ sehr viel rascher (von 18–27 mm Hg auf 50–75 mm Hg innerhalb von 10 Minuten). Wenn der $PaCO_2$ auf 80 mm Hg ansteigt, stirbt der Vogel.

King u. Payne (1964) wiesen nach, daß beim Huhn das Minutenvolumen um den Faktor 10–60 % reduziert sein konnte, wenn der Vogel auf den Rücken gelegt wurde. Ausgelöst wird dies durch den Druck der inneren Organe auf die Luftsäcke. Die Arbeiten zeigten, daß dieser Effekt bei Weibchen größer als bei Männchen und geringer, wenn der Vogel auf der Seite lag.

Die Auswirkungen einer Hypoxie sind bei den einzelnen Vogelarten unterschiedlich. Ungeachtet dessen ist die Sauerstoffaufnahme bei allen Vögeln höher als bei Säugetieren von vergleichbarer Größe. In großer Höhe fliegende Vögel und tauchende Enten können die Auswirkungen eines Sauerstoffentzugs besser überstehen als vom Boden fressende Enten oder Vögel, die hauptsächlich am Erdboden leben (Dawson, 1979). Der Eselspinguin und Kehlstreifpinguin, die beide längere Ziet tauchen, werden mit einer Hypoxie besser fertig als der Adélie-Pinguin, der ein Kurzzeittaucher ist.

Viele Präparate, die für eine Allgemeinanästhesie verwendet werden, erzeugen auch eine Atemdepression. Alle diese Faktoren machen die Aufrechterhaltung einer angemessenen Respirationsrate und einer relativ hohen Sauerstoff-Flußrate sehr wichtig, egal, welche Art der Narkosetechnik verwendet wird. Scheitert dies, kann der $PaCO_2$ rasch und ohne Vorwarnung ansteigen. Auch wenn die Sauerstoff-Flußrate hoch ist, kann die Elimination von Kohlendioxid unwirksam sein. Läßt man die Respirationsrate bis auf einen Punkt abfallen, an dem sie gerade noch wahrnehmbar ist, kann dies irreversibel sein. Der Zustand einer respiratorischen Azidose tritt schnell und unerwartet ein, das Myokard ist geschwächt und der Blutdruck fällt ab. Ein erhöhter $PaCO_2$ prädisponiert für ein Vorhof- und Kammerflimmern und Herzversagen.

Eine Hypothermie, die bei allen Vögeln, besonders bei kleineren während einer Narkose eintritt, trägt gleichfalls dazu bei, das Myokard zu schwächen.

Aufgrund der großen inneren Oberfläche in den Luftsäcken, kann es während einer längeren Narkose zu einem hohen Flüssigkeitsverlust kommen. Bei einem bereits dehydrierten Vogel wird dies unter Umständen kritisch und kann zu einer Verminderung des zirkulierenden

Blutvolumens, einem Abfall des kardiären Output, einer verminderten Durchblutung in den Geweben und zu einer anaeroben Zellatmung führen. Dadurch wiederum fällt der Plasma-pH ab und unmittelbar darauf entwickelt sich eine metabolische Azidose. Viele Narkosemittel senken auch den Blutdruck. Ein Herzversagen während der Narkose wird beim Vogel sehr wahrscheinlich durch Hypokapnie verursacht, jedoch sind Hypoxie, das Narkosemittel, Dehydration, Hypothermie und die Lagerung des Patienten Faktoren, die mit eine Rolle spielen.

5.3 Vorschläge für Vorsichtsmaßnahmen während einer Allgemeinanästhesie beim Vogel

1. Stets sollte eine Sauerstoffzufuhr erfolgen, egal, ob ein injizierbares oder flüchtiges Anästhetikum verwendet wird. Am besten legt man einen Endotrachealtubus, um die Luftwege freizuhalten und eine künstliche Beatmung durchführen zu können, wenn sich dies als notwendig erweisen sollte.
2. Es ist sicherer, eine zu hohe Sauerstoff-Flußrate zu haben als eine zu niedrige.
3. Man sollte sicherstellen, daß die Respirationsrate nicht zu sehr vermindert ist und die Narkose so oberflächlich wie möglich halten.
4. Wenn möglich, sollte der Vogel auf die Seite oder auf die Brust gelegt werden.
5. Ein Heizkissen sollte verwendet werden und während der präoperativen Vorbereitungen darf der Vogel nicht zu naß werden. Die Oberfläche des Tisches ist trockenzuhalten. Die Temperatur im Operationsraum sollte angenehm warm sein. Wenn ein starkes Ventilationssystem vorhanden ist, sollte jeglicher Luftstrom auf ein Minimum reduziert werden.
6. Green (1979) schlägt bei sehr kleinen Vögeln vor, ein langes Stück eines Kapillartubus mit der Spitze in den Oropharynx zu legen. Dieser aspiriert übermäßigen Schleim durch Kapillarkräfte.
7. Es ist nützlich, eine Spritze mit einem aufgesteckten Stück eines Katheters griffbereit zu haben, für den Fall, daß Schleim, der die Luftwege blockiert, aspiriert werden muß.
8. Eine Prämedikation des Vogels mit Atropin sollte erfolgen. Atropin kann eine übermäßige respiratorsche Sekretion verringern und auch eine Bradykardieneigung mindern, die durch Vagusreizung nach Zug

an den inneren Organen ausgelöst wird. Besonders erwähnt werden sollte der Befund von Cooper (1974), wonach Atropin bei Anwendung von Metomidat die Schleimsekretion nicht senkt. Atropin kann auch dazu beitragen, die Kontraktion der glatten Muskeln in den Meso- und Parabronchien zu verringern, was wiederum den Gasaustausch reduziert.

Einige Autoren (Marley u. Payne, 1964) halten die Anwendung von Atropin für fragwürdig. Allerdings können nur sehr wenige Narkosesituationen auftreten, bei denen Atropin tatsächlich schädlich ist, und es kann hilfreich sein.

9. Die Flügel dürfen nicht zu stark gestreckt werden, weil es sonst zu einer Schädigung oder Stimulation der Nerven des Plexus brachialis kommen kann. Wenn der Vogel sich in einer oberflächlichen Narkose befindet und das Narkosemittel zu keiner vollständigen Muskelrelaxation der Brustmuskeln führt, kann die Bewegung des Thorax zusätzlich eingeschränkt werden.

10. Wird der Vogel über einen längeren Zeitraum als 20 Minuten narkotisiert, ist eine Flüssigkeitstherapie angezeigt. Für einen 30 g schweren Wellensittich sind im Abstand von 10 Minuten 0,1 ml Ringer-Laktatlösung intramuskulär zu verabreichen oder 0,5 ml/kg/Stunde für größere Vögel. Das ist besonders wichtig, wenn das Anästhetikum über die Nieren ausgeschieden wird. Ein Glukosezusatz zur Ringer-Laktatlösung unterstützt die Leber bei der Entgiftung der Medikamente.

11. Wo es durchführbar ist, sollte der Vogel überwacht werden. Ein Ösophagusstethoskop läßt sich leicht einführen – besser ist ein Oszilloskop. Eine abfallende Herzrate bedeutet im allgemeinen eine Vertiefung der Narkose. Der Einsatz eines «Imp»-Respirationsmonitors (IMP-Elektronics) verschafft mehr Sicherheit.

Ein elektronisches Thermometer ist eine zusätzliche, nützliche Hilfe.

12. Vögeln, die mehr als 1 kg wiegen, wird 12 Stunden vor der Narkose das Futter entzogen. Bei Vögeln zwischen 300 g–1 kg erfolgt der Futterentzug 6 Stunden vor Narkose und 100–300 g schwere Vögel erhalten 3–4 Stunden vor der Narkose kein Futter mehr. Vögeln unter 100 g wird das Futter nicht vorenthalten.

5.4 Lokalanästhesie

5.4.1 Lidocain-Hydrochlorid 2% mit Adrenalin

Dies ist ein recht sicheres Mittel, jedoch für sehr kleine Vögel ungeeignet, denn sie werden leicht überdosiert. Für einen 30 g schweren Vogel sind 0,3 ml tödlich. Sicherer ist es in jedem Fall, die 2% Lösung zu verdünnen und eine Konzentration von 0,5% herzustellen. Die Injektion sollte stets zur Verringerung der Resorptionsrate einen Adrenalinzusatz enthalten. Vögeln über 2 kg kann man 1−2 ml ohne weiteres verabreichen und ein Vogel von der Größe einer Taube (400 g) verträgt bis zu 1 ml. Zur Oberflächenanästhesie der Glottis für eine endotracheale Intubation verwendet der Autor regelmäßig 1−2 Tropfen, entsprechend etwa 1,5 mg Lidocain direkt auf die Schleimhaut. Lidocainsalben können sich bei einem Prolaps um die Kloakenöffnung als hilfreich erweisen.

5.4.2 Procain-Hydrochlorid 2%

Man hat es problemlos bei größeren Vögeln verwendet, jedoch muß sehr sorgfältig dosiert werden, da die Substanz eine schmale therapeutische Breite hat. Auch hier verdünnt man die Lösung von 2% auf 0,2%. Davon können 1−2 ml/kg ohne weiteres verwendet werden.

5.5 Allgemeinanästhesie

5.5.1 Prämedikation und Tranquillizer

Wie schon erwähnt, sollte stets Atropin verwendet werden. Es gibt nur sehr wenige Techniken einer Allgemeinanästhesie, die sich durch Atropin nicht verbessern lassen. Tranquilizer, wie Acetylpromazin, haben nur eine sehr geringe Wirkung. Methohexiton[1] und Metomidat[2] wurden bei Vögeln zur Sedation verwendet. Metomidat wird Körnern oder anderem Futter in einer Menge von 2 g/30 g Futter zugesetzt. Das gelöste Medikament wird unter das Futter gemischt und anschließend getrocknet. Die Sedation tritt nach etwa 10 Minu-

[1] Natrium-Brietal (Elanco)
[2] Hypnodil (Janssen Pharmazeutika)

ten ein, vorausgesetzt, der Vogel frißt das gesamte Futter. Diese Methode ist jedoch nicht sehr zuverlässig.

Manche der unten aufgeführten injizierbaren Anästhetika erzeugen für sich allein keine völlig zufriedenstellende Anästhesie, aber sie sind für eine Sedierung oder Narkoseeinleitung gut geeignet. Man kann sie mit flüchtigen Anästhetika ergänzen, um die gewünschte Narkosetiefe zu erzielen.

5.5.2 Beurteilung der Narkosetiefe

Eine Beurteilung der Narkosetiefe kann manchmal schwierig sein; obgleich die Einteilung einer Allgemeinanästhesie in ein leichtes, mittleres und tiefes Stadium angebracht ist, gibt es in der Reaktion des einzelnen Vogels nach Stimulation der verschiedenen Reflexe erhebliche Unterschiede. Ein offenbar tiefschlafender Vogel erwacht manchmal ganz plötzlich nach Stimulation eines besonders empfindlichen Gebietes. Ein guter Tierarzt vertraut seiner Erfahrung und seinem Wissen über eine bestimmte Narkosetechnik und der Reaktion bei der jeweiligen Vogelart, bei der er sie angewendet hat. In erster Linie wird er Tiefe, Rate und Art der Atmung beobachten und jede plötzliche Veränderung sofort bemerken. Ziel sollte es sein, den Patienten in einer leichten bis mittleren Narkose zu halten, bei der nach Stimulation von Wachshaut, Kehllappen, Kamm, Kloake zusammen mit der angrenzenden Haut die Reaktion gerade eben nicht mehr vorhanden oder verzögert ist. Ein Kneifen in das interdigitale Gewebe der Füße oder die Fußunterseite erzeugt besonders bei Greifvögeln unterschiedliche und nicht verläßliche Reaktionen. Die Augen können geschlossen sein, jedoch sollte der Kornealreflex, der an der quer über das Auge gleitende Membrana nicitans abzulesen ist, verzögert, aber nie ganz verschwunden sein. Die Narkose ist zu tief, wenn der Kornealreflex nicht mehr vorhanden ist. Sind die Aufstehreflexe nicht völlig verschwunden, ist die Narkose selbstverständlich zu oberflächlich. Die Atmung sollte regelmäßig, tief und nicht zu langsam sein (etwas weniger als die Hälfte der normalen Ruhe-Respirationsrate). Eine rasche, oberflächliche oder intermittierende Atmung bedeutet, daß die Anästhesie zu tief ist.

5.5.3 Injizierbare Allgemeinanästhetika

Alphaxalon-Alphadolon[3]

Dieses Mittel wurde sehr häufig als intramuskuläre und intravenöse Injektion – sowie auch intraperitoneal verwendet. Nach intravenöser Verabreichung kommt es rasch zur Anästhesie, die etwa 10 Minuten anhält bei einer guten Muskelrelaxation. Zunächst kommt es zu einem Blutdruckabfall und einer leichten Atemdepression. Für die meisten Greifvögel ist dieses Mittel ungefährlich, wenn es in einer Dosis von 10 mg/kg i.v. (Cooper, 1978) gegeben wird, auch Dosierungen bis zu 36 mg/kg i.v. wurden schon verabreicht (Harcourt-Brown, 1978). Allerdings beobachteten Cooper u. Reding (1975) nach Anwendung beim Roten Milan unregelmäßige Herztätigkeit und Todesfälle; Cribb u. Haig (1977) wiesen schwere Störungen der Herztätigkeit beim Roten Milan und bei Wassergeflügel nach. Haig (1980) konnte darüber hinaus zeigen, daß nach intravenöser Injektion eine vorübergehende Apnoe auftritt, die etwa 46 Sekunden anhielt.

Man kann dieses Mittel bei kleinen Vögeln in einer Dosis von 55 mg/kg intraperitoneal verabreichen. Es führt dann zu einer Sedation des Vogels. Samour et al. (1984) beurteilten es als das injizierbare Mittel der Wahl bei *Kranichen, Flamingos, Störchen, Turakos, Geiern und Nashornvögeln.*

Es wurde auch bei Papageien verwendet, erwies sich jedoch nicht als wirklich wirksames Anästhetikum, sofern es nicht intravenös verabreicht wurde. Wegen der Brüchigkeit der Vogelvenen und der Gefahr einer Hämatombildung bei Abwehrbewegungen des Vogels ist eine intravenöse Injektion nur bei mittelgroßen Vögeln durchführbar.

Nach Meinung des Autors hat das Präparat, abgesehen bei den beiden von Samour genannten Vogelarten, gegenüber Ketamin und dessen verschiedenen Kombinationen keine Vorteile. Wenn das Herz des Vogels nicht gesund ist, besteht ein erhöhtes Risiko für ein Herzversagen.

Pentobarbital-Natrium

Diese Substanz wurde von zahlreichen Tierärzten erfolgreich eingesetzt. Graham Jones (1966) hat es bei Tauben in einer Dosis von 30–50 mg/kg i.v. verwendet und Hill u. Noakes (1964) bei Geflügel. Delius (1966) hat es bei Möwen in einer Dosis von 80 mg/kg intramuskulär verabreicht und Sykes (1964) injizierte beim Geflügel zwi-

[3] Saffan® (Glaxovet)

schen 2–4 kg Körpergewicht 0,3–0,5 ml rasch intravenös und anschließend 0,5–1 ml langsamer bis die gewünschte Narkosetiefe erreicht war.

Thiopental-Natrium

Es wurde bei Schwänen erfolgreich intravenös in einer Dosis von 30 mg/kg eingesetzt. Sykes (1964) verwendete es bei Hühnern in einer Rate von 50 mg/kg.
Pentobarbital-Natrium und Thiopental-Natrium haben eine ziemlich schmale therapeutische Breite.

Equithesin

Es handelt sich um eine Mischung aus Pentobarbital, Chloralhydrat und Magnesiumsulfat, die intramuskulär verabreicht wird und zu einer leidlich guten Anästhesie führt mit einer annehmbaren therapeutischen Breite. Die Mischung ist jedoch kommerziell nicht erhältlich.

Methohexiton-Natrium[4]

Dieses Mittel wurde in rascher intravenöser Injektion in einer Dosis von 4–8 mg/kg verwendet. Die Anästhesie hält 4–5 Minuten an (Green, 1979).

Metomidat[5]

Metomidat ist eines der sichersten Mittel für die Anwendung beim Vogel; es hat eine große therapeutische Breite.
In einer Dosis von 10–15 mg/kg i.m. erzeugt es innerhalb von 3–5 Minuten Schläfrigkeit mit einer guten Muskelrelaxation, allerdings ist es kein gutes Analgetikum. Die hypnotische Wirkung hält 5–15 Minuten an. Auf das kardiovaskuläre System hat dieses Präparat keine Wirkung. Manche Vögel, wie Tauben, Pinguine und manche Enten benötigen manchmal höhere Dosierungen. Bei den Ciconiiformes (Störchen und Kranichen) ist es nicht zufriedenstellend, da es während der Aufwachphase zu deutlichen Exitationen kommt (Jones, 1977). Cooper (1970/1974) hat es in Dosierungen von 5–15 mg/kg intramuskulär eingesetzt und konnte damit vereinzelt bei Greifvögeln eine tiefe Anästhesie erreichen.
Camburn u. Stead waren nicht davon überzeugt, daß bei Wildvögeln mit diesem Mittel je eine wirkliche Anästhesie zu erzielen sei. Der

[4] Brietal-Sodium® (Elanco)
[5] Hypnodil® (Janssen Pharmazeutika)

Autor hat es bei verschiedenen Vogelarten verwendet und festgestellt, daß in den meisten Fällen eine Neigung zum Flügelschlagen während der Einleitungs- und Aufwachphase besteht.

Xylazin[6]

Bei alleiniger intramuskulärer Gabe in einer Dosis von 10 mg/kg erzeugt es eine Narkose, jedoch keine wirkliche Anästhesie. Es ist kein sehr zufriedenstellendes Anästhetikum oder Hypnotikum. Die Aufwachphase ist verzögert und außerdem kommt es in der Einleitungsphase bei bestimmten Vogelarten fast immer zu Exzitationen oder sogar schweren Konvulsionen. Es kann eine Bradykardie und einen atrioventrikulären Herzblock auslösen, die Atmung ist vermindert und oft besteht ein Muskeltremor. Obwohl die Letaldosis etwa ein Zehnfaches der therapeutischen Dosis beträgt, ist es allein verwendet nicht ausgesprochen sicher.

Nicht zufriedenstellend ist es bei allen Hausgeflügel-Arten, sogar in Dosierungen bis zu 100 mg/kg (Green u. Simpkin, 1984).

Ketamin[7]

Es ist ein dissoziatives Anästhetikum, das einen kataleptischen Zustand erzeugt und wird häufig bei Vögeln allein oder in Kombination mit synergistischen Mitteln verwendet. Es hat keine analgetische Wirkung.

Intramuskulär verabreicht erzeugt es bei fast allen Vogelarten nach 3–5 Minuten eine Anästhesie. Inkoordination, Ophistotonus und Relaxation sind 1–3 Minuten nach der Injektion sichtbar und die Anästhesie hält etwa 35 Minuten an. Die Augen können geöffnet bleiben oder auch nicht. Der Lidreflex bleibt erhalten und die Muskelrelaxation ist nicht sehr gut. Während der Aufwachphase kann es zu gewissen Exzitationen kommen. Blutdruck und Herzfrequenz sind erniedrigt; es besteht eine gewisse Atemdepression.

Mandelker (1973) hat es bei Wellensittichen und anderen Vögeln in einer Dosierung von 50–100 mg/kg verwendet. Der Autor hat es beim Wellensittich in einer Dosis von 50 mg/kg an drei aufeinanderfolgenden Tagen ohne nachteilige Wirkung eingesetzt. Green (1979) injiziert 15 mg/kg zur Einleitung der Anästhesie, die er mit 0,5–1 % Halothan in Lachgas aufrechterhält.

[6] Rompun® (Bayer)
[7] Ketavet® (Parke-Davis)

Altman (1980) vermutet, daß es auf das thermoregulatorische Zentrum bestimmter Vogelarten einen nachteiligen Effekt hat.

Bei Greifvögeln wurde es in Dosierungen von 2,5–17 mg/kg verwendet.

Ketamin wird in der Leber abgebaut und über die Nieren ausgeschieden. Deshalb ist es wichtig, eine Flüssigkeitssubstitution vorzunehmen, wenn sich irgendwelche Anzeichen einer Dehydration bemerkbar machen.

Ketamin und Acetylpromazin

Stunkard u. Miller (1974) und Steiner u. Davis (1981) haben diese Kombination von Präparaten verwendet und behaupten, daß die Aufwachphase ungestörter und mit geringerem Flügelschlagen verläuft als bei alleiniger Anwendung von Ketamin. Nach deren Angaben wird 1 ml Acetylpromazin-Lösung, enthaltend 20 mg Acetylpromazin einer 10 ml Flasche Ketavet (100 mg/ml) zugesetzt. Darauf wird die Ketamindosis (= 25–50 mg/kg) berechnet, ohne die in der Flasche enthaltene Acetylpromazinmenge mit zu berücksichtigen. Demnach erhält der Vogel Acetylpromazin in einer Dosis von 0,5–1,0 mg/kg.

Ketamin und Metomidat

Man hat Ketamin in einer Dosis von 15 mg/kg, kombiniert mit Metomidat 40 mg/kg verwendet. Bei den Galliformes erzeugte es eine tiefe Sedation und Muskelrelaxation (Green u. Simpkin, 1984).

Ketamin und Diazepam

Reding u. Duke (1976) verwendeten 20–40 mg/kg Ketamin in Kombination mit 1,0–1,5 mg/kg Diazepam. Forbes (1984) und Lawton (1984) beschreiben ebenfalls diese Kombination, die sie in gleicher Dosierung intramuskulär einsetzten. Diese Präparate-Kombination wurde an Psittaciden, Galliformes, Anseriformes und Greifvögeln verwendet. Im allgemeinen ließen sich gute Resultate mit einer tiefen Sedation oder Anästhesie erzielen bei einer guten Muskelrelaxation.

Allerdings berichtet Forbes, daß die Aufwachphase bei Greifvögeln verlängert war. Beide Präparate haben einen gewissen depressiven Effekt auf die Atmung.

Ketamin und Xylazin

Diese Kombination erzeugt bei sehr vielen Vogelarten eine sichere Anästhesie. Die Muskelrelaxation ist recht gut und die Atemdepression nur gering. Manchmal sind die Augen geschlossen und der Lidreflex ist verzögert oder verschwunden. Narkosetiefe, Dauer und Länge der Aufwachphase hängen zu einem gewissen Grade von der eingesetzten Ketamindosis ab. Diese Kombination ist in unterschiedlichen Mischungsverhältnissen der beiden Medikamente verwendet worden. Eine Erhöhung der Xylazindosis im Verhältnis zum Ketamin hat nur einen geringen positiven Effekt, da die Hauptwirkung des Xylazins eine Reduzierung der Abbaurate vom Ketamin zu sein scheint. Reding (1983) hat bei Anwendung dieser Kombination an Greifvögeln zwei verschiedene Methoden:

1. Drei Viertel der berechneten Dosis werden rasch intravenös gegeben; nach einer Minute – zur Beurteilung der Wirkung – wird der Rest dann langsam verabreicht.

2. Alternativ können auch drei Viertel der Dosis intramuskulär injiziert werden; sofern erforderlich, wird darauf der Rest intravenös nach Wirkung gespritzt. Tritt darauf keine ausreichende Relaxation ein und besteht noch etwas Flügelschlagen, wird zusätzlich die Hälfte der ursprünglich berechneten Dosis verabreicht. Reding (1983) und auch Haig (1980) haben beobachtet, daß bei intravenöser Gabe dieser Kombination eine gewisse unregelmäßige Herztätigkeit und Störungen der Respiration entstehen, was bei intramuskulärer Verabreichung nicht auftritt.

Anfangs hatte Haig eine Ketamindosis von 30−40 mg/kg zusammen mit 0,5−1,0 mg/kg Xylazin intravenös verwendet. Heute setzt er 2,5 mg/kg Ketamin und 0,25−0,5 mg/kg Xylazin ein; nach seiner Meinung treten am Herz keine Nebenwirkungen auf. Die Anästhesie hält 4−15 Minuten an und der Vogel kann 30−40 Minuten später wieder seinen Sitzplatz einnehmen.

Es gibt auf diese Kombination gewisse individuelle spziesabhängige Reaktionen und Reding (1983) hat für zahlreiche Greifvogelarten die Optimaldosis erarbeitet. Ganz allgemein fällt die Dosisskala ab; für Vögel im Gewichtsbereich von 100−150 g beträgt sie etwa 30 mg/kg; 20 mg/kg für diejenigen um 400 g und 10 mg/kg für große Vögel von 1 kg und mehr. Bei Adlern zwischen 4−5 kg verwendet Reding 4,5 mg/kg. Haig weist darauf hin, und dies entspricht auch den Erfahrungen des Autors, daß nachtaktive Greifvögel diese Substanzen schneller metabolisieren als tagaktive. Darüber hinaus hat der Autor beobachtet (Coles, 1984a), daß die Gattung Buteo auf diese Kombination nach intramuskulärer Gabe ungewöhnlich empfindlich zu sein scheint und in eine tiefe Anästhesie verfällt (manchmal mit Apnoe) und die Aufwachphase verlängert ist. Darüber hinaus beobachtete

Reding (1983), daß Habichte und Rundschwanzsperber höhere Dosierungen benötigten und die Aufwachphase verlängert war. Steiner u. Davis verabreichten intramuskulär bei einem Wellensittich 50 mg/kg Ketamin in Kombination mit 10 mg/kg Xylazin. Sie beobachteten, daß die Einleitungs- und Erholungsphase etwas stürmisch war.

Der Autor hat diese Kombination bei sehr vielen Vogelarten eingesetzt und fand sie sicher und wirksam. Die Dosis betrug 20 mg/kg Ketamin und 4 mg/kg Xylazin intramuskulär. Der Vogel wird gewogen und die Ketamindosis berechnet, dann wird ein gleiches Volumen vom Xylazin zugesetzt. Die Anzeichen für eine Sedation treten innerhalb von wenigen Minuten ein und die Einleitung ist in 5−7 Minuten abgeschlossen. Bei dieser Dosierung hält die Anästhesie 10−20 Minuten an und gewöhnlich stehen die Vögel nach 1−2 Stunden auf und können wieder auf ihre Sitzstange klettern. Da während der Aufwachphase Inkoordination und manchmal leichte Exitationen bestehen, rollt man den Vogel am besten locker in ein Papiertaschentuch.

Die Kombination Ketamin/Xylaxin ist bei Tauben nicht zufriedenstellend. Mehrere Autoren wie Forbes (1984), Green u. Simpkin (1984), Samour (1984) und Coles (1984a) haben beobachtet, daß sie bei der Gattung Gallinula unbefriedigend ist. Unsicher ist sie auch bei langbeinigen Vögeln, die sich möglicherweise während der Aufwachphase selbst verletzen. Bei Pinguinen ist die Aufwachphase verlängert.

5.5.4 Allgemeinanästhesie mit flüchtigen Anästhetika

Verabreichung und Anästhesietechniken

Flüchtige Anästhetika können nach der offenen Tropftechnik in die Mund- oder Nasenhöhle gegeben oder mit Hilfe einer Narkosekammer bzw. über ein Narkosegerät verabreicht werden. Das einzige sichere Mittel für die Tropftechnik ist Methoxyfluoran. Es wird aus einer Tuberkulin-Spritze oder einer 1 ml-Spritze in die Mundhöhle getropft und nach Wirkung dosiert.

Für kleine Vögel eignet sich ein nach den entsprechenden Maßangaben vom Glasbläser angefertigter Glasbehälter am besten als Narkosekammer. Ein Baumwollstreifen wird an einer Seite festgeklebt und mit einem abgemessenen Volumen des flüchtigen Anästhetikums durchtränkt. Alternativ kann man das flüchtige Anästhetikum in Sauerstoff von einem Narkosegerät durch eine kleine Öffnung in die Narkosekammer leiten. Die Gasmischung kann auch direkt vom Narkosegerät verdampft und in eine Maske geleitet werden. Unabhängig von der Methode, die man zur Einleitung wählt, ist für die Aufrechterhaltung der Narkose mit flüchtigen Anästhetika die Verwendung eines Narkosegerätes am besten, wobei bei allen Vögeln über 300 g Körpergewicht ein Endotrachealtubus verwendet wird; bei kleineren Vögeln ist eine Maske erforderlich. Sicherer ist ein System mit einem Ayre-T-Stück, da nur sehr große Vögel ein ausreichendes Atemzugsvolumen haben, um das Anästhesiegas durch das geschlossene System zu treiben. Der Autor hat bei einem ausgewachsenen Schwan ein Pendelsystem nach Waters verwendet. Die Modifikation des Ayre-T-Stück nach Rees, bei dem ein offen endender Atembeutel an den Ausführungsschenkel des T-Stückes angeschlossen wird, ist mit Ausnahme von Vögeln über 2 kg nicht nötig. Das beste T-Stück ist das Bethune-T, das einen minimalen Totraum hat und an den IMP-Respirationsmonitor (siehe Kap. 5.3, Punkt 11) angeschlossen werden kann.

Endotrachealtuben

Endotrachealtuben aus Plastik mit einem oralen/nasalen Durchmesser von 2,5 und 3 mm sind für Vögel bis herunter zur Größe einer Taube geeignet. Endotrachealtuben aus Gummi ohne Manschette der Größe 3 oder 4 können für etwas größere Vögel wie Amazonen oder Aras verwendet werden. Ein Harnkatheter für Hunde kann adaptiert werden, indem das Ende schräg abgeschnitten und über einer Flamme abgerundet wird. Alle Tuben sollten so gut wie möglich verkürzt werden, um den Totraum zu verringern. Der Tubus sollte locker in der Glottis liegen, damit das Gas außenherum entweichen kann, so daß keine Gefahr besteht, die Luftsäcke zu stark aufzublasen. Befindet sich der Vogel in einer leichten Anästhesie, kann nach Einführen des Tubus eine vorübergehende Apnoe auftreten, besonders nach Ketamin. Durch 1–2 Tropfen 2% Lidocain mit Adrenalin auf die Glottis läßt sich dies verhindern. Xylocainspray darf nicht verwendet werden. Die dabei abgegebene Dosis (10 mg) ist toxisch und da kein Adrenalin zugesetzt ist, wird die Resorption nicht verhindert. Die Glottis ist genau hinter der Zungenwurzel sichtbar. Bei bestimmten Vögeln (z.B. beim Cockerell-Fächerschwanz und Reiher) befindet sich die Glottis weiter hinten im Oropharynx und bei Papageien wird sie durch die kolbenförmige Zunge verdeckt. In allen Fällen ist es nach Vorziehen der Zunge leichter, die Trachea zu intubieren. Der Tubus sollte gleitfähig sein und eine gute punktförmige Lichtquelle ist vorteilhaft.
Die einzig praktikable Möglichkeit, kleine Vögel unter flüchtigen Anästhetika zu halten, kann eine Maske sein. Man kann geeignete Masken herstellen, indem man den Boden einer kleinen Plastikflasche

abschneidet (Abb. 5.2). Der Autor besitzt davon eine Sammlung in verschiedenen Größen. Hohe Plastikflaschen eignen sich zur Herstellung von Masken für Vögel mit langen Schnäbeln (z.B. Strandläufer, Reiher und Tukane). Ist das Plastik durchsichtig, kann man das Auge während der Anästhesie beobachten. Zahlreiche gasförmige Anästhetika sind erfolgreich bei Vögeln eingesetzt worden.

Äther

Diese Substanz ist in Plasma stark löslich und daher wird es als alleiniges Anästhetikum sowohl zur Einleitung wie zur Aufrechterhaltung der Narkose verwendet. Einleitungs- und Erholungsphase der Anästhesie sind verlängert. Die Geschwindigkeit der Einleitung und die Erholungsrate flüchtiger Anästhetika verhalten sich umgekehrt proportional zur Löslichkeit des Anästhetikums im Plasma.
Der Einsatz von Äther wird von Sykes (1964) beschrieben, der es Hühnern in Luft bis zu 60 Minuten lang verabreicht hat. Anfangs beobachtete er dabei einen Abfall des Blutdrucks, der sich jedoch bald wieder normalisierte. Der Autor hat Äther ohne Probleme verwendet, doch wurde diese Substanz von besseren Mitteln verdrängt. Der größte Nachteil von Äther ist die hohe Entflammbarkeit; zudem füllt sich ein Raum rasch mit dem typischen Geruch, wenn ein System mit T-Stück verwendet wird.

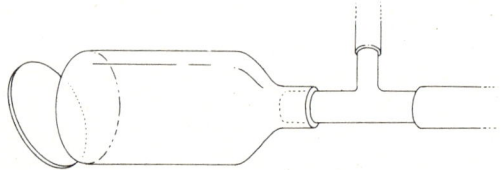

Abb. 5.2: Herstellung einer Anästhesiemaske aus einer Plastikflasche, deren Boden entfernt wurde.

Cyclopropan

Hill u. Noakes (1964) haben zum ersten Mal die Verwendung von Cyclopropan an Hühnern beschrieben. Die Autoren verwendeten eine 25–40 % Mischung in Sauerstoff zur Aufrechterhaltung der Anästhesie in einem geschlossenen Kreissystem nach Einleitung mit Pentobarbital. Die Anästhesie wurde manchmal drei Stunden lang aufrechterhalten. Sie war ausgezeichnet und die Aufwachphase rasch. Heutzutage wird es wegen der hohen Explosionsgefahr nur noch selten verwendet (Explosionen können bereits durch Entladungen statischer Elektrizität ausgelöst werden).

Halothan

Dieses Anästhetikum wurde von sehr vielen Tierärzten verwendet, z.B. von Marley u. Payne (1964), Jones (1966), Graham-Jones (1966). Der Autor hat diese Substanz 25 Jahre lang bei Vögeln eingesetzt, oft als alleiniges Anästhetikum. Viele dieser Narkosen haben über eine Stunde gedauert. Marley u. Payne verwendeten es bis zu drei Stunden. Jones (1977) meint, daß die Gefahr der Überdosierung groß sei. Nach Meinung des Autors ist es jedoch sicher, sofern der Tierarzt die Physiologie des aviären Respirationssystems verstanden hat und das Mittel dementsprechend verabreicht. Da Halothan relativ unlöslich in Plasma ist, sind Einleitungs- und Aufwachphase der Anästhesie rasch. Obgleich manche Autoren die Anästhesie gerne mit 3–4 % Halothan bei einer Sauerstoffflußrate mit 0,5–2 Litern einleiten, zieht der Autor es vor, das Anästhetikum langsam bei allmählich ansteigender Konzentration von 0,5–1 % zu verabreichen und es dann auf 2,5–3 % zu erhöhen, bis die gewünschte Narkosetiefe erreicht ist. Nur selten ist es nötig, über 3 % zu gehen. Die Einleitung nach dieser Methode dauert länger, doch bei Abwehrbewegungen des Vogels besteht eine geringere Gefahr, daß die hinteren Luftsäcke mit konzentriertem Anästhetikum angefüllt sind, wenn eine Apnoe eintritt.

Halothan kann zusammen mit 50 % Lachgas gegeben werden. Die Einleitung ist dann etwas ruhiger. Wegen der Gefahr einer Hypoxie ist ein Anteil von Lachgas über 50 % nicht ratsam.

Gewöhnlich kann man Vögel auf 2,0–2,5 % Halothan halten, sofern es als alleiniges Anästhetikum verwendet wird. Wenn ein injizierbares Mittel für die Einleitung gegeben wurde, kann man den Vogel oft auf einer niedrigeren Konzentration von 0,5–1,5 % halten.

Nach Meinung von Redig (1983) besteht der einzige Nachteil vom Halothan darin, daß für eine sichere Anwendung ein teurer Präzisionsverdampfer nötig ist. Der Autor jedoch hat es – und tut es manchmal heute noch – mit einem Boyle-Verdampfer oder aus einer Plastikflasche verabreicht.

Methoxyfluoran

Dieses Anästhetikum ist in Plasma löslicher als Halothan, daher dauern Einleitung und Erholungsphase länger. Die Substanz hat eine große therapeutische Breite und ganz allgemein gilt es als das sicherste von allen flüchtigen Anästhetika. Redig (1983) fand es dagegen gefährlich beim Weißkopfseeadler, bei dem innerhalb von einer Minute nach Anwendung eine Apnoe auftrat, die eine mechanische Ventilation erforderlich machte.

Die Einleitung kann mit Methoxyfluoran in einer Konzentration von 3,5–4,0% erfolgen und sie dauert etwa 8–10 Minuten. Anschließend kann der Vogel auf 1,5–2,0% gehalten werden. Dieses Anästhetikum läßt sich auch ohne einen teuren Verdampfer verabreichen, jedoch entsteht dann möglicherweise ein größerer Verlust. Da Methoxyfluoran einen hohen Siedepunkt hat, ist es schwer, eine Konzentration über 3,5% herzustellen. Das Präparat ist ein gutes Analgetikum und offensichtlich hält die Analgesie noch nach dem Aufwachen an. Es wird vom Fettgewebe resorbiert, von dort langsam wieder freigesetzt und in der Leber metabolisiert. Sein Hauptnachteil ist der Preis, der gegenwärtig dreifach höher als vom Halothan ist.

5.6 Zwischenfälle während der Anästhesie

5.6.1 Apnoe

Die wahrscheinlichsten Ursachen für eine Apnoe sind zuviel Anästhetikum, Toxizität des Anästhetikums und Hyperkapnie. Eine Apnoe tritt auch nach primärem Herzstillstand ein.

Narkosegas- und Lachgaszufuhr müssen sofort abgestellt werden. Die Sauerstoffflußrate wird erhöht und sofort mit einer mechanischen Beatmung begonnen. Man kann dies durch intermittierendes Verschließen des Abluftarmes vom Ayre-T-Stück mit dem Finger durchführen. Nach dieser Methode läßt sich außer bei größeren Vögeln eine recht zufriedenstellende Beatmung durchführen. Bei kleinen Vögeln ist auch ohne Endotrachealtubus eine angemessene Beatmung möglich, sofern die Sauerstoffflußrate relativ hoch ist (z.B. 2 Liter pro Minute). Man darf nicht überventilieren – Ziel ist es, eine mäßige Dehnung der Bauchwand und eine leichte Bewegung des Thorax zu erreichen. Überventilation eliminiert CO_2 und hindert die Chemorezeptoren, die Atmung anzuregen. Erfolgt sie sehr heftig, können die Luftsäcke reißen.

Auch, wenn man kein flüchtiges Anästhetikum verwendet, ist es dennoch wichtig, einen Endotrachealtubus zu legen, so daß eine künstliche Beatmung durchgeführt werden kann. Der Versuch, den Vogel durch Druck aufs Sternum künstlich zu beatmen, wird keine große

Wirkung haben und kann eher Rippen, Leber oder andere Organe schädigen.

Kommt es nicht innerhalb von 2–3 Minuten nach der künstlichen Beatmung zu einer spontanen Atmung, wird Doxapram[8] in einer Dosis von 7 mg/kg (0,3 ml/kg) injiziert. Man kann es 1:3 verdünnen und bei einem großen Vogel langsam intravenös geben. Bei kleinen oder mittelgroßen Vögeln kann es in die Mundhöhle getropft, um dann über die Schleimhäute resorbiert zu werden.

5.6.2 Atemdepression während einer langdauernden Anästhesie

Die Operation ist zu unterbrechen. Die Sauerstoffflußrate wird erhöht und eine vorsichtige künstliche Atmung begonnen, um das Anästhetikum aus den Luftsäcken zu entfernen.

Verlegung des Endotrachealtubus

Dies kann sich durch heftigere und übermäßige Atemgeräusche andeuten. Schnalzende, gurgelnde oder hochklingende Quietschgeräusche, die mit denen eines aufwachenden Vogels verwechselt werden können, sind alle ein Hinweis für eine Verlegung der Luftwege. Gewöhnlich ist eine Zyanose nicht sichtbar (mit Ausnahme bei Hühnern). Wird sie bemerkt, ist es im allgemeinen zu spät, um die Situation zu retten.

Der Tubus wird entfernt, durchgepustet oder besser durch einen anderen ausgetauscht. Scheint dennoch weiterhin Schleim vorhanden zu sein, wird dieser mit Hilfe einer Kanüle und eines Katheters aspiriert.

Herzstillstand

Ein Herzstillstand tritt normalerweise erst einige Zeit nach einem Atemstillstand auf. Bei Verwendung von Halothan beobachteten Marley u. Payne (1964) an Hühnern, daß eine Zeitspanne von 10 Minuten zwischen Atem- und Herzstillstand lag. Wird die Herzfunktion nicht in irgendeiner Form überwacht, bemerkt man einen bereits eingetretenen Herzstillstand kaum. Versuchsweise kann der Tierarzt intermittierend mit den Fingern Druck aufs Sternum ausüben, aber meist ist dies ebenso erfolglos wie eine intrakardiale Injektion von Adrenalin oder Lidocain.

---

[8] Dopram-V® (Albrecht)

5.7 Anästhesieschemata

5.7.1 Kurze Eingriffe mit einer Maximaldauer von 10 Minuten, kurze Aufwachphase

Ohne Zweifel ist Halothan in einem Gasgemisch aus 50% Sauerstoff und 50% Lachgas für alle Vogelarten das beste Anästhetikum, wenn kurze Eingriffe eine Allgemeinanästhesie erfordern. Allerdings muß es unbedingt vorsichtig und langsam verabreicht werden, am besten über einem genauen Verdampfer. Nie darf die Konzentration höher als 3% sein und sie ist zu reduzieren, sobald die gewünschte Narkosetiefe erreicht ist.

Methoxyfluoran ist sicherer, aber teurer und Einleitung und Aufwachphase dauern viel länger. Bei großen Vögeln ist stets abzuwägen, ob eine Lokalanästhesie nicht geeigneter ist.

5.7.2 Langwierige Eingriffe, Anästhesie bis zu einer Stunde und länger

Folgendes Schema ist für die meisten Vogelarten zufriedenstellend (Ausnahmen siehe am Schluß des Abschnittes). Die Anästhesie wird mit einer Kombination aus intramuskulär verabreichtem Ketamin und Xylazin eingeleitet; darauf wird der Vogel auf 0,5–1,5% Halothan in 50% Sauerstoff und 50% Lachgas gehalten.

Sofern durchführbar, wird der Vogel gewogen und eine Ketamindosis von 20 mg/kg berechnet. Ein gleiches Volumen Xylazin wird hinzugegeben (4 mg/kg). Ist es nicht möglich, den Vogel zu wiegen, wird das Gewicht anhand der Tabellen am Ende dieses Buches geschätzt. 75% der berechneten Dosis werden intramuskulär verabreicht. Wenn die Narkose nach fünf Minuten ausreichend ist, wird mit flüchtigen Anästhetika fortgefahren. Weitere 50% der berechneten Dosis (auf der Basis 20 mg/kg) werden injiziert, wenn der Vogel nicht ausreichend sediert ist. Vor Verabreichung von gasförmigen Anästhetika wird fünf Minuten abgewartet.

Wann immer möglich sollte stets ein Endotrachealtubus gelegt werden.

Atropin in einer Dosis von 0,05–0,1 mg/kg (0,1–0,6 ml/kg), das gleichzeitig mit Ketamin und Xylazin verabreicht wird, erhöht die therapeutische Breite dieser Technik.

Wird dieses Schema bei Greifvögeln angewendet, muß man bei der Gattung Buteo besonders vorsichtig sein. Bei dieser Vogelgruppe ist es ratsamer, mit einer niedrigeren Anfangsdosis von 10 mg/kg Ketamin zu beginnen. Zu beachten sind auch die unterschiedlichen Dosierungen, die in Abschnitt 5.5.3 erwähnt worden sind.

Diese Anästhesietechnik ist nicht geeignet für Teichhühner, Tauben, Turakos, Nashornvögel, Geier und langbeinige Vögel.

Alphaxalon-Alphadolon als intravenöse Injektion

Diese Technik ist für die vorstehend aufgeführten Vogelgruppen am besten geeignet. Kleineren Tieren kann dieses Präparat intramuskulär verabreicht werden, allerdings sind die Resultate nicht so einheitlich. Wann immer möglich wird der Vogel vorher gewogen. Vögel unter einem 1 kg erhalten 10 mg/kg und über 3 kg 4–5 mg/kg intravenös bzw. 36 mg/kg intramuskulär. Eine Prämedikation mit Atropin erhöht möglicherweise die therapeutische Breite. Sobald Respirations- und Herzrate regelmäßig sind, wird langsam das flüchtige Anästhetikum (Halothan) zur Aufrechterhaltung der Anästhesie verabreicht.

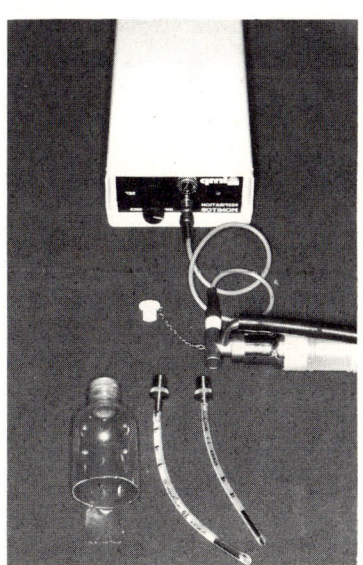

Abb. 5.3: Der «IMP»-Respirationsmonitor, der für alle Vogelarten ab 100 g Körpergewicht verwendbar ist.

6. Chirurgie

6.1 Allgemeine Überlegungen

6.1.1 Auswahl des Patienten für eine Operation

Vor jeglicher Operation bei einem Vogel ist es ratsam, eine gründliche klinische Untersuchung durchzuführen. Selbstverständlich sind Vögel im Schockzustand nach einem Trauma Risikopatienten für eine Operation. Für den adipösen Wellensittich, der sein Leben lang im Käfig eingesperrt war, ist die Operation gleichermaßen ein Risiko. Allerdings hat der Autor zu seinem Erstaunen bei zahlreichen Gelegenheiten erlebt, daß abnorm dünne Vögel, die in einem schlechten Allgemeinzustand waren, eine Anästhesie und Operation überlebt haben. Wenn möglich, sollte man zuerst versuchen, den Ernährungszustand solcher Patienten zu verbessern. Am meisten gefährdet ist wahrscheinlich ein Vogel mit einem offensichtlichen respiratorischen Problem. Jeder dyspnotische Vogel oder einer, der bei den geringsten Manipulationen Atembeschwerden bekommt, ist ein Risikopatient für eine Operation. Das gleiche gilt für einen Vogel mit einem Aszites oder einer großen raumfordernden Masse im Abdomen.

6.1.2 Lagerung des Patienten während der Operation

Bei jedem Vogel, der auf den Rücken gelagert wird, verringert sich das Luftsackvolumen, so daß sich bei Vögeln mit raumfordernden Läsionen in der Bauchhöhle dieser Zustand verschlimmert. Dieses Problem wird detaillierter im Abschnitt 5.2.1 behandelt. Obwohl die Mehrzahl der chirurgischen Patienten auf den Rücken gelegt werden können und wahrscheinlich in dieser Position nicht bewegt werden, ist es besser, sie in ventraler oder lateraler Lage zu haben. In Seitenlage sollte darauf geachtet werden, daß die Flügel nicht gewaltsam zu weit hinten oberhalb des Körpers verschränkt werden, weil dies die Atembewegungen behindern kann.

6.1.3 Wesentliche Ausrüstung

Eine Sammlung kleiner Instrumente ähnlich wie in der ophthalmologischen Chirurgie oder Mikrochirurgie sind zu verwenden. Folgende

Liste ist sehr nützlich und sie umfaßt das Mindeste, was man haben sollte:

1. 4,5″ (114 mm) Enukleation- oder Strabismusscheren.
2. Gewebefaßzange mit 1–2 Zähnen wie eine Lister-Konjunktivazange.
3. Gerade feine Arterienklemme nach Halsted.
4. Gebogene feine Arterienklemme nach Halsted.
5. Eine stumpfe Sonde. Sterile Baumwoll-Tupfer erfüllen den gleichen Zweck und können als Tupfer zum Entfernen von Blut oder Exsudat dienen.
6. Ein feiner Nadelhalter.
7. Eine Spreullnadel verbunden mit einer sterilen 10 ml Spritze eignet sich als Sauger oder zur Irrigation.
8. Geeignetes Nahtmaterial z.B. monofiles Polyamid[1] 2 metric, 3/0 Chromcatgut (3 metric) oder Polyglactin[2] 910, angeschweißt an runde, spitz zulaufende scharfe Nadeln. Bei Verwendung von resorbierbaren Material braucht der Vogel zum Fädenziehen nicht erneut in die Hand genommen zu werden.

Beim Arbeiten mit diesen Instrumenten während feiner Operationen hat der Operateur im Sitzen eine bessere Kontrolle über seine Hände und kann seine Ellenbogen vielleicht auf dem Tisch abstützen. Eine Vergrößerung in irgendeiner Form in Verbindung mit einer guten Lichtquelle ist empfehlenswert. Optimal allerdings auch kostspielig, ist ein Operationsmikroskop. Binokulare Lupen oder Vergrößerungsbrillen sind ebenfalls hilfreich. Das kostengünstigste System ist eine Linse kombiniert mit einer runden Leuchtstoffröhre. Sie werden von verschiedenen Herstellern für chirurgische Instrumente vertrieben und zahlreiche verschiedene Ausführungen werden in der Industrie von Personen verwendet, die Feinarbeiten verrichten. Harrison (1984) schlägt vor, das Glasfiber-Laparoskop (siehe Kapitel 2) auf einen flexiblen Arm zu montieren, wie man ihn auch für Tischlampen verwendet, und es als Vergrößerung und Lichtquelle zu benutzen. Solch eine Lichtquelle und die Vergrößerung sind ausgezeichnet, doch ist das Gesichtsfeld etwas eingeschränkt.

[1] Supramid (Albrecht)
[2] Vicryl (Ethicon)

6.1.4 Blutungen

Zweifellos sterben bei Vögeln viele OP-Patienten infolge von Blutverlust. Der systemische Blutdruck bei Vögeln ist hoch im Vergleich zu Säugetieren. Ein Blutverlust aus durchtrennten Gefäßen erfolgt daher schnell und es ist überaus wichtig, die Blutung zu stillen, besonders bei kleinen Vögeln.

Allerdings haben Kovách et al. (1968 und 1969) nachgewiesen, daß mehrere Vogelarten einen Blutverlust besser tolerieren können als Säugetiere. Das zirkulierende Blutvolumen beträgt im allgemeinen etwas mehr als 10 % vom Körpergewicht, jedoch hat Kovách gezeigt, daß Tauben einen Blutverlust von 8 % ihres Körpergewichts während einer länger dauernden Blutung überleben können. Obwohl Blutdruck und Herzfrequenz abfielen, normalisierten sie sich wieder innerhalb von einer halben bis zu fünf Stunden. Dieser Effekt kommt offensichtlich durch die stark vergrößerte kapillare Oberfläche zustande (3–5mal mehr als bei einer Hauskatze), die eine Resorption von Flüssigkeitsreserven aus den Geweben und eine sehr ausgeprägte Vasokonstriktion in den Skelettmuskeln bereitstellt. Unter Praxisbedingungen hat der Autor oft beobachtet, daß zur Operation vorgestellte Vögel traumabedingt unter einem erheblichen Blutverlust litten, und trotzdem überlebt haben.

Die arteriellen Kapillaren in den Muskeln werden stärker als es bei Säugetieren der Fall ist durch autonome Nerven reguliert, weniger durch die Konzentration der lokalen Metaboliten (H^+, CO_2 und Milchsäure). Aus diesem Grunde kann eine Prämedikation mit Atropin vor der Operation einer Blutungsneigung vorbeugen. Obwohl die Herzfrequenz in Ruhe bei vielen Vögeln niedriger ist als bei Säugetieren von vergleichbarer Größe, können Streß und Aufregung sehr rasch eine viel höhere Herzfrequenz herbeiführen. Abwehrbewegungen aufgrund einer unzureichenden Tiefe der Anästhesie können beträchtliche Blutungen verursachen. Harrison (1984) hat bei Vögeln Bluttransfusionen durchgeführt. Es hat sich gezeigt, daß Blut von heterogenen Spezies ohne weiteres für eine erstmalige Transfusion verwendet werden kann (siehe 5.2). Allerdings wird selten Blut schnell für eine Transfusion verfügbar sein, und angesichts der oben erwähnten Beobachtungen von Kovách et al. ist der vorsichtige Einsatz eines Plasmaexpanders wie Haemacel[3] in den meisten Fällen völlig ausreichend.

[3] Haemacel® (Behring)

6.1.5 Reinigung und Antisepsis der Operationsstelle

Um ein sauberes Operationsfeld zu erhalten, muß jede Feder äußerst sorgfältig gerupft werden. Eine abgeschnittene Feder wird nicht vor der nächsten Mauser des Vogels nachwachsen. Das Rupfen kann mühsam sein; mitunter wird es durch eine Pinzette erleichtert. Der Federschaft muß fest gefaßt und sauber ausgerissen werden, so daß die germinative Schicht der Federpapille nicht verletzt wird und die Feder sich wieder regeneriert. In den meisten Fällen kommt es innerhalb von wenigen Wochen nach dem Rupfen zur Regeneration. Eine vollausgewachsene Feder ist eine tote Struktur, die beim Rupfen nicht blutet. Wird eine Feder gezupft, bevor das Wachstum abgeschlossen bzw. wenn die Feder noch nicht vollständig aus der Federscheide herausgekommen ist, kommt es zu einer – manchmal profusen – Blutung.

Zur Reinigung der Operationsstelle sollte nur eine minimale Anzahl von Federn entfernt werden, damit – besonders bei kleinen Vögeln – kein übermäßiger Wärmeverlust entsteht. Aus dem gleichen Grunde wird die Operationsstelle möglichst nur mit einer minimalen Menge eines Antiseptikums gereinigt. Reinigung und Desinfektion kann mit einer quarternären Ammoniumverbindung[4], Chlorhexidin[5], Benzalkoniumchlorid[6], oder mit einem milden jodhaltigen Antiseptikum, wie einem Polyvinyl-Pyrrolidon-Komplex[7] erfolgen.

Zur Verringerung des Wärmeverlustes sollte der Patient auf ein elektrisches Heizkissen oder eine feste Wärmflasche gelegt werden, die mit sterilen Tüchern abgedeckt ist.

6.2 Chirurgie der Haut und deren Anhangsgebilde

Die Vogelhaut ist an allen Stellen viel dünner als bei Säugetieren von vergleichbarer Größe. Dicke und Festigkeit der Haut variieren zwischen den Federfluren (Pterylae) und den federlosen Rainen (Apteria). In den Apteria hat die Haut ein stärkeres Maschenwerk an Kollagenfasern (Stettenheim, 1972).

Chirurgische Einschnitte werden am besten in die Apteria gesetzt,

---

[4] Cetrimid® (ICI)
[5] Hibitane® (ICI)
[6] Zephirol® (Bayer)
[7] Braunol® (Braun Melsungen)

parallel und in die Mitte zwischen die benachbarten Federfluren und die späteren Nähte gehen ebenfalls durch die Apteria.

Haut und Unterhaut enthalten nur wenige horizontale Lagen elastischer Fasern, so daß die Haut des Vogels nicht sehr elastisch ist. Mit den darunterliegenden Muskeln ist sie nicht fest verbunden, in manchen Gebieten jedoch (Kopf, Karpus, Krallen, Becken) ist die Haut fest und augedehnt mit dem Knochen verwachsen. Deshalb ist die Vogelhaut nicht sehr beweglich und reißt leicht ein, besonders an den Stellen, an denen sie dem Knochen anliegt.

Die Haut wird am besten unter Verwendung von Nahtmaterial genäht, das an eine atraumatische Nadel angeschweißt ist. Vogelhaut enthält zahlreiche Blutgefäße, sowohl Kapillaren wie auch größere Gefäße, und Blutungen können ein Problem werden. Wenn möglich, sollten die Einschnitte mit einem Elektrochirurgiemesser oder einem ophthalmischen Diathermiemesser gemacht werden. Für die meisten Operationen am Vogel sollte überhaupt kein Skalpell verwendet werden. Steht kein Diathermiemesser oder ein ophthalmischer Kauter zur Verfügung, kann man den Einschnitt nach Einkerben mit einer stumpfen Schere durchführen.

6.2.1 Rißwunden

Rißwunden werden manchmal durch Angriffe von Rivalen oder Hineinfliegen in scharfe Gegenstände verursacht, letzteres besonders bei windigem und stürmischem Wetter. Brieftauben kehren nicht selten heim, nachdem sie in Telefonleitungen oder Stacheldrähte geweht worden sind. Wenn solche Wunden auf das vordere Sternum übergreifen, was häufig der Fall ist, kann der Schlüsselbeinluftsack verletzt sein, wodurch ein subkutanes Emphysem entsteht. Im allgemeinen heilt es spontan ab, doch kann man, falls nötig, die Luft mit einer Kanüle und einer Spritze ablassen. Sofern die Wunde frisch ist und die Blutung gestillt werden konnte, kann die Wunde in der routinemäßigen Weise behandelt werden und meist heilt sie komplikationslos ohne Sekundärinfektion.

6.2.2 Subkutane Abszesse

Subkutane Abszesse im Kopfbereich sind keine Seltenheit, besonders bei Papageien. Oft sind die paranasalen Sinus um die Augen mitbetroffen; doch treten sie ebenfalls in der submanibularen Region auf. Diese Abszesse sind im allgemeinen mit eingedicktem, käsigem Eiter gefüllt. Die Abszesse werden mit einem Skalpell und einer Klinge Nr. 11 eröffnet, indem zunächst die Spitze eingestochen und dann die Schneide vom Vogel weg nach außen geführt wird. Darauf wird der Eiter ausgekratzt und die Wundhöhle kürettiert. Man kann einen scharfen Löffel nach Volkmann verwenden, jedoch erweist sich bei kleinen Vögeln ein Zahnsteinentferner für Hunde mit einem abgerundeten, spatelförmigen Ende oft als nützlich. Bei der Eröffnung submandibularer Abszesse muß man darauf achten, die großen subkutanen Blutgefäße in dieser Region zu schonen. Vor einer Hautnaht sollte eine bakteriologische Tupferprobe für eine Kultur und einen Antibiotika-Resistenztest genommen werden. Man kann bei Eröffnung eines Abszesses Ampicillin injizieren, obwohl das Antibiotikum möglicherweise später nach den Ergebnissen der bakteriologischen Kultur gewechselt werden muß. Bei sehr kleinen Vögeln von 15−20 g ist mitunter eine Naht nach Eröffnung des Abszesses nicht durchführbar. In solch einem Fall kann die Höhle mit einem Silbernitratstift kauterisiert oder offengelassen werden, damit sie mit Granulationsgewebe verheilt.

Manchmal treten Abszesse im Ohr und um das Ohr auf. Die angrenzende Haut kann sich verdicken und der Ohrkanal mit Exsudat anfüllen. Bei solchen Abszessen ist große Vorsicht nötig wegen der Gefahr einer Blutung und Verletzung des Trommelfells, das relativ nahe an der Oberfläche liegt. Möglicherweise ist es besser, zunächst mit topischen Steroiden in Kombination mit Antibiotika eine Abschwellung herbeizuführen.

6.2.3 Federzysten

Im allgemeinen sieht man Federzysten im Bereich des Karpus, doch können sie auch an anderen Teilen des Körpers auftreten. Der Autor hat sie niemals bei den vielen tausend Wildvögeln gesehen, die er untersucht hat. Am häufigsten sind sie bei manchen Kanarienrassen anzutreffen, kommen jedoch auch bei anderen in Gefangenschaft gehaltenen Vögeln vor. Sie können genetische Ursachen haben, oder durch mechanische Verletzung eines wachsenden Federfollikels bzw. durch übermäßiges Putzen des Vogels verursacht werden. Im allgemeinen sind sie trocken und enthalten die Reste einer nichtentwickelten Feder, die nicht in der normalen Weise aus dem Follikel herauswachsen konnte. Allerdings haben auch manche Neoplasmen Ähnlichkeit mit Federfollikeln und bluten profus, sobald sie eröffnet werden. Da bei Federfollikeln die abnorme Ausrichtung persistiert, rezidivieren diese Zysten, wenn sie lediglich eröffnet werden. Der gesamte Hautabschnitt einschließlich der Zyste sollte vorsichtig reseziert werden. Eine Resektion ohne Verletzung der benachbarten Follikel ist nicht einfach, da die Haut in diesem Gebiet fest mit dem darunterliegenden Knochen verbunden ist.

6.2.4 Subkutane Tumoren und Zysten

Man sieht sie bei allen Vogelarten, am häufigsten jedoch bei den Psittaciden, besonders beim Wellensittich. Meist sind sie nicht invasiv, doch werden sie ulzerös. Gewöhnlich lassen sie sich leicht mit Hilfe einer geschlossenen feinen Arterienklemme vom angrenzenden Gewebe entfernen. Alle Blutgefäße, die das Neoplasma versorgen, sind sorgfältig ausfindig zu machen und abzuklemmen. Ganz besonders gilt dies für die lipomatösen Tumoren, die man über dem Thorax beim Wellensittich findet. Darunter liegen häufig große Blutgefäße, die profus bluten können. Größte Aufmerksamkeit ist jeder postoperativen Blutung in die Wunde zu schenken. Aus diesem Grund sollte lockere Haut, die nach Entfernen eines großen Tumors übrigbleibt, abgetrennt werden, um den Totraum zu verkleinern.

Fettige Tumoren bei Wellensittichen werden am besten präoperativ durch eine strikte Diät und medizinische Maßnahmen verkleinert. Dadurch bessert sich auch der Allgemeinzustand des Vogels. Samenkörner sollten rationiert werden: ein gehäufter Teelöffel zweimal täglich. Lösliche Vitamine und verdünnte Lugolsche Lösung (Jodzufuhr) werden dem Trinkwasser zugesetzt.

6.2.5 Tumoren der Gl. uropigii (Bürzeldrüse)

Es kann sich um gutartige Adenome oder bösartige Adenokarzinome handeln, die mit den darunterliegenden Knochen zusammenwachsen. Im allgemeinen ist eine Blutung kein Problem; wenn der Tumor jedoch bis zu einer beachtlichen Größe heranwachsen konnte, ist die chirurgische Versorgung möglicherweise schwierig. Ein Entfernen der Bürzeldrüse scheint keine nachteiligen Wirkungen zu haben. Anscheinend ist sie für die Instandhaltung des Gefieders beim Wellensittich nicht essentiell und möglicherweise auch nicht bei anderen Vogelarten, denn sie fehlt bei manchen Spezies wie beispielsweise vielen Tauben, Papageien, Emus, Kassuars, und Trappen (King u. McLelland, 1975 b). Die Zusammensetzung des Sekretes unterscheidet sich bei den einzelnen Spezies, aber im allgemeinen enthält es einen Komplex von wasserabweisenden Wachsen, Lipiden und Proteinen. Es kann auch eine Vitamin D-Vorstufe enthalten (Stettenheim, 1972). Möglicherweise ist diese Vorstufe des Vitamin D nur bei wachsenden Vögeln von Bedeutung.

6.3 Die Kopfregion

6.3.1 Zufällige Wunden

Abgesehen von Schnabelfrakturen, die später erörtert werden, führen andere Frakturen wahrscheinlich zum sofortigen Tod. Weniger schwere Verletzungen jedoch können die Haut einschließlich der Augenlider beschädigen. Bei den meisten Vogelarten ist die Haut über dem gesamten Kopf nicht sehr elastisch und mit dem Knochen verwachsen. Jede Wunde, die älter als einige Tage ist, kontrahiert sich und wird fibrotisch. Deshalb ist es schwierig, die Hautränder aneinanderzunähen. Wenn das untere Augenlid am nasalen Kanthus verletzt ist, kann man manchmal den übrigen Teil des Augenlides durch eine laterale Kanthotomie, wie in Abb. 6.1 dargestellt, nach vorne ziehen. Unter diesem Einschnitt darf kein Hautkeil entfernt werden, wie es manchmal bei Säugetieren für diese Art einer plastischen Chirurgie geschieht. Beim Vogel entsteht dadurch nur eine zu große Spannung

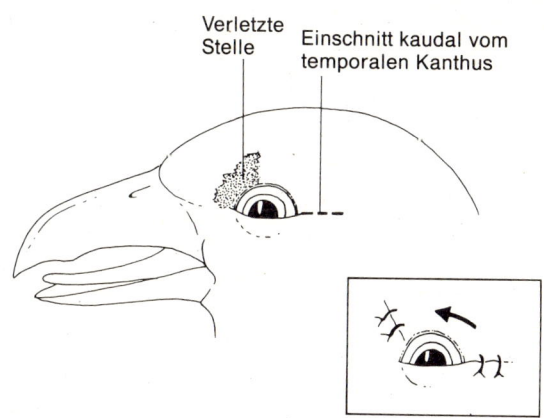

Abb. 6.1: Einschnittstellen für eine chirurgische Naht bei Verletzung des Oberlides.

am unteren Augenlid. Das untere Augenlid ist es, das bei Vögeln die meisten Bewegungen ausführt, um den Augapfel abzudecken.

6.3.2 Enukleation des Auges

Bevor diese Operation durchgeführt wird, sollten folgende Faktoren mit berücksichtigt werden: Das Vogelauge ist im Verhältnis zu dem der Säugetiere vergleichbarer Größe viel größer, besonders bei Greifvögeln. In Wirklichkeit sind Vogelaugen viel größer als sie dem oberflächlichen Betrachter erscheinen und sie nehmen im Schädel mehr Raum ein als das Gehirn! Die Größe der äußeren Augenmuskeln ist stark reduziert und der daraus resultierende Bewegungsverlust des Augapfels wird durch eine gesteigerte Bewegung des gesamten Kopfes kompensiert, der von einem sehr flexiblen Hals unterstützt wird. Durch die Rückbildung der Augenmuskeln ist zwischen Augapfel und Augenhöhle wesentlich weniger Raum für den Operatur zum Arbeiten. Der Augapfel ist viel starrer als beim Säugetier. Die Sklera ist nicht nur knorpelig, sondern um den Rand nahe dem Übergang von der Kornea in die Sklera befindet sich ein Ring knöcherner Platten. Das Interorbitalseptum zwischen den beiden Augen ist nur sehr dünn, besonders auffällig bei Eulen. Beim Entfernen eines Auges kann leicht der Sehnerv des anderen Auges verletzt werden. Bei bestimmten Spezies befindet sich hinten im Auge ein U-förmiger Knochen in der Sklera, der den Sehnerv umgibt. Am Übergang der Kornea in die Sklera liegt ein gut entwickelter Venenplexus.

Die einfachste Methode einer Enukleation besteht in der lateralen Kanthotomie und einem darauffolgenden Einschnitt in die Kornea, um das Kammerwasser, die Linse und den Glaskörper zu entfernen. Sklera und Kornea sollten dann vorsichtig mit Schere und Pinzette in den entstandenen freien Raum geklappt werden. Manchmal ist es besser, den hinteren Teil der Sklera mit den anhängenden Geweben intakt zu lassen und die Augenhöhle mit einem absorbierenden Fibrin- oder Gelatineschwamm auszutamponieren. Darauf werden die Augenlider zusammengenäht, nachdem vorher der Rand jedes Lides entfernt worden ist.

Hin und wieder sieht man bei Vögeln Tumoren der Membrana nicitans. Vom kosmetischen Gesichtspunkt abgesehen, der für den Besitzer beunruhigend sein kann, sollte der Tierarzt stets abwägen, ob es absolut nötig ist, diese Membran zu entfernen. Wie bei Säugetieren hat die Membrana nicitans, bei Vögeln wahrscheinlich noch in einem höheren Maße, eine sehr wichtige Schutzfunktion für das Auge. Nach Entfernen dieser Membran kann sich eine Keratitis entwickeln.

6.3.4 Einführung einer Kanüle in die infraorbitalen Sinus

Diese Prozedur ist einfach und kann bei einem ruhigen Vogel ohne Anästhesie durchgeführt werden. Der Eingriff kann bei jeder Vogelart mit einer chronischen Sinusitis nötig werden (siehe auch den Abschnitt über die klinische Untersuchung des Kopfes). Der Eintrittspunkt ist in Abbildung 6.2 dargestellt. In schweren Fällen ist der Sinus gut ausgedehnt und das Einführen einer Kanüle kann ohne Schwierigkeiten in das Gebiet mit der größten Ausdehnung durchgeführt werden. Beim Wellensittich braucht man eine Kanüle nur horizontal bis zu einer Tiefe von etwa 2 mm vorschieben. Das geeignete Flüssigkeitsvolumen für eine Injektion liegt zwischen 0,1–0,3 ml. Überschüssige Flüssigkeit tritt durch die Nasenlöcher aus, kann aber ebensogut in den Pharynx fließen; daher muß man aufpassen, daß nichts die Glottis hinunterfließt.

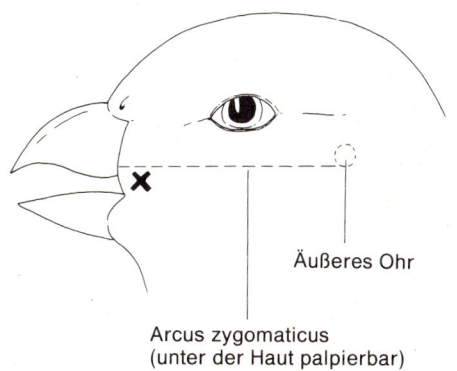

Äußeres Ohr

Arcus zygomaticus
(unter der Haut palpierbar)

Abb. 6.2: Das Kreuz kennzeichnet den Zugang für eine Kanüleneinführung in die infraorbitalen Sinus.

6.3.5 Hyperkeratinisierung der Wachshaut und der Nasenöffnungen

Beim Wellensittich entwickelt sich manchmal auf der Wachshaut eine hornartige Vorwölbung und versperrt unter Umständen die Nasenöffnungen (siehe Abb. 1.2). Es handelt sich ausschließlich um übermäßiges Keratin, das sich von den basalen Geweben nicht abgeschuppt hat. Es ist trocken, blutleer und kann mit einer Schere oder einer Nagelzange abgeschnitten werden, wobei man darauf achten muß, nicht zu nahe an die empfindliche Wachshaut zu kommen.

Größere Psittaciden können auch Rhinolythe oder Ansammlungen eines trockenen Exsudates in den Nasenöffnungen entwickeln, die wie ein rundes Ventil wirken. Sie können die Atmung teilweise behindern und Beschwerden verursachen. Es ist nicht schwer, sie mit einem Zahnsteingerät herauszuschaben.

6.3.6 Abszesse in der Mundhöhle

Abszesse können in der Mundhöhle an allen Stellen auftreten. Sie können um die Choanenspalte sichtbar sein und die Verbindung zwischen Mund- und Nasenhöhle teilweise blockieren, oder auch, besonders bei Papageien, auf der Zunge vorkommen. Man sollte sie eröffnen und gründlich kürettieren. Da bei Abszessen über der Choanenspalte eine Naht nicht durchführbar ist, sollten sie kauterisiert werden.

6.3.7 Chirurgie am Schnabel

Deformationen und Überlänge

Bei Wellensittichen sieht man häufig einen überlangen oder verformten Schnabel. Es gibt wenig, was chirurgisch zur Korrektur dieser Defekte getan werden kann. Am besten kürzt man solche Schnäbel regelmäßig mit einer Nagelzange. Auch andere Psittaciden bekommen mitunter infolge fehlender Abnutzung überlange Schnäbel, oder es entstehen Verformungen durch übermäßige Abnutzung nach Klettern an den Metallstangen des Käfigs. Metabolische Knochenerkrankungen befallen nicht nur andere Teile des Skelettes, sondern beeinflussen auch das Wachstum von Zwischenkieferknochen und Mandibula, so daß der darüberliegende Schnabel sich verformt. Die Rhamphoteca, d.h. der stark verhornte Schnabeldeckel, ist eine ständig wachsende Struktur. Die verhornte Oberfläche dieses Gewebes fällt zur Schnabelspitze hin schräg ab (Stettenheim, 1972), Ränder und Oberfläche werden normalerweise durch die Benutzung ständig abgetragen. Falkner kürzen regelmäßig den Oberschnabel ihrer Vögel, um eine Überlänge zu verhindern.

In allen Fällen kann man mit einer Nagelzange den Schnabel in Form schneiden (und nicht einfach quer abschneiden) und dann mit feinem

Sandpapier glätten. Sehr geeignet ist ein Schmirgelbrett. Tritt eine Blutung auf, kann sie mit einem Silbernitratstift oder mit einer Eisenchlorid-Lösung kauterisiert werden, die anschließend mit NaCl neutralisiert wird. Hin und wieder sieht man einen Schnabel, der in bezug auf den Schlupf abnorm gewachsen ist, oder gebrochen war und nicht in der korrekten Lage geheilt ist. Der Unterschnabel kann dann in einem bestimmten Winkel zum Oberschnabel abstehen. Möglicherweise meint der Tierhalter, daß dies durch eine Dislokation zustande komme, doch wegen der doppelten Gelenkverbindung des aviären Unterkiefers (Abb. 6.3) ist eine Dislokation unwahrscheinlich. Das Quadratbein besitzt zwei Gelenke; dorsal mit den Os temporale und ventral mit dem Os articulare, so daß jede auf die Mandibula einwirkende zerreißende Gewalteinwirkung verteilt wird.

Bei der Aufnahme von weichem Futter können in so einem Fall Greifschwierigkeiten bestehen, weil das Futter leicht auf eine Seite des Schnabels verrutscht. Zur Lösung dieses Problems gibt es zwei Methoden – beide erfordern eine Osteotomie. Zuerst wird der Längenunterschied beider Seiten sorgfältig gemessen. Beim ersten Verfahren

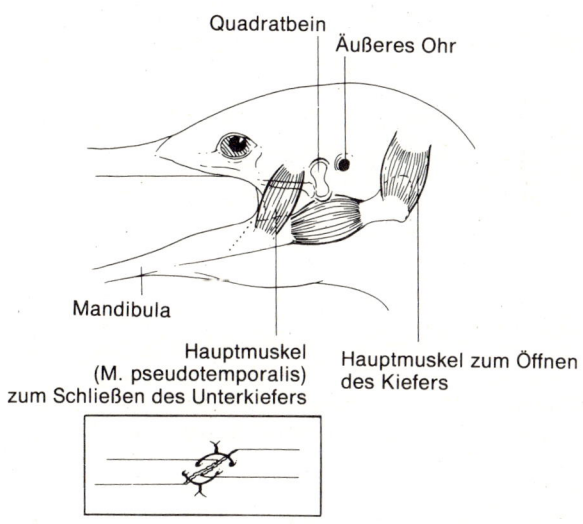

Abb. 6.3: Schematische Wiedergabe der Gelenkverbindung der Manibula zur Darstellung einer Osteotomiemethode. Die punktierte Linie zeigt an, wo der Knochen durchtrennt wird.

wird ein Knochenteil von der längeren der beiden Mandibeln entfernt und der Knochen darauf mit einem oder zwei Heften aus Stahldraht wieder in die richtige Position gebracht. Bei der zweiten Technik wird eine Verlängerungsosteotomie durchgeführt und zwar genau vor der Kommissur der Haut, die Ober- und Unterschnabel bedeckt. An dieser Stelle ist der Knochen recht gut zugänglich und wird nicht von größeren Blutgefäßen überlagert. Der M. pseudotemporalis, der den Schnabel schließt, überlagert den hinteren Teil des Knochens, an dem der Schnitt erfolgen soll. Die Größe dieses Muskels richtet sich nach der Spezies und der Kraft, mit der der Schnabel geschlossen werden kann, die wiederum von den Freßgewohnheiten des Vogels abhängt. Glücklicherweise haben die meisten Vögel, die diese Operation benötigen, schwache Mm. pseudotemporales und relativ lange, gerade Mandibeln. Der Muskelteil, der über dem zu durchtrennenden Knochenabschnitt liegt, wird teilweise vom Knochen gelöst. Nachdem die Richtung der schrägen Durchtrennung des Knochens feststeht, wird entlang der Trennlinie (oberhalb und unterhalb) eine Reihe feiner Löcher gebohrt. Darauf wird der Knochen mit einer Säge durchgetrennt. Der vordere Teil der Mandibula läßt sich dann nach kranial in Relation zu ihrer hinteren Hälfte verschieben und wird mit Heften aus Stahldraht in neuer Stellung fixiert. Wenn die beiden oberen für den Draht gebohrten Löcher weit genug sind, passen auch Catgut oder besser Polyglactin[8]-Hefte hindurch. Dieses resorbierbare Nahtmaterial kann benutzt werden, um den M. pseudotemporalis wieder an seinem alten Platz zu fixieren (Abb. 6.3).

Bei beiden Knochen muß die äußere Haut, die den Knochen bedeckt, auf jeder Seite des Schnittes durch den Knochen vorsichtig ein wenig nach unten gezogen werden. Man sollte so gut wie möglich versuchen, die Haut in der Weise zu nähen, daß die Nahtlinie nicht über der Verbindungsstelle des Knochens liegt, sondern seitlich davon. Zur Durchtrennung des Knochens kann man eine kleine Metallsägeklinge verwenden und manchmal arbeitet man leichter, wenn man die Klinge zuvor in der Mitte durchbricht. Die Drahthefte sollten nur so fest sein, daß die Knochenenden wieder zusammengebracht werden; zu starke Spannung führt meist dazu, daß sich der Draht durch die feine Trabekelstruktur des Knochens schneidet. Nach beiden Verfahren äußern Vögel wenig Beschwerden und ihre Schnäbel sind erstaunlich widerstandsfähig. Gewöhnlich beginnen die Tiere unmittelbar nach der Operation zu fressen. Daher ist eine gewisse externe Stütze empfeh-

[8] Vicryl® (Ethicon)

lenswert. Häufig läßt sich eine Aluminium-Fingerschiene zurecht-
schneiden und so in Form biegen, daß sie eine Art Schiene für die
Mandibula bildet. Sie kann in dieser Position mit Draht fixiert werden, der durch die Haut über dem Knochen geführt wird. Der Erfolg
dieser Operationen hängt nicht nur von der Geschicklichkeit des Ope-
rateurs ab, sondern auch von der richtigen Auswahl der Fälle. Wichtig
ist das Temperament des Vogels. Enten sind gewöhnlich geeignete
Patienten. Auch Größe und Form des Oberschnabels entscheiden über
den Erfolg. Man braucht ein relativ langes und gerades Operationsge-
biet. Ein Nachteil dieser Operation besteht darin, daß der mandibu-
lare Ast des 5. Kranialnerv durch den Kanal der Mandibula zieht und
sehr wahrscheinlich bei der Durchtrennung des Knochens zerstört
wird. Wird die zweite Methode bei einem einigermaßen großen Vogel
angewendet, kann man möglicherweise kreisförmig um den Knochen
schneiden, vorausgesetzt, daß der Nerv durch das vorausgegangene
Bohren nicht schon verletzt worden ist. Allerdings ist der Nerv distal
von diesem Gebiet rein sensorisch und offensichtlich werden Vögel
durch eine Empfindungslosigkeit in dieser Region nicht beeinträchtigt.

Splitterungen oder Frakturen

Handelt es sich bei der Verletzung um einen einfachen Sprung im
Knochen, sind Hefte aus Strahldraht ausreichend, besonders wenn
nur eine Seite betroffen ist. Ist nur die verhornte Decke beschädigt,
kann sie häufig mit Hilfe eines Epoxy-Kunstharzklebers oder mit
einem «Sekundenkleber» auf Cyanacryl-Basis wieder in die richtige
Position geklebt werden.
Wenn der Schnabel schwerer verletzt ist und von der intakten Haut
herabhängt, ist manchmal etwas Widerstandsfähigeres als einfache
Drahthefte nötig. Unterschiedliche Methoden sind von den einzelnen
Tierärzten angewendet worden. Bei all diesen Methoden wurden stets
Steinmann-Nägel oder Kirschner-Drähte verwendet und in gekreuzter
Anordnung plaziert. Zusätzlich werden sie mit achterförmigen Drahtheften verstärkt, die um die Enden der Nägel verlaufen. Am besten
schützt man die Enden der Nägel mit einem Epoxy-Kunstharzkleber
oder einer ähnlichen Substanz. Irgendeine schienenartige Vorrichtung
wie oben beschrieben ist für eine externe Stütze empfehlenswert.

Partieller Verlust des Schnabels

Ein Teilverlust des Schnabels kann bei jeder Vogelart auftreten, am
häufigsten natürlich bei Vögeln mit ziemlich großen bzw. langen
Schnäbeln wie Nashornvögel, Tukane, Papageien, Enten und hin und

wieder Stelzvögel. Bei der zuletzt genannten Gruppe ist jedoch der Schaden aufgrund des langen, dünnen Schnabels irreparabel. Bei Vögeln mit einer breiteren Schnabelbasis kann es gelingen, eine Prothese anzupassen. Wenn nur die Schnabelspitze abgebrochen und besonders wenn der darunterliegende Zwischenkieferknochen nicht mit betroffen ist, kann der Schnabel mit Sandpapier zurechtgefeilt werden. Hin und wieder entwickelt sich wieder ein normaler Schnabel.

Fehlt ein kleiner Teil vom Zwischenkieferknochen, muß vor einer Formgebung das offene Ende ausgefüllt werden. Am besten eignet sich ein chirurgischer Klebstoff wie selbst vulkanisierendes Acryl. Sofern dieser nicht verfügbar ist, kann man auch Epoxy-Kunstharzkleber[9], z.B. auch solche, die für Autoreparaturen verwendet werden, benutzen, denn sie scheinen bei externer Anwendung nicht toxisch zu sein.

Es gibt wenige wissenschaftliche Veröffentlichungen, in denen die Herstellung einer Prothese beschrieben wird. Von Becker (1974) berichtet von einem Problem bei zwei Raben, die beim Transport verletzt wurden und deren Schnäbel durch Anpassen einer Prothese, die das Ende der verbliebenen Schnabelstümpfe bedeckte, korrigiert wurden. Bei den meisten anderen Berichten wurde ein Schnabel verwendet, der aus Fiberglas oder Dentalacryl geformt war. Geeignet ist ein Material, das unter dem Namen Technovit 609[10] vertrieben wird. Bei zwei Gelegenheiten hat der Autor Polyäthylen hoher Dichte für eine Prothese bei zwei Papageien verwendet und Polypropamid, um bei einer Ente den teilweise fehlenden Oberschnabel zu ersetzen. In letzterem Fall wurde der Oberschnabel aus dem Spritzenkörper einer 10 ml-Plastikspritze angefertigt. Verwendet wurde etwa ein Drittel des Kreisumfanges des Spritzenkörpers, der in etwa die richtige Krümmung aufwies. Der Rohrabschnitt wurde dann über die noch erhaltene proximale Schnabelhälfte gelegt und mit Drahthheften aus Stahl in dieser Position fixiert. Der Vogel begann zu fressen, sobald er sich aus der Narkose erholt hatte.

Bei den Papageien wurden die Prothesen aus einem Polyäthylenblock hoher Dichte geschnitzt, ein Material, das zur Herstellung künstlicher Hüftgelenke beim Menschen dient. In beiden Fällen besteht das Problem, eine zufriedenstellende und dauerhafte Fixierung an den Schnabelrest herzustellen. Verwendbar sind chirurgischer Kleber, Metalldrahthhefte oder Kirschner-Drähte, die in gekreuzter Anordnung pla-

[9] Araldyte (Ciba-Geigy)
[10] (Kulzer u. Co., GmbH)

ziert werden. In allen Fällen lockert sich bisweilen die Verankerung wegen des ständigen, heftigen Gebrauchs durch den Vogel und infolge von Druckerosion des Knochens. In dieser Region der Nasenöffnungen ist der Knochen bei keinem Vogel sehr dicht, sondern aus einem Netz verschachtelter Trabekulae zusammengesetzt und von einer dünnen Schale umgeben. Die Natur hat für eine sehr starke und leichte Struktur gesorgt, die sich bewunderswert adaptiert hat, um jeder einzelnen Spezies als Greifwerkzeug zu dienen, aber ungeeignet ist als feste Verankerung für eine orthopädische Operation. Papageien benutzten die Prothese sehr bereitwillig, um senkrecht oder auch quer über die Oberseite des Käfigs zu klettern. Zum Nüsseknacken verwendeten sie den Schnabel nicht. Möglicherweise lag es daran, daß der natürliche Schnabel zahlreiche querverlaufende Rillen an der Innenseite hat. Sie dienen dazu, die Nuß dort mit der Zunge festzuhalten, um sie dann mit der Kraft des Unterschnabels zu knacken. Der Vogel darf nur mit weichem Futter gefüttert werden, z.B. mit im Mixer zerkleinerten Samenkörnern vermischt mit Erdnußbutter und Kartoffelbrei. Diese Vögel fressen gerne verschiedene Obstsorten. In manchen Fällen sind mitunter unmittelbar postoperativ Oesophagotomiesonden nötig.

Es ist fraglich, ob der Einsatz von Prothesen bei Papageien stets gerechtfertigt ist. Obwohl sie gut toleriert werden, können sie für den Vogel, abgesehen vom kosmetischen Gesichtspunkt, nur geringe Vorteile haben. Vögel lernen auch ohne Oberschnabel zu klettern und können recht erfolgreich weiches Futter aufnehmen. Sobald die ursprüngliche Wunde abgeheilt ist, machen sie einen ganz zufriedenen Eindruck.

6.3.8 Chirurgie des Halses

Manchmal steckt ein Fremdkörper im Ösophagus. Es kann sich bei einem Greifvogel um einen langen Knochen von der Beute handeln, oder bei Wasservögeln um einen Angelhaken. Der Ösophagus von Vögeln ist breit und leicht dehnbar, die Muskelwand jedoch dünn. Bei einem anästhesierten Tier kann der Gegenstand manchmal über den Oropharynx entfernt werden. In anderen Fällen ist ein Einschnitt in den Hals nötig. Dabei entstehen keine besonderen Probleme; man sollte den Einschnitt an der linken Seite setzen, da die Jugularvene an der rechten Seite besser entwickelt ist. Die externen Karotisarterien bilden sich erst kurz vor der Kopfbasis und die internen Karotiden werden von der zervikalen Wirbelsäule verdeckt.

Eine Anschoppung des Kropfes kann auftreten. Dies kann als plastische Masse an der Thoraxöffnung tastbar sein. Vorausgesetzt, der Einschnitt wird über das Gebiet mit der größten Ausdehnung gesetzt, besteht kaum Gefahr, andere Strukturen zu verletzen. Es handelt sich um eine einfache Operation, die unter Lokalanästhesie gemacht werden kann. Kropf und Haut sollten getrennt genäht werden.

6.4 Bauchchirurgie

Die klinischen Indikationen für einen Zutritt zum Abdomen sind: 1. Diagnose, 2. Entfernen von Fremdkörpern aus Muskel- und Drüsenmagen, 3. Entleerung einer Anschoppung im Muskelmagen, 4. Entfernen von Tumoren und 5. Entfernen einer Anschoppung im Eileiter.

Der Zugang zum Abdomen verläuft im allgemeinen über einen medianen ventralen Einschnitt. Wurde jedoch eindeutig ein Neoplasma der Gonaden oder Nebennieren diagnostiziert, verschafft ein Flankenschnitt einen besseren Zutritt zu diesen Organen und der dazugehörigen Blutversorgung. Am besten wird der ventrale Einschnitt etwas links (vom Chirurgen aus gesehen) von der Medianlinie gesetzt.

Die Bauchmuskeln sind die gleichen wie bei Säugetieren, aber die Ausdehnung der Linea alba und die Muskeldicke unterscheiden sich, abhängig von der Vogelspezies. Am besten entwickelt ist sie bei stark fliegenden Vögeln. Harrison (1984) schlägt vor, den Medianschnitt durch rechtwinkelig verlaufende Schnitte parallel zum hinteren Rand des Sternums zu erweitern, um so zwei Lappen zu bilden. Dadurch erhält man eine bessere Darstellung. Werden diese parasternalen Einschnitte jedoch weiter als bis zum ersten Drittel des Abstands zwischen der Mittellinie zu den Rippen hinausgezogen, eröffnet man bei manchen Spezies die intestinale Bauchhöhle, was nicht erforderlich sein muß. Direkt unter diesen äußeren Zonen liegen der rechte und linke hintere Thorakalluftsack. Ebenso wird man bei einer zu großen Erweiterung des Medianschnittes, abhängig von der Spezies, in die intestinale Peritonealhöhle eindringen. Bezieht man die oben erwähnten anatomischen Verhältnisse in die Überlegungen mit ein, ist es nicht wünschenswert, alle vier hinteren Luftsäcke anzuschneiden und die Luft daraus zu entfernen (siehe Abb. 6.4).

Erfolgt ein vorsichtiger Einschnitt mit einer stumpfen Schere durch die Linea alba, die dabei mit einer anatomischen Pinzette angehoben und von den darunterliegenden inneren Organen ferngehalten wird, ge-

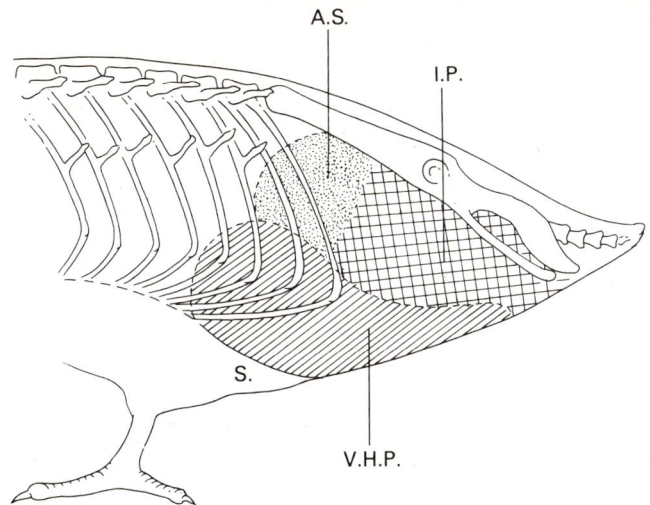

Abb. 6.4: Schematische Wiedergabe der abdominalen Leibeshöhlen und ihre Lage zueinander.
A.S. = rechter und linker kaudaler thorakaler Luftsack; I.P. = linke und rechte intestinale Peritonealhöhle. Die beiden Höhlen werden durch das dorsale Mesenterium getrennt, an dem Intestinum und Reproduktionstrakt aufgehängt sind.
V.H.P. = linker und rechter ventraler Leberbauchfellsack. Sie werden durch das ventrale Mesenterium voneinander getrennt. In den Höhlen befinden sich nur zwei Leberlappen; S. = Sternum. Nach Dunker (1978).

langt man in den rechten ventralen Leberbauchfellsack. Auf dem Boden dieser Höhle (anatomisch die Dorsalfläche) befindet sich eine Membran (rechtes posthepatisches Septum), die ähnlich wie ein Luftsack aussieht, aber eine der Peritonealmembranen ist. Diese erste Höhle zusammen mit den darin enthaltenen Organen wird in Abb. 6.5 dargestellt.
Der Muskelmagen ist durch das ventrale Mesenterium an der Medianlinie mit der Bauchwand verbunden. Distal vom ventralen Mesenterium liegt der linke ventrale Leberbauchfellsack, in dem sich der linke Leberlappen befindet. In den ventralen Leberbauchfellsäcken sind keine Luftsäcke. Dicke und Durchsichtigkeit dieser posthepatischen Septen unterscheiden sich je nach Größe des Vogels (desglei-

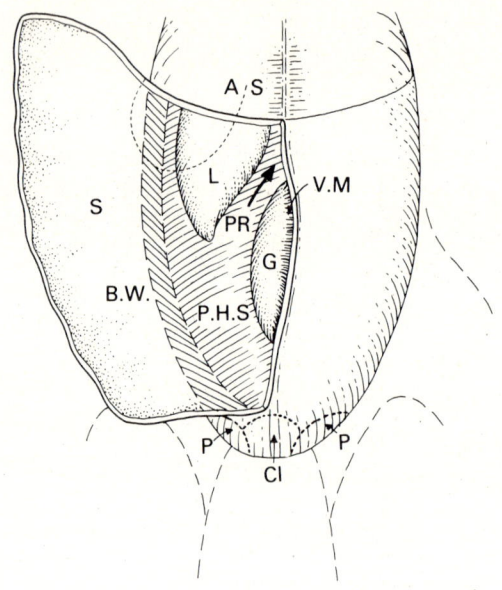

Abb. 6.5: Einschnitt durch die Linea alba in den rechten ventralen Leberbauchfellsack.

AS = Die unterbrochene Linie zeigt die Lage des rechten kaudalen thorakalen Luftsacks unterhalb des ventralen Leberbauchfellsacks an, der die Leber enthält. L = rechter Leberlappen; PR = Zugang zum Drüsenmagen; G = Muskelmagen, angeheftet an die Linea alba durch das Mesenterium; P.H.S. = rechtes posthepatisches Septum, distal davon liegen Duodenum und Pankreas in der intestinalen Peritonealhöhle, die vom abdominalen Luftsack umgeben ist. Cl = Kloake. Durch einen Einschnitt an dieser Stelle gelangt man in die intestinale Peritonealhöhle. P = Schambein; B.W. = Bauchwand; S = Hautlappen; V.M. = ventrales Mesenterium.

chen, wenn in irgendeinem Maße eine Luftsackentzündung oder Peritonitis zu Verklebungen führt). Bei kleinen Vögeln hat das posthepatische Septum die Funktion eines Fettdepots und verdeckt das darunterliegende Intestinum. Die Luftsäcke sind im wesentlichen mit den benachbarten Geweben verwachsen und werden durch sie gestützt; daher kollabieren sie nicht, wenn sie punktiert werden. Sofern ein Eindringen und eine Zerstörung der Integrität der Luftsäcke nicht zu ausgedehnt ist, wird dies auf das Respirationssystem keine größere Wirkung haben, als eine Tracheotomie bei Säugern.

6.4.1 Gastrotomie

Der Muskelmagen ist über den initialen Abdominalschnitt leicht zugänglich. Die Dicke der Muskelwand ist unterschiedlich; sehr dick ist der Muskelmagen bei manchen körnerfressenden Vögeln. Bei diesen Vogelarten kann eine Blutung vom Muskel zu einem Problem werden, wenn man kein Diathermiemesser verwendet.

Der pars glandularis des Magens ist nicht ganz so zugänglich, doch durch vorsichtigen Zug auf dem Muskelmagen läßt sich der hintere Teil dieses Organes sichtbar machen.

6.4.2 Chirurgischer Zugang zum übrigen Verdauungskanal

Wenn nötig, kann der Zugang in der von Durant (1926 und 1930) und Schlottauer et al. (1933) verwendeten Weise für die Amputation der Blinddärme erfolgen. Der Einschnitt wird dabei medial und parallel zum linken Schambein gesetzt. In diesem Gebiet liegt eine große Arterie, die geschont werden muß. Dieser Zugang verschafft nicht nur Zutritt zu den Blinddärmen, sondern auch zum Rectum und distalen Teil vom Ileum.

Duodenum und Pankreas werden am besten über einen ventralen Abdominalschnitt erreicht. Er wird durch die Medianlinie in den rechten ventralen Leberbauchfellsack gezogen und dann durch das rechte posthepatische Septum (wie oben beschrieben) am Boden dieser Leibeshöhle. Direkt darunter findet man das Duodenum. Dieser chirurgische Zugang verschafft auch Zutritt zu den supraduodenalen Ileumschlingen und anderen Teilen vom Dünndarm. Allerdings ist das Intestinum bei Vögeln nicht so beweglich wie bei Säugern, denn es ist aufgehängt an dem dorsal und ventral befestigten Mesenterium, das zudem eng umgeben wird von den abdominalen Luftsäcken. Jeder Zug am Intestinum wird wahrscheinlich zum Einreißen dieser Membran führen und möglicherweise zur Ruptur der dazugehörigen Blutgefäße. Gleichzeitig wird durch Zuganwendung die N. intestinalis (= Remaksche Nerv) stimuliert, der die autonomen Nerven enthält.

6.4.3 Der Reproduktionstrakt

Legenot und Eiperitonitis

Jede Läsion, die eine Vergrößerung des Reproduktionstraktes verursacht, wird wahrscheinlich den Magen nach rechts verlagern. Ein Einschnitt in die Medianlinie wird daher sehr wahrscheinlich das ventrale Mesenterium treffen, an dem der Muskelmagen mit der ventralen Bauchwand verbunden ist und auch in den linken ventralen Leberbauchfellsack dringen. Am Boden davon, durch den vergrößerten Oviduct wahrscheinlich nach oben verlagert, wird sich das linke posthepatische Septum befinden. Nach dessen Durchtrennung wird der Eileiter sichtbar. Wenn ein Ei durch eine Hysterektomie entfernt werden muß, setzt man am besten vor dem Einschnitt ins Oviduct ein oder zwei vorläufige Hefte. Sowie der Eileiter eröffnet wird, zieht sich seine Wand zusammen; sie läßt sich dann schwer nähen, weil sie sehr dünn ist.

Befindet sich Flüssigkeit im Abdomen, wie bei einer Eiperitonitis, schlägt Harrison (1984) eine Drainage mit einem Penrose Drain und eine Antibiotikaspülung vor. Dies wird, wenn ein Ei in den Oviduct eingezwängt ist, 2–3 Tage vor einer Hysterektomie durchgeführt. Anstelle einer Laparotomie beschreiben Rosskopf u. Woerpel (1982) eine Parazentese des Eiinhaltes mit einer Kanüle, die durch die Bauchwand gestochen wird. Nachdem Eigelb und Eiweiß entfernt worden sind, kollabiert die Eischale und der Vogel erhält eine Calcium- und Oxytocininjektion. Die Überreste vom Ei werden innerhalb von 2 Tagen ausgestoßen.

Sind Teile vom eingezwängten Ei durch die Kloakenöffnung zu sehen, kann es an einer Stelle, an der die Schale sichtbar ist, mit einer Nadel angestochen werden.

Manchmal führt ein eingezwängtes Ei zum Prolaps des Oviduct durch die Kloake. Wird er nicht sofort behandelt, kommt es zum Blutstau der Gewebe; sie können austrocknen und nekrotisch werden. Es ist ganz wichtig, die prolabierten Teile mit normaler Kochsalzlösung aufzuweichen. Verwendet wird ein Gleitmittel wie Vaseline oder flüssiges Paraffin, um den Durchtritt des Eis durch die Öffnung in den prolabierten Oviduct zu erleichtern. Für diesen Zweck ist das stumpfe Ende eines sterilen Thermometers sehr geeignet, das langsam kreisförmig außen zwischen Ei und der Wand vom Oviduct gedreht wird.

Auch nachdem das Ei entfernt worden ist, kann die Kloake weiterhin prolabiert sein. Dies tritt manchmal sogar nach einer normalen Eiablage bei einem geschwächten Oviduct auf. Rosskopf, Woerpel u.

Pitts (1983) beschrieben die Verwendung von Drahtheften aus rostfreiem Stahl Stärke 0 um die Kloakenöffnung zur Fixierung der Kloake bei einem Gelbhaubenkakadu. Die gleichen Autoren beschrieben auch eine Kloakoplexie durch eine Naht zwischen Bauchwand und Kloake. Die Kloake ist leicht zugänglich durch einen Medianschnitt zwischen den beiden Schambeinknochen. Hingewiesen werden sollte auf die Gefahr, daß der Prolaps Intestinum, Oviduct oder den Ureter enthalten und so zu einer Verlegung dieser Organe führen kann.

Neoplasmen

Wenn Ovar oder Nebennieren wegen eines Neoplasmas aufgesucht werden müssen, kann dies über einen Flankenschnitt erfolgen. Aranez u. Sanguin (1955) geben eine ausgezeichnete Beschreibung dieses Zugangs zur Kastration (Entfernen der Ovarien) beim Hausgeflügel. Der Einschnitt wird über den letzten beiden Rippen der linken Seite gesetzt (6. und 7.) Zunächst wird die Haut eingeschnitten, dann der M. sartorius nach hinten gezogen und darauf wird der Einschnitt zwischen den beiden Rippen vertieft mit dem Ziel, nahe am vorderen Rand der siebten Rippe zu bleiben, um die intercostalen Arterien zu schonen. Die Rippen werden mit einem Wundspreizer auseinander gehalten. Unter den Rippen wird der linke abdominale Luftsack durchstoßen zur Darstellung des Intestinums, das mit einer stumpfen Sonde zur Seite geschoben wird. Ovar und Nebennieren sollten dann sichtbar sein. Bei einem normalen nichtausgewachsenen Organ kann dann die Basis mit einer Klemme gefaßt und abgedreht werden. Die gleiche Technik kann man an den Hoden anwenden.
Bei Vögeln, die kleiner als Hausgeflügel sind, oder denjenigen, deren Gonaden vergrößert oder neoplastisch sind, ist die Situation mitunter schwieriger. Nach Entfernen der letzten beiden Rippen läßt sich der ursprüngliche Einschnitt verlängern. Die Blutgefäße, die die Gonaden versorgen, sind kurz und im Gegensatz zu denen bei Hund und Katze nicht dehnbar. Sie befinden sich nahe der dorsalen Aorta und Vena cava, die leicht verletzt werden können. Sehr gute Beleuchtung, eine Vergrößerung und überaus sorgfältige Operationstechnik sind für eine erfolgreiche Operation nötig. In vielen dieser Fälle entsteht durch den Zugang, den Durant (1926 und 1930) und Schlottauer et al. (1933) zur Amputation der Blinddärme (siehe 6.4.2) beschrieben haben, ein größeres Operationsfeld.

Ein mitunter auftretendes Problem bei männlichen Enten ist ein Prolaps eines vergrößerten Penis. Dieser kann 5–7,5 cm lang sein und am Boden nachschleifen. Er kann austrocknen, sich abschürfen und nekrotisch werden. Ursache ist im allgemeinen eine Verletzung nach Kämpfen mit einem anderen rivalisierenden Erpel. Der Penis von Enten ist eine Erweiterung der Schleimhaut, die die Kloake auskleidet. Es gibt kein gefäßreiches Corpus spongiosum wie bei Säugern. Die einzige Lösung dieses Problems besteht in einer Amputation, die anscheinend klinisch kaum einen schädlichen Effekt hat, abgesehen davon, daß die Ente für Zuchtzwecke untauglich wird.

6.4.4 Chirurgische Versorgung einer Ruptur der Bauchwand

Es ist ein schwieriges Problem, das häufiger bei adipösen weiblichen Wellensittichen auftritt. Durch das Eierlegen und Fettinfiltration ist der Muskel geschwächt. Allmählich wird die gesamte Abdominalmuskulatur in einer Linie entlang der Linea alba ausgedehnt. Das Gewicht der abdominalen Viszera führt zu einer deutlichen Vergrößerung und einem Abstieg all dieser Strukturen, so daß eine pendelnde Schwellung entsteht. Möglicherweise führt dies zu ernstlichen Konsequenzen mit Störung der Atem- und Herzfunktion. Die Leber kann vergrößert und mit Fett infiltriert sein. Diese Tiere sind bei einer Operation Risikopatienten.

Konnte erfolgreich eine Anästhesie erzielt werden, schneidet man bei dem auf dem Rücken liegenden Vogel die Bauchwand am besten nicht ein. Besser hebt man sie ab, so daß die darunterliegenden inneren Organe zurückfallen; anschließend werden abwechselnd rückläufige Hefte mit 3/0 Chromcatgut und nichtresorbierbarem Supramid[11] durch die Haut und Muskeln gesetzt, die an den Rändern der Hernie verbleiben. Die Bauchwand darf dabei nicht zu stark zusammengezogen werden außer bei den Catgutheften, um so eine gewisse Fibrose herbeizuführen. Damit erhofft man sich die Bildung einer neuen und stärkeren Linea alba. Sofern die Wundheftnadel genau unter der Haut hindurchgeführt wird, entsteht keine Verletzung der darunterliegenden inneren Organe, da sie durch das Fett geschützt sind.

---

[11] Vicryl® (Ethicon)

6.5 Orthopädische Chirurgie

Vor dem Versuch irgendeiner Knochenoperation bei Vögeln ist es ratsam, einige allgemeine Überlegungen mit zu berücksichtigen. Während der Evolution hat sich das aviäre Skelett den technischen Anforderungen strukturell angepaßt, z.B. dient es als Stütze für die Bewegungen, die im Flug auf die Wirbelsäule einwirken. Obwohl die Grundstruktur des Knochens, die aus einem Gitterwerk von Hydroxyapatitkristallen besteht, eng verbunden mit einem Maschenwerk aus Kollagenfasern, grundsätzlich die gleiche wie bei Säugern ist, hat sich insgesamt die Anatomie des Knochens verändert. Die Knochenmasse eines Röhrenknochens beim Vogel ist in der dünnen porzellanähnlichen Schale konzentriert, die kaum oder keine Organisation in Haversche Kanalsysteme hat. Im Innern der Knochen befindet sich ein Netzwerk von Stützbalken oder Trabekulae, von denen jedes so ausgerichtet ist, daß es von außen einwirkenden Kräften, die an diesem bestimmten Punkt auf den Knochen treffen, entgegenwirkt. Am meisten beansprucht wird der Knochen an seinen beiden Enden und durch die höchste Konzentration am Trabekel erfährt er hier eine Ausdehnung. Eine dünne, äußere Schale bildet eine höchst wirkungsvolle Struktur, um Rotationskräften zu widerstehen, die auf den Knochen einwirken, wenn er unter Dreh- oder Torsionsbelastung steht, wie z.B. während des Fluges (siehe Abb. 6.6). Ein dünner, hohler Zylinder erfüllt diese Aufgabe am besten. Als Folge von all dem splittern Vogelknochen bei einer Operation sehr viel leichter als etwa Säugerknochen. Durch diesen Aufbau stellt außer bei sehr großen Vögeln normalerweise der Kortex des Knochens beim Vogel kein sehr solides Bett für Schrauben dar. Eine Marknagelung, die bei Säugetieren nur hämopoetisches Gewebe verdrängt, zerstört beim Vogel einen Teil der Gesamtstärke des Knochens.

Frakturen beim Vogel heilen in der gleichen Weise aus wie bei Säugetieren. Nachgewiessen wurde dies von Bush, Montali, Novak u. James (1976), die gezeigt haben, daß sich von den peri- und endostalen Membranen zuerst fibröser und anschließend knorpeliger Kallus bildet. Möglicherweise ist die Heilungsgeschwindigkeit etwas größer als bei Säugetieren. Am schnellsten verläuft sie bei kleinen Vögeln; die ersten Anzeichen einer Heilung sind auf dem Röntgenbild innerhalb von 8 Tagen zu entdecken. Wie bei den Säugetieren verzögern starke Dislokation der Frakturenden, Bewegungen und Infektionen den Heilungsprozeß. Die sogenannte sehr rasche Heilung des aviären Knochens, von der zahlreiche Autoren berichteten, mag an der raschen

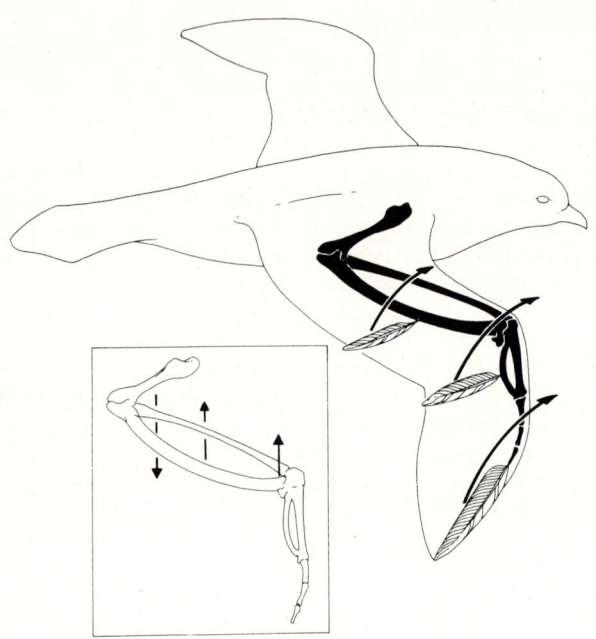

Abb. 6.6: Die mechanischen Kräfte, die während des Fluges auf den Vogelflügel einwirken. Die geschwungenen Pfeile zeigen die Drehbelastung auf die Knochen an, wenn der Flügel während des Fluges abgesenkt wird. Die geraden Pfeile zeigen die Biegungsmomente, die gleichzeitig mit der Drehbelastung auf den Knochen einwirken.

Mobilisation von Fibroblasten und der Bildung von Kollagenfasern liegen, die die Knochen miteinander verbinden, nicht so sehr an einer vollständigen Abheilung der Fraktur durch neue Knochensubstanz. Unter optimalen Bedingungen ist der Frakturspalt zwischen den beiden Teilen innerhalb von 5 Tagen mit fibrösem Gewebe ausgefüllt und mit spongiösen Knochen innerhalb von 9 Tagen. Eine tatsächliche knöcherne Verbindung dauert 22 Tage und der vollständige Wiederaufbau 6 Wochen.

Abgesehen von der Knochenheilung, bestehen wenig Zweifel darüber, daß die Aufrechterhaltung maximaler Beweglichkeit der Gelenke bei Vögeln bei weitem wichtiger ist, als eine perfekte Ausrichtung des

Knochens. Damit wird nicht abgestritten, daß perfekt ausgerichtete Knochen schneller heilen.

6.5.1 Das Schultergelenk

Die Clavicula

Tiemeier (1941) hat in einer Untersuchung an 6212 Exemplaren festgestellt, daß von den Singvögeln der freien Wildbahn 3,41 % Frakturen der Clavicula hatten. Von Tierärzten werden sie nicht sehr oft diagnostiziert und wenn, läßt man sie am besten so, wie sie sind. Es ist nicht möglich, diese Knochen in irgendeiner Weise zu schienen.

Das Coracoid

Es ist ein kräftiger Knochen, der den Kompressionskräften des Brustmuskels entgegenwirkt. Bei einem Vogel von 500 g und darüber wird diese Fraktur am besten mit Hilfe intramedullär gesetzten Steinmann-Nägeln fixiert. Der Knochen ist ziemlich unzugänglich und liegt tief unter dem M. supracoricoideus (oberflächlicher Brustmuskel). Der Muskel muß sorgfältig von der Clavicula gelöst werden, deren Rand leicht subkutan an der Thoraxöffnung ertastet werden kann (Abb. 6.7).
Wenn die eine Hälfte des gebrochenen Coracoids nach innen verlagert ist, muß man bei der Manipulation, den Knochen in seine korrekte Lage zu reponieren, sehr vorsichtig sein, weil die großen Gefäße vom Herz genau unter diesem Gebiet liegen. Bei kleinen Vögeln heilt der Knochen von selber und der Vogel kann vielleicht wieder fliegen, jedoch dauert es unter Umständen bis zu einem Jahr.

Luxation der Schulter

Dieses Gelenk wird gut von Muskel und Sehne gestützt, besonders vom Lig. coracohumorale. Allerdings ist manchmal die Sehne des M. supracoroides vom Muskelbauch abgerissen. Eine Ruptur dieser Sehne führt zu einer Subluxation des Femuropfes nach oben.
Der M. supracoroideus und die Sehnen sind am besten entwickelt bei Vögeln, die im Flug einen langsamen Flügelschlag haben, bei Vögeln, die segeln und bei Vögeln, die rasch abheben, wie der Goldfasan. Dementsprechend sah man eine Ruptur dieser Sehne nur bei Tauben und einer einzelnen Krähe – beide hatten einen raschen Vorwärtsflug – und bei Möwen, die hauptsächlich Segelflieger sind.
Der chirurgische Zugang zum Schultergelenk ist nicht schwierig. Die Fasern des darüberliegenden M. tensor patigii werden längs in Faser-

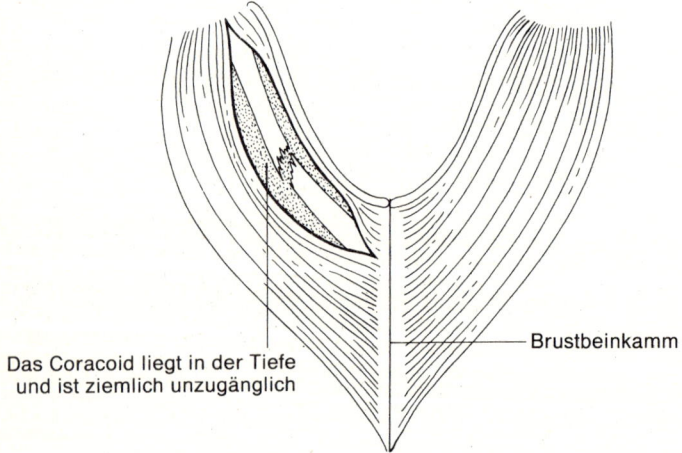

Kopf des Coracoid
unter dem Muskel fühlbar

Lig. claviculare
oder sternoclaviculare

M. pectoralis geschwollen
oder kontrahiert infolge einer
Fraktur des Coracoid

Einschnittlinie

Brustbeinkamm

Das Coracoid liegt in der Tiefe
und ist ziemlich unzugänglich

Abb. 6.7: Der chirurgische Zugang zum Coracoid.

richtung gespalten; das Schultergelenk liegt darunter. Allerdings ist es sehr schwierig, die abgerissene Sehne ausfindig zu machen und in korrekter Lage wieder anzunähen – eine fast unlösbare Aufgabe. Es ist sehr wichtig, im Schultergelenk eine vollständige Beweglichkeit wiederherzustellen, wichtiger als bei irgendeinem anderen Gelenk des Flügels. Alle mechanischen Kräfte und unterschiedlichen Kräfte des Flügels konzentrieren sich in diesem Gelenk.

6.5.2 Der Humerus

Die Mehrzahl der Frakturen in diesem Knochen kommen in der Mitte oder am Übergang zum mittleren ins untere Knochendrittel vor. An diesen Stellen ist der Knochen durch den umgebenden Muskel am wichtigsten geschützt. In den meisten Fällen sind die Frakturenden gut voneinander getrennt und der proximale Abschnitt ist oft um die Längsachse verdreht aufgrund der Spannung, die durch den Spasmus des geprellten Muskels verursacht wird (Abb. 6.8). Obwohl sich hier eine Ausdehnung des Schlüsselbeinsackes in den Humerus befindet und eine Verletzung dieser Struktur manchmal auf dem Röntgenbild in der Region des Brustmuskels sichtbar ist, wird sie im allgemeinen durch koaguliertess Blut verdeckt. Ein Emphysem dieser Gewebe ist

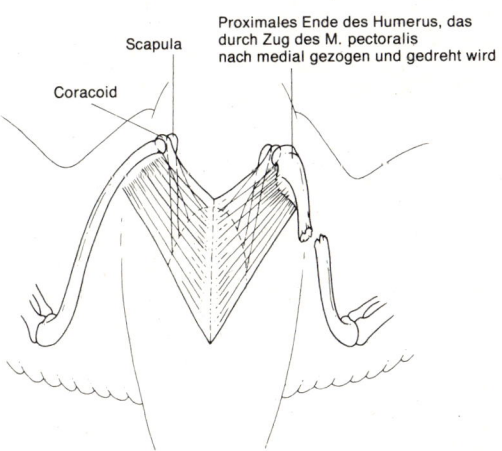

Abb. 6.8: Zugwirkung auf das proximale Ende des frakturierten Humerus durch den M. pectoralis.

meist nicht problematisch. Da die meisten mechanischen Kräfte, die während des Fluges auf den Flügel einwirken, auf den Humerus übertragen werden, ist es sehr wichtig, eine korrekte Ausrichtung und nahezu pefekte Heilung dieses Knochens zu erzielen. Ein kleiner Fehler bei der Ausrichtung der Drehachse kann zu einer Veränderung des Angriffswinkels der stromlinienförmigen Fläche und der aerodynamischen Eigenschaften des Flügels führen (Abb. 6.9). Der Vogel lernt mit der Zeit möglicherweise gut, sich dieser Situation anzupassen, doch es erschwert ihm nur, sich in Freiheit wieder zurecht zu finden. Trotz alledem gibt es zahlreiche, dokumentierte Fälle bei Wildvögeln, deren Humerus mit einer starken Dislokation zusammengewachsen ist und der Vogel fliegend gesehen wurde (Olney, 1958/59, Tiemeier, 1941).

Ungeachtet weiterer Umstände, wie z.B. einer Sekundärinfektion, wird sich nach mehr als 3 Tagen nach der Verletzung bei einem gebrochenen Humerus das Gewebe als Reaktion auf das Trauma organisiert haben. Je kleiner der Vogel, um so rascher geschieht es. Sind zum Auffinden und Freilegen des Knochens ausgedehnte Schnitte nötig, besteht große Gefahr, daß Nerven und Blutgefäße, die durch das verletzte Gebiet ziehen, verletzt werden. Bei einem kleinen Vogel ist die Markhöhle eines langen Röhrenknochens in der Masse des Granulationsgewebes nur schwer ausfindig zu machen. Wenn der Vogel weniger als 100 g Körpergewicht hat (Nymphensittich) und in Gefangenschaft lebt, ist es vielleicht besser, den gebrochenen Flügel nur für 2–3 Tage mit einer Bandage zu stützen (Abb. 6.10) und ansonsten

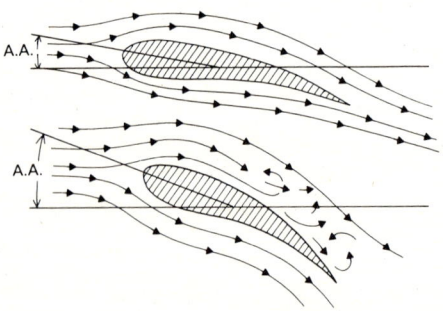

Abb. 6.9: Diagramm zur Darstellung, wie eine permanente Rotation des Humerus aufgrund einer schlecht ausgerichteten Fraktur den Angriffswinkel am Tragflächenquerschnitt des Flügels beeinträchtigen kann. Der Angriffswinkel (A.A.) beeinflußt den Luftstrom über den Flügel und dessen Auftriebskräfte.

sich selbst zu überlassen. Dies ist nur bei einem stark herabfallenden Flügel erforderlich und der Stützverband sollte nicht länger liegen bleiben, denn er führt nur zu übermäßiger Fibrose und Versteifung von Muskeln und Gelenken.

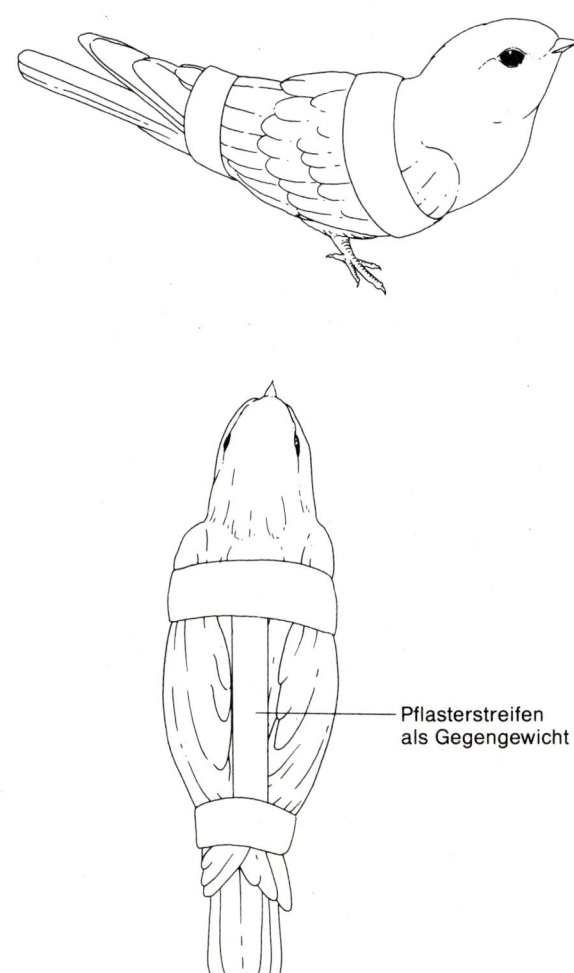

Pflasterstreifen
als Gegengewicht

Abb. 6.10: Bandage der Flügel bei einem kleinen Vogel.

Handelt es sich andererseits bei dem Vogel um einen Falken, der wieder fliegen soll, sind bestimmte Maßnahmen nötig, um eine perfekte Heilung zu erzielen. Der Humerus des Vogels wird stark mit Blutgefäßen versorgt. Untersucht wurde dies von Jojié u. Popovie (1969), die nachgewiesen haben, daß der proximale, mittlere und distale Teil des Humerusschaftes jeweils eine getrennte Blutversorgung haben. Ein chirurgischer Zugang zum Knochen kann von der ventralen oder dorsalen Seite her erfolgen. Der letztere ist wahrscheinlich der einfachere von beiden.

Zahlreiche Techniken zur Versorgung von Humerusfrakturen sind erarbeitet worden.

Marknagelung

Die einfachste Methode einer Marknagelung geschieht mit Hilfe normaler Steinmann-Nägel. Bei bestimmten Spezies, wie beim Habicht, hat der Humerus die Form eines langgezogenen «S», so daß die Enden des Nagels außerhalb von Schulter- und Ellenbogengelenk aus dem Knochen austreten können. (Abb. 6.11). Es ist wichtig darauf zu achten, weil jedes gelenknahe Trauma bei einem Vogel im allgemeinen zu einer übermäßigen Fibrose und zur Bewegungseinschränkung des Gelenkes führt. Außerdem hat die Marknagelung den Nachteil, daß dabei die Trabekelstruktur des Knochens zerstört wird. Sie regeneriert sich, sobald der Nagel entfernt worden ist, doch das braucht Zeit. Durch den Marknagel wird eine Rotation nicht verhindert; aufgrund des proportional größeren Durchmessers der Markhöhle beim Vogel ist ein dickerer Nagel als bei einem Säugetier vergleichbarer Größe erforderlich. Der Marknagel verhindert eine endostale Knochenregeneration.

Bis zu einem gewissen Grade lassen sich diese Nachteile durch ein oder zwei im Durchmesser kleinere Nägel oder durch Kirschnerdraht beheben. Sie können mit einem achterförmig verlaufenden Stahldraht verankert werden, der durch den Kortex des Knochens ober- und unterhalb der Fraktur verläuft. Der Draht wird vor Einsetzen der Nägel gelegt und darauf festgezogen.

Kirschnerschienen

Diese Methode hat Bush (1981) erfolgreich bei großen Vögeln angewendet. Die Nägel verlaufen senkrecht durch die Haut und den Knochenkortex von einer Seite zur anderen. Verwendet werden vier Nägel – zwei in der proximalen und zwei in der distalen Knochenhälfte. Die vier durch den Knochen ziehenden Nägel werden dann durch einen

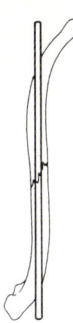

Abb. 6.11: Marknagelung durch den Kortex des gebogenen Humerus, um Schulter- und Ellenbogengelenk zu schonen.

Stab fest gespannt, der parallel zur Längsachse des Knochens liegt. Dies ist die sogenannte «half pin»-Methode. Werden die Nägel weiter durch den Knochen getrieben, können sie auf der anderen Seite an einen anderen Nagel festgeklemmt werden – die «full pin»-Technik. Nachteil dieser wirkungsvollen Methode ist das Gewicht. Die Technik läßt sich relativ schnell durchführen und sie ermöglicht eine endostale Knochenregeneration.

Eine Modifikation dieser Methode, die für kleinere Vögel anwendbar ist (bis herunter zu 200 g Gewicht), besteht in der Verwendung von Arthrodese- oder Kirschnerdrähten. Diese werden an ein Stück Plastik- (nicht Gummi)Rohr verankert, das mit Kunstharz auf Methyl-Methacrylat-Basis[12] oder einem Epoxy-Kunstharzkleber[13] gefüllt ist, wodurch die Nägel gehalten und fixiert werden. Der Durchmesser des Plastikrohres kann der Größe des Vogels angepaßt werden. Wenn die Nägel entfernt werden sollen, werden sie durchgeschnitten und herausgezogen. Vorteilhaft bei dieser Methode ist das geringere Gewicht. Eine weitere Modifikation dieser Technik besteht darin, daß man Kanülen durch vorgebohrte Löcher steckt und als klebstoffgefülltes Rohr den Körper einer 1- oder 2 ml-Spritze bzw. ein Röllchen aus Pappe oder aus einem Stück alten Röntgenfilm verwendet.

Gehalten werden die Nägel in einem Mini-Knochen-Spannfutter bzw. Feinmechaniker/Uhrmacher-Spannfutter. Letzteres besteht aus Stahl und muß gas-sterilisiert werden. Wenn die Nägel in den Knochen

[12] Technovit 6091 (WdT)
[13] Araldyte (Ciba-Geigy)

gesteckt werden, beginnt man mit denjenigen, die am weitesten voneinander entfernt sind und verbindet sie durch den externen Stab bzw.
das Plastikrohr. Der Knochen wird ausgerichtet und die weiteren
Nägel an die jeweilige Stelle plaziert. Bei Verwendung eines klebstoff-
gefüllten Plastikrohres ist es manchmal nützlich, die Nägel vorübergehend an einem externen Stift parallel zum Plastikrohr zu verankern
unter Verwendung von Draht, der um die Verbindung gedreht wird.
Nach Fertigstellung der Schiene müssen die Nagelenden geschützt
werden, weil sich der Vogel sonst daran verletzen könnte (Abb. 6.12).

Kurze Nägel als intramedulläre Kraftträger

Der Jonasnagel, ein kurzer Nagel, der durch eine Feder im Knochen-
gewebe aufspringt, wurde erfolgreich von Secord (1958) zur Versorgung von Frakturen an drei Vögeln verwendet. Allerdings ist dieses
Implantat relativ teuer und wird wahrscheinlich nicht so bald in der
allgemeinen Praxis verfügbar sein. Der Autor hat aus verschiedenen
Materialien gefertigte kurze intramedulläre Implantate verwendet. Fixiert wurden sie durch eine achterförmige Naht mit Stahldraht. Diese
Methode hält den Knochen in der reponierten Lage und übt eine
gewisse Kompression zur Unterstützung der Heilung auf die Fraktur

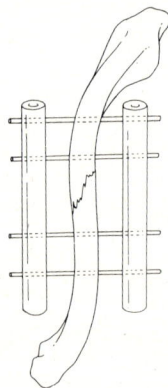

Abb. 6.12: Methode der internen Fixation eines gebrochenen Knochens mit
einer Schiene nach Kirschner unter Verwendung von Kirschnerdraht und zwei
mit Klebstoff gefüllten Zylindern einer 1 ml-Plastikspritze. Man lasse zwischen
Knochen und Spritzenzylindern einen genügend großen Abstand, um beim
Entfernen der Schiene die Nägel durchschneiden zu können.

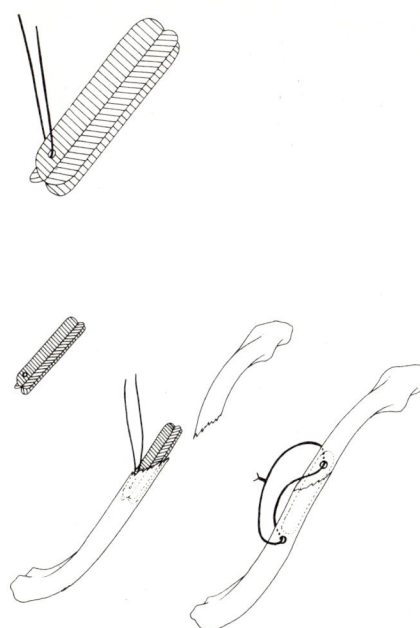

Abb. 6.13: Dübelmethode zur Reposition eines gebrochenen Humerus. Der Dübel besteht aus einem Plastikstück kreuzförmigen Querschnitts (Stempel eines Spritzenkolbens), ein achterförmig geschlungenes Drahtheft fixiert den Dübel.

aus (Abb. 6.13). Das als intramedullärer Kraftträger verwendete Material reichte von abgeschnittenen Steinmann-Nägeln, gekürzten und abgerundeten Kanülen (Größen 18 bis 4) bis zu Stäben aus Karbonfibern oder Polypropamid. Letzterer wurde aus der Kolbenstange einer Plastikspritze hergestellt. Der Kolben wird auf die ungefähre Länge zurechtgeschnitten und während der Operation mit einer sterilen Feile zurechtgefeilt. Das Material zerspringt, wenn das verwendete Stück zu lang ist, jedoch ist nur ein kurzer Dübel nötig, um den Knochen in der korrekten Ausrichtung zu halten. Wenn die Fraktur mehr als ein paar Tage alt ist, muß neu gebildeter, endostaler Knochen aus der Markhöhle entfernt werden. Zuerst wird der Dübel in das längere Fragment gesteckt und dann mit einer Rückwärtsbewegung in das kürzere Knochenende. Die Rückwärtsbewegung erfolgt durch Zug an einem Stück Nahtmaterial, das vor dem Einführen des Dübels in ein Loch am Ende des Dübels eingefädelt wurde.

Anschließend erfolgt die Bohrung der Löcher für die Kompressionsnähte mit einem feinen Bohrer oder einer geraden Dreispitznadel, die von einem Mini-Knochen-Spannfutter oder einem Feinmechaniker-Spannfutter gehalten und zwischen den Fingern gedreht wird. Eines der beiden Löcher darf durch den intramedullären Kraftträger gehen, aber das andere Loch muß jenseits vom Dübelende verlaufen, weil andernfalls der Knochen nicht zusammengespannt werden kann. Das Drahtheft darf nicht zu stark gespannt werden und die Fragmente müssen vorsichtig aneinander gebracht werden, um ein Splittern zu verhindern (Abb. 6.13). Beim Hindurchführen des Drahthefts durch die Bohrlöcher ist manchmal die Verwendung von Kanülen als Führungshilfe von Nutzen.

Diese Methode kann mühsam sein, jedoch ermöglicht sie eine gewisse endostale Knochenformation, da der Dübel einen kreuzförmigen Querschnitt hat. Außerdem hat er ein geringes Gewicht und Polypropamid wird gut toleriert.

Leider sind viele Humerusfrakturen Splitterbrüche und stark kontaminiert. Eine Osteomylitis führt bei Vögeln nicht so sehr zu einer systemischen Beeinträchtigung wie bei Säugern, aber sie verhindert eine Heilung. Bakterienkulturen für Antibiotika-Resistenztests sollten stets angelegt werden. Isoliert werden zahlreiche Mikroorganismen; weitverbreitet sind jedoch coliforme Erreger.

Das ganze Gebiet sollte gereinigt und aufgefrischt werden. Ist der Knochen verfärbt und nekrotisch, wird er am besten entfernt, auch, wenn dies eine Verkürzung des Knochens bedeutet. Vorausgesetzt, der Längenverlust des Knochens beträgt nicht mehr als 25 %, lernen manche Vögel, sich daran zu gewöhnen und mitunter sogar wieder zu fliegen (Olney, 1958/58, Scott, 1968).

Nach einer Operation am Humerus wird der Flügel am besten in angelegter Haltung 2–3 Tage lang am Körper festgeschnallt. Über diesen kurzen Zeitraum hinaus sollte der Verband nicht liegen bleiben, weil die Durchblutung eingeschränkt wird. Eine geringe Sauerstoffspannung im traumatisierten Gewebe prädisponiert das Gewebe wahrscheinlich für eine übermäßige Fibrose. Eine geeignete Sitzstange sollte vorhanden sein, damit die Handschwingen nicht am Boden schleifen.

Bei Vögeln kann rasch eine Inaktivitätsatrophie der Muskeln eintreten. Die weißen Muskelfasern (die Glykogen verbrauchen) unterschei-

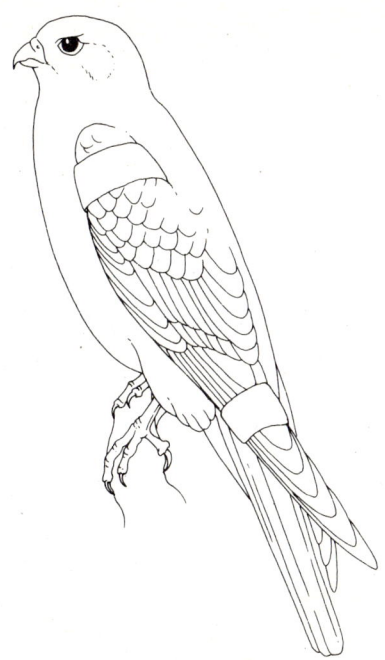

Abb. 6.14: Flügelbandagen bei einem großen Vogel.

den sich von den roten Muskelfasern (die Fett verbrennen) und sind bei Inaktivität atrophieanfälliger. (George u. Berger, 1978). Im Brustmuskel aller Vögel sind stets beide Fasertypen vertreten, jedoch in unterschiedlichem Verhältnis, abhängig von der Spezies. Vögel, die rasch auffliegen, wie Fasane, haben einen höheren Anteil an weißen Fasern. Daher ist bei diesen Arten die Möglichkeit einer Inaktivitätsatrophie eher gegeben.

Luxation des Ellbogengelenks

Eine Luxation des Ellbogengelenks ist nicht ungewöhnlich und kann schwer zu behandeln sein. Das Gelenk wird von einer schwachen Gelenkkapsel umgeben, die gemeinsam für Humerus, Radius und Ulna ist. Außerherum befindet sich nur wenig schützendes Muskelgewebe. Jeder Versuch, das Gelenk mit Drahtheften zu stabilisieren wird sehr wahrscheinlich mit einer Fibrose, eventuell sogar mit einer Anky-lose enden. Eine klappbare Schiene ist nötig, damit die Knochen in ihrer Lage gehalten werden, während das Gelenk weiterhin seine Funktion ausüben kann. Rodger (J.L., 1981, persönliche Mitteilung) wendete diese Methode erfolgreich bei einem Bussard an. Ein Streifen einer gepolsterten Aluminium-Fingerschiene, die über das Olecranon gebogen und in der Lage durch ins Aluminium gebohrte Löcher fest-genäht wird, kann diesen Zweck erfüllen. Die Hefte verlaufen durch die Haut, vor und hinter die Ulna und zwischen die Schäfte der Armschwingen. Beim Versuch, die dislozierten Knochen zu reponie-ren, sollten die Deckfedern gerupft und der ganze Flügel angefeuchtet werden, so daß die Anatomie dieser Teile sichtbar ist.

6.5.3 Frakturen von Radius und Ulna

In etwa 50 % ist entweder der Radius oder die Ulna gebrochen, aber nicht beide. Besteht die Fraktur nur in einem Knochen, läßt man den Bruch am besten so wie er ist, weil der intakte Knochen wie eine Art Schiene wirkt. Es macht nichts aus, wenn der Knochenbruch nach der Heilung keine perfekte Ausrichtung hat, weil der Vogel damit recht gut zurechtkommen und wieder fliegen wird. Lediglich eine Ruhigstel-lung des Flügels mit einem Verband für 2–3 Tage ist erforderlich. Wenn Radius und Ulna gebrochen sind, ist eine Schienung nötig.

Externe Schienung

Eine externe Schienung ist eher bei kleineren Vögeln anzuwenden, deren Knochen nicht dick genug sind, um einer internen Fixations-methode ausreichend Halt zu geben. Bei der Methode der externen Schienung wird ein Stück leichtes Plastikmaterial, wie beispielsweise Hexelite[14] oder «Vetcast casting tape»[15], gepolstert mit Polyurethan-schaum über der Frakturstelle festgenäht. Die Hefte laufen durch das Netz des Schienenmaterials, durch die Haut und zwischen den Schäf-ten der Armschwingen (Abb. 6.16). Es ist besser, die meisten Deckfe-dern zu entfernen und das Gebiet anzufeuchten, damit die Anatomie der einzelnen Abschnitte durch die semitransparente Haut besser zu unterscheiden ist. Die Hefte sollten so weit als möglich hinter die Ulna gesetzt werden, um die Hauptblutgefäße zu schonen. Sofern es mög-lich ist, sollten die hinteren Hefte jedoch vor dem Lig. interemigiale

[14] Hexelite® (Albrecht)
[15] Vetcast casting tape (Animal Care Products U.K.)

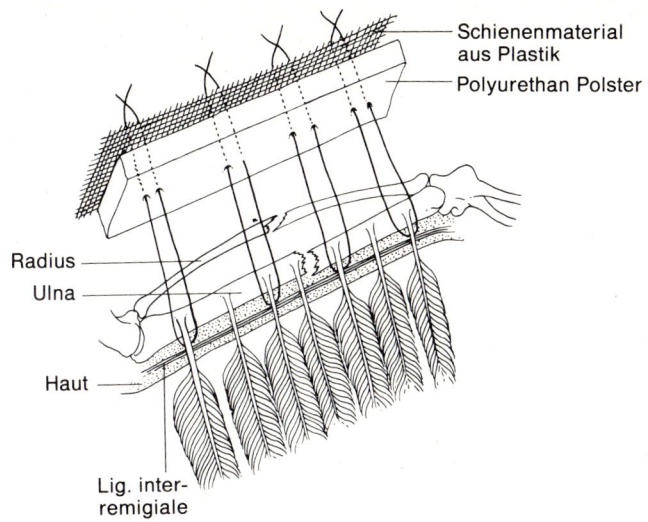

Schienenmaterial
aus Plastik

Polyurethan Polster

Radius

Ulna

Haut

Lig. inter-
remigiale

Abb. 6.15: Methode der externen Schienung einer gebrochenen Ulna mit netzartigem Schienenmaterial aus Plastik.

gesetzt werden. Ehe man alle Hefte verknotet, sollten sie auf korrekten Sitz überprüft, und erforderlichenfalls ausgerichtet werden (Abb. 6.15). Die Schiene ist leicht und bequem und sofern sie richtig angelegt wurde, erlaubt sie zudem eine gewisse Bewegung im Gelenk während der Heilung. Eine ähnliche, aber leichtere Art der Schienung mit Hilfe eines Röntgenfilms ist bei Vögeln von der Größe eines Kanarienvogels (20 g) möglich; sie wird im Abschnitt 6.5.4 «Frakturen des Karpus» beschrieben.

Interne Schienung

Kirschner-Drähte, deren Verwendung bei der Behandlung der Humerusfrakturen beschrieben wurden, sind durchaus auch zur Behandlung von Frakturen an Radius und Ulna geeignet.
Der Autor hat in einem Fall auch einen zurechtgeschnittenen und an den Enden abgerundeten Spritzenkörper einer 1 ml-Tuberkulinspritze aus Plastik verwendet. Er diente als Manschette, die außen über die gebrochene Ulna bei einer Schleiereule gestreift wurde. An der Hinterseite des Zylinders wurde ein langer Einschnitt gesetzt, so daß er

entlang der Schäfte der angrenzenden Armschwingen gleiten konnte, die direkt mit dem Knochen verbunden sind. Die so angelegte Manschette bot ausreichend Stabilisation; eine zusätzliche Verankerung war nicht nötig. Dadurch wurde eine ausgezeichnete Ausrichtung erzielt und der Vogel konnte mit der permanent angelegten Manschette fliegen.

6.5.4 Frakturen von Karpus, Metakarpus und Fingern

Bei sehr großen Vögeln ist es möglich, die Kirschner-Emmer-Schienung zu verwenden, doch bei Vögeln unter 2 kg Körpergewicht ist der Metakarpalknochen für diese Methode zu dünn. Eine externe Schienung, die nach Erfahrungen des Autors recht gute Resultate ergibt, besteht darin, daß ein Stück gebrauchten Röntgenfilms oder eine durchsichtige Azetatfolie um die Vorderkante des Flügels gebogen und in dieser Position durch Hefte gehalten wird, die durch die Haut über den Handschwingen hindurchziehen. Genau hinter dem Karpus und Metakarpus liegt die ulnocarporemigiale Aponeurose (King u. McLelland, 1984a). Diese dreieckige Aponeuroseblatt bietet eine sehr gute Verankerung für die Hefte (Abb. 6.17). Diese Schiene ist leicht und ermöglicht eine gewisse Bewegung im Carpalgelenk. Viele mittelgroße Vögel, (200 g–1 kg) bei denen diese Schiene angelegt wurde, konnten später wieder fliegen.

Bei sehr kleinen Vögeln ist es manchmal ausreichend, die Schäfte der benachbarten Handschwingen auf jeder Seite der Fraktur zusammenzunähen – da diese Schäfte direkt mit den Knochen in Verbindung stehen.

6.5.5 Flügelstutzen und Beschneiden der Flugfedern

Mitunter wird der Tierarzt ersucht, diese Prozedur an freigehaltenen Vögeln durchzuführen, um sie am Fliegen zu hindern. Eine Amputation der Flügelspitze kann bei Vögeln nötig sein, die einen sogenannten «Kippflügel» haben (siehe Abschnitt 1.5.5). Auch durch einfaches Kürzen der Hand- und vielleicht ein paar der Armschwingen wird ein Vogel flugunfähig. Für diese Operation reicht eine starke Schere aus. Vorausgesetzt, der Schaft wird nicht durchtrennt während die Feder wächst (d. h. nicht im Blutkiel), entsteht keine Blutung. Eine oder zwei der äußeren Handschwingen und die Federn am Daumen bleiben am besten stehen, da sie bei einem angelegten Flügel den Defekt verdecken und so für eine kosmetisch bessere Erscheinung sorgen. Behandelt

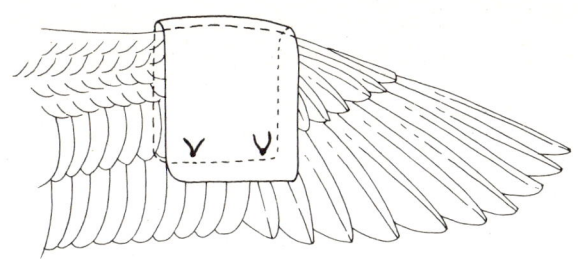

Abb. 6.16: Methode einer externen Schienung von Karpus und Metakarpus mit Azetatfolie bzw. einem Stück gebrauchtem Röntgenfilm.

wird nur ein Flügel, denn das Prinzip besteht darin, dem Vogel das Gleichgewicht zu nehmen. Werden beide Flügel operiert, sind viele Vögel in der Lage, eine kurze Strecke zu fliegen, auf jeden Fall aber über eine Einzäunung hinweg.

6.5.6 Die Beckengliedmaßen

Frakturen vom Femur und vom Tibio-Tarsalknochen

Diese Frakturen können alle mit einer der Methoden behandelt werden, die zur internen Fixation bei Humerusfrakturen beschrieben wurden. Der chirurgische Zugang zu diesen beiden Knochen von der lateralen Seite ist nicht schwer, sofern die Muskeln sorgfältig freipräpariert und in ihrer Faserrichtung gespalten werden.

Bei einer Querfraktur vom Mittelschaft des Tibio-Tarsalknochens besteht eine deutliche Neigung des distalen Knochenendes, sich nach außen zu drehen. Obwohl der Vogel dadurch oft keine Beschwerden hat und häufig recht gut damit zurecht kommt, ist es im allgemeinen für den Tierhalter nicht akzeptabel. Möglicherweise wird diese Rotation durch die Spannung der digitalen Beugemuskeln verursacht, die sich beim Festhalten auf der Sitzstange beteiligen. Aus diesem Grund ist eine Marknagelung des Tibio-Tarsalknochens häufig nicht vollständig zufriedenstellend. Wegen der konischen Form der Muskeln, die um den Tibio-Tarsalknochen liegen, ist dieses Gebiet für eine externe Schiene nicht gut geeignet.

Knochenfrakturen unterhalb vom Sprunggelenk

Außer bei größeren Vögeln, für die sich bei diesen Frakturen eine Kirschner-Emmer-Schiene sehr gut eignet, kann eine externe Schienung oft zu sehr guten Ergebnissen führen. Für Vögel über 100 g (Nymphensittich) ist ein Schienen-Material aus Plastik wie Hexelite oder Vetcast tape gut geeignet, das mit 5–6 mm starkem, Polyurethanschaum ausgepolstert ist. Dieses Polster wird großzügig zurechtgeschnitten, so daß es über das zu schienende Gebiet reicht. Mit einer elastischen, eng anliegenden Binde, beispielsweise eine PeHa-Creppbinde, wird das angerührte und aufgetragene Hexelite dem Körperteil anmodelliert. Zuviel vom Polyurethanpolster und scharfe Vorsprünge vom Hexelite lassen sich mit einer Schere entfernen.

Bei kleinen Vögeln wie Wellensittichen und Kanarienvögeln haben zahlreiche Autoren die erfolgreiche Verwendung eines Verbandes beschrieben, der aus einem Stück Klebestreifen gefertigt war. Geeignet ist jedes aneinander haftende Klebeband, am besten jedoch wahrscheinlich eine Zinkoxidbinde. In Abb. 6.17 wird das Anlegen dieses Verbandes dargestellt, der sich verstärken läßt, indem Streichhölzer, Strohhalme, Katheterschläuche aus Nylon etc. zwischen die Lagen des Verbandes gesteckt werden. Das Anlegen des Verbandes kann stets in sehr viel besserer Weise erfolgen, wenn der Vogel unter leichter Allgemeinanästhesie ist. Sie führt zur Muskelrelaxation und ermöglicht eine bessere Ausrichtung. Der Versuch, einem zappelnden, wachen Vogel einen Verband anzupassen, endet möglicherweise mit einer weiteren Verletzung.

Wenige Vögel tolerieren keinen Verband und entfernen ihn nach weni-

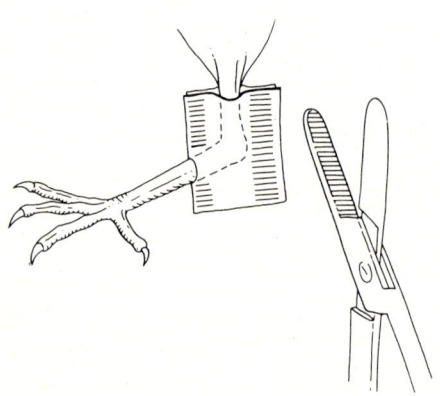

Abb. 6.17: Schiene für einen kleinen Vogel aus Klebeband, das mit einer Arterienklemme verpreßt wird.

gen Tagen. Aber wenn er auch nur etwa 4 Tage lang angebracht bleibt, so genügt diese Zeit bei kleinen Vögeln, wie man häufig beobachtet hat.

Zum Entfernen des Verbandes löst man den Klebstoff, indem der Verband mit Äther oder einem anderen geeigneten Lösungsmittel[16] durchtränkt wird.

Auch das Ablösen des Verbandes wird sicherheitshalber wieder unter einer leichten Anästhesie des Vogels durchgeführt.

Entfernen von Ringen um den Tarso-Metatarsalknochen

In erster Linie bei Wellensittichen, aber auch bei anderen Vögeln müssen häufig Kennringe aus Metall entfernt werden. Der Ring kann die darunterliegenden Ständer aufgescheuert haben, oder im schlimmeren Fall kann das darunterliegende Gewebe angeschwollen sein, so daß der Ring eine Ligatur bildet und zu einer Schwellung des ganzen Fußes führt. Wenn sie nicht umgehend gelöst wird, kann die Blutversorgung abgeschnitten und der Fuß gangränös werden. Sehr oft ist der Ring zum Zeitpunkt der ersten Untersuchung durch den Tierarzt bereits eingebettet in entzündetes und geschwollenes Gewebe. Es ist äußerst wichtig, daß der Vogel von einer zweiten Person gut auf dem Tisch festgehalten wird. Eine Allgemeinanästhesie ist mitunter nötig. Mit einer Arterienklemme kann der Tierarzt dann den Ring festhalten, während er ihn mit der Spitze einer Nagelzange durchschneidet. Dabei besteht die Gefahr, daß der Ring aus der Arterienklemme springt und sich beim Durchtrennen dreht. Durch größte Vorsicht muß man dies möglichst vermeiden, denn sonst kann der Tibiotarsus brechen. Es gibt auch speziell für diesen Zweck entwickelte Sägen bzw. Schneidevorrichtungen.

6.5.7 Fußballenabszeß

Es handelt sich um eine septische Erkrankung des Fußes, die zur Abszedierung führt. Jahrelang wurde sie beim Geflügel gesehen, und nicht selten tritt sie auch bei Vögeln von Falknern auf. Auch sieht man sie bei Wasservögeln und hin und wieder bei Wellensittichen. Es ist eine schwere Krankheit die einen Vogel für die Beizjagd unbrauchbar machen kann. Bei Wildvögeln sieht man sie, wenn überhaupt, nur selten. Die Infektion dringt von der Plantarfläche durch den Fuß, weil das Integument beschädigt ist.

[16] Erhältlich in Apotheken

Bei Wasservögeln kann dies eintreten, wenn die Füße übermäßig austrocknen oder die Haut abgeschürft wird. Falken oder schwere inaktive Vögel, die ständig auf Stangen mit dem gleichen Durchmesser stehen, so daß ihre Füße kaum trainiert werden, sind prädisponiert für einen Fußballenabszeß.

Cooper (1978) behandelt dieses Thema in seinem Buch sehr gründlich und weist darauf hin, daß eine Stichwunde im Metatarsalkissen oder in der Sohle durch eine überlange Kralle der ersten oder hinteren Zehe bei manchen Falken zu dieser Erkrankung führen kann.

Die Füße von Vögeln sind mit Schuppen bedeckt, die modifizierte Zonen der Epidermis darstellen. Diese Schuppen werden durch Areale mit Hyperkeratinisierung gebildet. Manche Stellen am Fuß sind durch Papillen erhaben, die den Griff des Fußes erhöhen. Durch die normale Abnutzung besteht ein ständiges Wachstum und eine Abschilferung. Die Schuppen werden manchmal während der Mauser der Federn abgestoßen. Alles, was diesen normalen Ablauf der Hautveränderungen stört, wie beispielsweise übermäßige Abschürfung, ermöglicht Mikroorganismen den Zutritt zu den subdermalen Geweben. Jeder unter schmutzigen, unhygienischen Bedingungen gehaltene Vogel ist anfällig für einen Fußballenabszeß. Die Haut ist fest und stellenweise mit den Knochen darunter verwachsen. Jede Schwellung in diesem Gebiet als entzündliche Reaktion wird eingeschränkt und neigt dazu, sich entlang der Sehnenscheiden oder auf andere Flächen mit geringer Widerstandskraft auszudehnen. Innerhalb von wenigen Tagen nach der anfänglichen Infektion setzt eine Fibrosierung ein – wahrscheinlich wird sie noch verschlimmert durch die niedrige Sauerstoffspannung infolge der Gewebeschwellung und die Inaktivität des sitzenden, angebundenen Falken. Vermehrtes fibröses Gewebe verzögert jede Penetration von Antikörpern in den Infektionsherd. Der ganze Vorgang ist ein Teufelskreis. Der Abszeß kann angefüllt sein mit käsigem oder blutig-serösem Eiter und verschiedenartige Mikroorganismen enthalten. Meist sind darunter *Staphylococcus aureus*, *Escherichia coli* und *Proteus*-Arten. Die Infektion kann sogar bis hoch zum Intertarsal- oder Sprunggelenk aufsteigen. Bei der ersten Untersuchung durch den Tierarzt kann die Läsion 3–4 Monate oder sogar noch älter sein. Die deutliche Schwellung wird meist von Schorf verdeckt, der durch Hyperkeratinisierung verursacht wird. Der Fuß sollte in lateraler und dorso-ventraler Lagerung geröntgt werden, da eine Osteoarthritis häufig die Folge einer langandauernden Infektion ist. Der Schorf sollte entfernt und eine bakteriologische Tupferprobe für einen Antibiotika-Resistenztest genommen werden. Manchmal ist eine

Schwellung der Sehnenscheiden und eine Tenosinovitis zu entdecken; denn wenn die Zehen unter einer Allgemeinanästhesie bewegt werden, verfangen sich kleine ratschenartige Vorsprünge innerhalb der Sehnenscheiden mit denen der Sehnen und machen die Bewegung ruckartig. Dieser Sperrmechanismus wird normalerweise in Gang gesetzt, wenn sich der Vogel auf die Stange setzt und die Beugesehnen unter Spannung stehen. Beim relaxierten, anästhesierten Vogel sollte keine Spannung in diesen Sehnen vorhanden sein.

Ist die Schwellung am Fuß sehr klein und sind keine Anzeichen für eine aufsteigende Infektion vorhanden, kann sie mit einem geeigneten systemischen und lokalen Antibiotikum behandelt werden. Das lokale Antibiotikum sollte zur besseren Penetration des Medikaments mit Dimethylsulfoxid[17] vermischt werden. Eine systemische Verabreichung von Vitamin A kann eine bessere Heilung der äußeren Haut unterstützen.

In der Mehrzahl der Fälle wird eine Operation nötig sein. Sie besteht darin, den Abszeß zu eröffnen und alles käsige und nekrotische Material sorgfältig zu entfernen unter sorgsamer Schonung der Nerven, Sehnen und Blutgefäße. Alle Hohlräume werden mit einer stumpfen Sonde untersucht und das ganze Gebiet wird kräftig irrigiert, am besten mit einer Trypsin-Lösung. Es ist eine weise Vorsichtsmaßnahme, vorher um den unteren Teil des Tibiotarsalknochens eine Stauschlinge anzulegen, weil das Granulationsgewebe in der Schwellung profus bluten kann. Die Stauschlinge sollte wiederholt in Abständen gelöst werden. Nach gründlicher Kürettage wird die Haut mit Matratzenheften und einem nicht-resorbierbaren Nahtmaterial genäht, die am besten quer über die Beugefalten der Haut gesetzt werden. Anschließend wird der Fuß verbunden und der Verband bleibt 2–3 Wochen liegen, bis die Heilung abgeschlossen ist. Eine nicht-haftende Abdeckung, beispielsweise Fucidintüll, sollte unter den Verband gelegt werden. Der Vogel darf sich auf dem Sitzplatz aufhalten, der mit Schaumgummi oder einem Hartschaum gepolstert ist. Der Patient sollte ermuntert werden, verschieden starke und unterschiedlich geformte Sitzplätze zu benutzen, damit der Fuß nicht ständig in der gleichen Position ist. Möglicherweise müssen die Sitzstangen ständig gepolstert werden und eine sehr strikte Beachtung der Hygiene muß zur Regel werden. Der Tierhalter sollte sich dieses Problems stets bewußt sein und die Füße regelmäßig auf frühe Anzeichen dieser Beschwerden hin untersuchen.

[17] Infiltrina®

7. Krankenpflege und anschließende Versorgung

Diesem Kapitel liegt eine Arbeit des Autors zugrunde, die im Journal of Small Animal Practice, 25, 275–288, (1984) veröffentlicht wurde und hier auszugsweise mit freundlicher Genehmigung des Herausgebers und Verlages wiedergegeben wird.

Viele Tierärzte haben ein beachtliches Kleintierklientel und sind bereits gut ausgestattet mit ausgebildetem Pflegepersonal und Einrichtungen zur stationären Aufnahme von Katzen und Hunden sowie in zunehmenden Maße auch von kleineren Heimtieren. Allerdings nehmen nur wenige Kliniken routinemäßig Vögel auf. Dies ist bedauerlich, denn abgesehen von Verletzungen bei Wildvögeln, für die die Öffentlichkeit die unmittelbare Aufmerksamkeit eines spezialisierten Tierarztes erwartet, ist die Diagnose bei einzeln gehaltenen Vögeln schwierig. Ein Praxisschema zur stationären Aufnahme von Vogelpatienten gibt dem Tierarzt mehr Zeit, den Vogel zu beobachten und zu untersuchen und führt zu einer korrekteren Diagnose und besseren Form der Behandlung.

Auch das Pflegepersonal profitiert von der stationären Aufnahme von Vögeln. Der klinische Zustand des Vogels kann sich stündlich ändern – häufig ohne sehr auffällige Anzeichen. Während Pfleger ihre Fähigkeiten entwickeln, diese leichten Veränderungen wahrzunehmen, verbessert sich auch ihre Beobachtungsfähigkeit für alle Patienten und aufgrund der zarten Natur vieler kranker Vögel führen Erfahrungen, die bei der Krankenpflege dieser Lebewesen gesammelt wurden, zu einer allgemeinen Verbesserung der pflegerischen Fähigkeiten insgesamt.

Die wesentlichen und allen Bereichen der Krankenpflege gemeinsamen Merkmale sind:
1. Eine sorgfältige Beachtung der Hygiene,
2. Ein aufrichtiges Bemühen um das Wohlergehen des Patienten;
3. Genaue Dokumentation des klinischen Verlaufes; und
4. Ein methodisches Vorgehen bei der gestellten Aufgabe.

Viele vom Tierarzt und Pfleger angewendete Techniken und Fertigkeiten sind in der Krankenpflege beim Menschen entwickelt und von dort übernommen worden. Allerdings ist es gefährlich, das Wissen von einem Wissenschaftszweig auf den anderen zu übertragen. Eine erfolgreiche Krankenpflege beim Vogel basiert auf der Erkenntnis, daß zwischen der Biologie von Vögeln und Säugern fundamentale Unterschiede bestehen.

7.1 Aspekte des Vogelverhaltens, die die Krankenpflege beeinflussen

7.1.1 Reduktion von Streß

Stationär aufgenommene Vögel unterliegen im allgemeinen eher einem psychologischen Streß als Säuger. Das Verhalten des Vogels ist weitestgehend instinktiv. Schematisch ablaufende Verhaltensreaktionen werden durch spezifische Reize oder Auslöser in der Umgebung augelöst. Wenn keine der normalen Auslöser in der Klinikumgebung des Vogels vorhanden sind, gerät er unter Streß. Als Beispiel: ein Vogel vollzieht bestimmte rituale Bewegungen, die für ein Mitglied seiner eigenen Spezies Grußverhalten oder Drohgebärden ausdrücken. Vollzieht ein Vogel sie seinem menschlichen Betreuer gegenüber und erhält keine Antwort darauf, entsteht für ihn ein Streß. Streß steht ebenso in Beziehung zu der hohen Stoffwechselrate des Vogels und der Tatsache, daß die meisten Vögel in der Luft lebende Wesen sind, und nicht an eine enge Umgebung gewöhnt sind. Streß, hervorgerufen durch Furcht, Frustration oder Eingengung ist bei den einzelnen Arten unterschiedlich stark ausgeprägt. Einfluß auf Streß-Entstehung hat auch der Grad der Gewöhnung an den Menschen. Auch innerhalb einer Art besteht eine beträchtliche Variationsbreite. Manche wildlebenden Schleiereulen *(Tyto alba)* fressen beispielsweise in Gefangenschaft freiwillig tote Eintagsküken, während andere dazu ermuntert werden müssen – und dies völlig unabhängig von der Schwere ihrer Verletzungen. Die meisten stationär aufgenommenen Papageien fressen bereitwillig, doch hin und wieder gibt es unter ihnen einen mißgestimmten, der nur den Teil seiner normalen Futterration aufnimmt (z.B. Hanf), den er besonders gerne mag.

Vogelzüchter wissen, daß bestimmte Vögel beispielsweise aus einer roten Schale fressen, an die sie gewöhnt sind, eine blaue von exakt derselben Art jedoch nicht anrühren. Manche Turmfalken *(Falco tinnunculus)* sind aggressiver als andere. Abgesehen von den individuellen Unterschieden innerhalb einer Spezies sind manche Vogeltypen leichter zu behandeln als andere. Unter den Greifvögeln sind Bussarde *(Buteo buteo)* im allgemeinen weniger aggressiv als Habichte *(Accipter gentilis)* oder Sperber *(Accipter nisus)*.

Allerdings gibt es bestimmte Aspekte des Vogelverhaltens, die mit relativ wenigen Ausnahmen allen Vögeln gemeinsam sind. Mit Ausnahme der am Erdboden lebenden Arten, wie Hühnervögel (Galliformes) und Wasservögeln (Anseriformes), verbringen die meisten Vögel einen großen Teil ihrer Zeit oberhalb der Augenhöhe des Menschen, entweder im Flug oder auf ihrem Sitzplatz. Folglich werden stationär aufgenommene Vögel weniger gestreßt, wenn sie im Raum so hoch wie möglich gehalten werden. Die Käfige können, wenn sie transportierbar sind, auf ein hohes Regal gestellt werden. Bei der Fütterung erwarten allerdings Nesthocker im Gegensatz dazu angeborenerweise, daß sich der Altvogel beim Anbieten des Futters von oben nähert. Wenn der Pfleger dieses Verhaltensmuster nachahmen soll, muß er sich dem Küken von oben und nicht aus waagerechter Richtung nähern.

Obwohl alle Vögel ein gutes Gehör besitzen, scheinen sie abnorme Geräusche, wie eine menschliche Stimme, oder Bellen von Hunden viel weniger zu stören, als der Anblick oder die raschen Bewegungen anderer Lebewesen. Ganz besonders gilt dies für Wildvögel, die nicht an menschlichen Kontakt gewöhnt sind. Der Pfleger muß lernen, sich in der Nähe des Vogels langsam und bedächtig zu bewegen. Idealerweise werden stationär aufgenommene Vögel weniger gestreßt, wenn sie in einem separaten Raum außer Sicht- und Hörweite von anderen Lebewesen mit Ausnahme von Vögeln sind, in dem die Lichtintensität entsprechend reduziert und höhere Umgebungstemperaturen aufrechterhalten werden können. Das ist jedoch in den meisten Tierkliniken wegen der anderen Patienten nicht durchführbar, und man muß einen Kompromiß schließen. Eine Verminderung der Lichtstärke erreicht man am leichtesten, wenn man den Käfig mit einer Decke oder einem dunklen Tuch abdeckt und in bestimmten Fällen dafür sorgt, daß der Vogel eine Box oder eine Abteilung im Käfig hat, in die er sich verkriechen kann. Eine Decke über der Vorderseite des Käfigs verhindert manchmal, daß der Vogel beständig auf und ab an den Käfigstangen klettert und sich so selbst verletzt. Dennoch muß Sorge dafür getragen werden, daß die Luftzufuhr nicht eingeschränkt wird und natürlich auch nicht die ständige Überwachung des Patienten durch den Pfleger. Werden Vögel öfters stationär aufgenommen, kann man ein dünnes, mit einer leicht zu reinigenden Plastikbeschichtung versehenes Brett anfertigen, das vor den Käfig gehängt wird. Dieses Brett kann auch beim Reinigen des Käfigs verwendet werden, um den Vogel in eine Ecke zu drängen, ohne ihn wirklich anzufassen. Für den Vogel bedeutet es weniger Störung, wenn der Käfig eine auswechselbare

Unterseite hat, ähnlich wie bei den Standardkäfigen, die für Wellensittiche und Papageien verwendet werden.

Werden Hunde oder Hunde und Katzen in einem gemeinsamen Raum der Tierklinik gehalten, ist es im allgemeinen so, daß die Käfige einander nicht zugekehrt sind. So entsteht weniger Bellen und geringerer Streß für die Tierpatienten und das Pflegepersonal. Bei Vögeln ist es oft besser, wenn die Vögel sich gegenseitig sehen können, besonders bei geselligen Vogelarten. Vögel leben oft in Kolonien derselben oder einer verwandten Spezies. Bestimmte Vögel, wie stationär aufgenommene Psittaciden können eine lange, einsame Existenz im Käfig zubebracht haben und scheinen sich mitunter durch den Anblick oder die Nähe eines anderen ähnlichen Vogels wohler zu fühlen. Dies ist besonders beim Wellensittich festzustellen. Ein vormals inaktiver Vogel wird plötzlich munterer und interessierter an seiner Umgebung. Bei einigen Papageien läßt das Federfressen nach oder hört ganz auf.

Ein Vogeltyp, den alle Arten instinktiv erkennen, ist der des Greifvogels. Bei stationärer Aufnahme müssen deshalb Greifvögel außer Sichtweite der anderen Vögel gehalten werden. Sogar Papageien erkennen einen Wanderfalken, der in ihrem Ursprungsland nicht vorkommt und sträuben bei seinem Anblick ihr Gefieder. Stationär aufgenommene Greifvögel verhalten sich im allgemeinen ruhig. Daher wissen die anderen Vögel nicht, daß sie sich in demselben Raume befinden, es sei denn, sie können sich sehen.

7.1.2 Sitzplätze

Viele vom Tierarzt behandelte Vögel benötigen Sitzplätze. Es bestehen wenig Zweifel darüber, daß ein solcher Vogel, eingeengt in einen Käfig, sich viel glücklicher und weniger gestreßt fühlt, wenn er irgendeinen Sitzplatz hat. Dieser Instinkt ist bei manchen Vögeln so stark ausgeprägt, daß sogar diejenigen, die mit deformierten Füßen geboren werden und unfähig sind, sich festzuklammern, trotzdem versuchen, mit den Seiten der Füße aufzublocken. Im Idealfall sollten mehrere Sitzstangen von unterschiedlicher Größe und Oberflächenstruktur vorhanden sein, so daß die Muskeln der Füße ständig trainiert werden und sich nicht verkrampfen. Der von Vogelzüchtern üblicherweise verwendete Sitzplatz besteht aus einer runden Holzstange, die zwar leicht zu reinigen, aber nicht wirklich ideal ist, da sie stets den gleichen Durchmesser und eine glatte Oberfläche hat. Besser sind natürliche Zweige und Äste, die ausgewechselt werden können, wenn sie verschmutzt oder abgenutzt sind. Geeignet sind die Äste der meisten

Laubbäume (außer Eichen), allerdings sollten Rhododendron- oder Eibenzweige für Papageien, da sie gerne knabbern, besser vermieden werden. Für mittelgroße Vögel zwischen 200–1500 g kann man vorübergehend einen robusten Sitzblock aus einem Ziegel oder einem umgestülpten tönernen Blumentopf verwenden, der mit einem Stück Stoff bezogen ist. Ein mit weichem Leder überzogener Holzblock bildet sogar einen noch besseren Sitzplatz. Diese Bezüge müssen natürlich erneuert oder gereinigt werden, wenn sie schmutzig sind, aber sie bieten einen guten Griff und Schutz vor Abschürfung. Letzeres prädisponiert für eine Infektion der Füße, für die Vögel anfällig sind. Alle Sitzplätze sollten ausreichend hoch sein, um zu verhindern, daß das Gefieder des Vogels am Boden nachschleift – wo die Wahrscheinlichkeit groß ist, daß es ausfranst und verschmutzt wird.

Bei stationär aufgenommenen Vögeln kann man die Schwanzfedern vor Ausfransen und Beschädigungen schützen, indem man sie mit einem wasserlöslich gummierten Klebestreifen umwickelt. Hölzerne Sitzstangen können über den Käfigecken angebracht werden, da bestimmte Vögel, wie Eulen, sich beim schlafen gerne gegen die Käfigseite lehnen. Die Sitzplätze sollten so aufgestellt werden, daß der Vogelkot weder Futter- noch Wasserbehälter kontaminiert oder auf einen anderen Vogel darunter fällt. Bei manchen Falken wird der Kot horizontal ausgestoßen und fällt nicht nach unten.

7.1.3 Baden

Die meisten Vögel baden häufiger als viele Säuger und auch viele Greifvögel, einschließlich Eulen, nehmen ein Bad, sofern sie Gelegenheit dazu haben. Vogelzüchter wissen das und viele besprühen ihre Ausstellungsvögel mit einem feinen Wassernebel. Volierenvögel können mit einer feinen Düse von einem Gartenschlauch aus besprüht werden. Wenn dies geschieht, fliegen die Vögel absichtlich in den Sprühnebel, wie auch Volierenvögel vorsätzlich hinaus in den Regen gehen. Angebunden an ihren Sitzplatz bringen Falkner ihre Vögel bei jedem Wetter ins Freie, um ihnen ein regelmäßiges Bad zu bieten. Wann immer durchführbar und sofern es nicht unvereinbar mit der anderen tierärztlichen Behandlung ist, wird es folglich einem stationär aufgenommenen Vogel guttun, wenn er gebadet oder mit einem feinen Wassernebel aus einer Haushaltssprühflasche besprüht wird. Die Wassertiefe in einem Vogelbad für kleine Vögel sollte nicht mehr als 1,5 cm betragen und nicht mehr als 2,7 cm für einen Vogel von der Größe eines Waldkauzes (Strix aluco), da sonst die Gefahr des Ertrinkens besteht. Küken sollten nicht gebadet werden, da bei vielen Vogelarten die Flaumfedern keinen ausreichenden Schutz bieten.

Da die meisten Vögel ein Verlangen haben, zu baden, sollten die Trinkwasserbehälter nicht zu groß sein und grundsätzlich oberhalb des Bodens aufgestellt werden. Die Wassertemperatur des Badewassers sollte etwa 40° C betragen. Bäder halten das Gefieder sauber und regen ein aktives Putzen an. Dies ist bei einem gesunden Vogel eine normale Aktivität, da die Instandhaltung des Gefieders nicht nur unentbehrlich zum Fliegen ist, sondern auch zur Aufrechterhaltung der Körpertemperatur. Bei Wasservögeln (Anseriformes), sowie Möwen und Stelzvögeln (Charadriiformes) ist für die Gesunderhaltung der Haut an den Füßen ein ständiger Kontakt mit Wasser nötig, da sich sonst Ulzerationen und Infektionen entwickeln können. Darüber hinaus kann es bei den Anseriformes als Auslöser zum Putzen dienen, wenn man den Vogel ins Badewasser setzt.

7.1.4 Vor- und Nachteile ständigen Umgangs

Liebevolle Aufmerksamkeit durch den Pfleger ist von besonderem Nutzen für Nestlinge, die noch nicht die Augen geöffnet haben und ebenso für Vögel jeden Alters eine Unterstützung, die an menschlichen Kontakt gewöhnt sind. McKeever (1979) schlägt vor, bei Eulenbabies über die Oberseite der Box ein dunkles Stofftuch zu hängen oder ein weiches Spielzeug zum Anschmiegen. Es ist sehr gut geeignet, den körperlichen Kontakt mit den Altvögeln oder mit den jungen Vogelgeschwistern zu simulieren.

Zuviel Umgang und übergroße Aufmerksamkeit können sich dagegen für einen ausgewachsenen Wildvogel negativ auswirken, denn dadurch wird der gezähmt, was für ihn gefährlich werden könnte, wenn er wieder in Freiheit gesetzt werden soll. Wenn jedoch ein Vogel regelmäßig für eine medizinische Behandlung in die Hand genommen werden muß, ist es besser, ihn so früh wie möglich an menschlichen Kontakt zu gewöhnen.

7.2 Physiologische Überlegungen bei der Krankenpflege von Vögeln

7.2.1 Konsequenzen der hohen Stoffwechselrate

Energiebedarf

Tierpfleger, die regelmäßig Hunde und Katzen betreuen, müssen sich bewußt sein, daß Vögel einen höheren Grundumsatz haben. Dies steht in direkter Beziehung zu der Tatsache, daß die Größe der Hautoberfläche im Verhältnis zum Körpervolumen bei einer Verringerung des Körpergewichtes ansteigt. Alle Vögel sehen eher größer aus, als sie wirklich sind, weil die Dicke des Gefieders, die eine isolierende statische Luftschicht um die Haut gewährleistet, stärker ist als die entsprechenden Haarschichten, die die meisten Säugetiere vergleichbarer Größe umgeben. Allerdings hat Kendeigh (1970) darauf hingewiesen, daß es noch andere Faktoren gibt, die die Stoffwechselrate beeinflussen, wie beispielsweise das Federgewicht pro Flächeneinheit und die mikroskopische Anatomie und Physiologie der Körperorgane. Zudem ist der Grundumsatz bei Singvögeln höher im Vergleich zu Nichtsingvögeln (Lasiewski u. Dawson, 1967). Eine hohe Stoffwechselrate bedeutet einen raschen Wärmeverlust und eine schnelle Verbrennung der Energiereserven des Körpers. Dies ist so ausgeprägt, daß Vögel regelmäßig und normalerweise über Nacht an Gewicht verlieren, wenn sie nicht fressen (Perrins, 1979). Besonders stark ist die Gewichtsabnahme bei einer niedrigen Umgebungstemperatur zum Beispiel von $-1°$ C. Daraus folgt, daß gesunde Vögel in der Größenordnung von 10 g Körpergewicht, z.B. Blaumeisen *(Parus caeruleus)*, die unter optimalen Bedingungen und minimalem Streß, minimaler Bewegung und einer Umgebungstemperatur von $15,5°$ C gehalten werden, ohne Futter wahrscheinlich nicht länger als 48 bis 72 Stunden überleben können. Mit zunehmender Größe überleben die Vögel bei Entkräftung länger. Stationär aufgenommene kleine Vögel müssen häufig Futter aufnehmen. Wenn der Vogel nicht von selber frißt, müssen Nährstoffe mindestens stündlich gegeben werden. Eine zwei- oder dreimalige Fütterung, wie bei kleinen Säugetieren ist einfach nicht ausreichend. Kleine, gesunde Vögel haben einen täglichen Energiebedarf etwa im Bereich von 1 kcal pro g Körpergewicht (Perrins, 1979). Ein Gramm Fett liefert etwa 9 kcal und 1 Gramm Kohlenhydrate etwa 4 kcal. Ein 20 g schwerer Kanarienvogel muß also etwa 5 g verwertbare Kohlenhydrate pro Tag zu sich nehmen, oder annähernd die Hälfte dieser Menge an Fett. Perrins (1979) wies darauf hin, daß Kohlmeisen *(Parus major*) ihre Nestlinge zwischen 58- und 78mal täglich füttern. Sehr kleine Vögel von 20 g und darunter, die krankheitsbedingt ihr Normalgewicht verloren haben, brauchen die maximale Stundenzahl an Tageslicht, damit man sie füttern kann, bzw. damit sie selbst fressen können. Bei diesen kleinen Vögeln ist es eine kluge Vorsichtsmaßnahme, im Tierraum das Licht über Nacht eingeschaltet zu lassen, besonders während der Wintermonate. Bei größeren Vögeln, insbesondere Greifvögeln, sind die Anforderungen an die Fütterungshäufigkeit nicht ganz so hoch. Angemessen ist es, wenn diese Vögel ein- oder zweimal täglich gefüttert werden, und vorausgesetzt ihre Futteraufnahme ist regelmäßig, können sie ohne weiteres einen Tag in der Woche ohne Futter auskommen. Die Arbeit von Kirkwood (1981) hat viel zur Klärung beigetragen, mit welcher Geschwindigkeit bei Greifvögeln im Hungerzustand ein Gewichtsverlust eintritt.

Effekt einer Entzündungsreaktion

Als Teil der Entzündungsreaktion des Körpers steigt der Grundumsatz aller gleichwarmen Tiere an. Dies führt zu einem noch höheren Energiebedarf und schnelleren Gewichtsverlust, vermittelt durch eine komplexe neuro-endokrine Reaktion (Richards, 1980). Durch Palpation der Brustmuskeln und, sofern möglich, durch tägliches Wiegen des Vogels nach einer der in Abschnitt 4.1 beschriebenen Methoden sollte der Pfleger den Zustand des kranken Vogels ständig überwachen. Eine Änderung des Körpergewichts ist einer der verläßlichsten und am leichtesten zu messenden Parameter im Tagesablauf des Vogels. Der Pfleger muß mit Bedacht vorgehen und schauen, wieviel Streß für das einzelne Tier durch das Wiegen entsteht; er sollte es unterlassen, wenn der Vogel sich zu sehr aufregt. Als Folge der höheren Stoffwechselrate heilen die Gewebe wahrscheinlich schneller. Desgleichen vollziehen sich auch irreversible, pathologische Veränderungen, wie Fibrosis und Narbenbildung im traumatisierten Muskel bei kleinen Vögeln viel schneller als bei Säugern.

Umgebungstemperatur

Zur Aufrechterhaltung der hohen Stoffwechselrate liegt die normale Körpertemperatur aller Vögel etwa um 40° C und bei sehr kleinen Vögeln, besonders Singvögeln, kann sie 41° C erreichen. Tageszeitliche Schwankungen von 2−3° C können auftreten. Alle kranken und schwerverletzten Vögel, deren begrenzte Energiereserven schnell erschöpft sind, werden weniger gestreßt, wenn ihre Umgebungstemperatur auf mindestens 26° C angehoben wird. Manchmal kann sie zur

Unterstützung für einen Zeitraum von 24–48 Stunden auf 38° C erhöht und darauf allmählich reduziert werden. In vielen Tierkliniken wird die Wärmezufuhr mit einer ungeregelten Infrarotlampe durchgeführt. Besser ist es, sie mit einem Dimmer (Haushaltselektrik) zu regulieren; alternativ kann man die Lampe langsam etwas weiter entfernen. Wie auch bei anderen Tieren, ist es ganz wichtig, daß die Lampe nicht zu nah am Tier hängt und der Vogel sich aus dem direkten Strahl entfernen kann. Eine Wärmflasche, eingewickelt in Zeitungspapier, die zusammen mit dem Patienten in eine Pappschachtel (mit Luftlöchern im Schachteldeckel) gelegt wird, spendet Wärme in einer Notfallsituation.

Erinnert werden sollte daran, daß ölverschmutzte Vögel ihre normale Isolierung nicht mehr haben und dringend vor Wärmeverlust geschützt werden müssen.

Es gibt auf dem Markt spezielle Krankenkäfige, in denen die Käfigtemperatur thermostatisch reguliert werden kann. Allerdings sind die Thermostaten dieser Käfige mitunter nicht sehr empfindlich. Desgleichen gibt es in diesen Käfigen oft keine Vorrichtung zur Regulation der Luftfeuchtigkeit; und da das Käfigvolumen relativ klein ist, müssen sie gut belüftet werden, ohne daß dabei ein Luftzug entsteht. Die sicherlich beste Methode, Temperatur und Luftfeuchtigkeit in einem hohen Maße zu regulieren, ist mit einem Brutkasten für Frühgeborene gegeben. Brutkästen haben eine Einrichtung, um die Frischluft mit Sauerstoff anzureichern und die Luftfeuchtigkeit zu regulieren. Brutkästen müssen korrekt belüftet werden, damit die Gefahr reduziert wird, daß Infektionserreger von trockenem Kotmaterial und anderen Exkreten des Körpers vom Vogel eingeatmet werden. Brutkästen sind eine potentielle Infektionsquelle und müssen peinlich sauber gehalten werden.

7.2.2 Die physiologischen Konsequenzen des aviären Luftsacksystems

Wie erwähnt, sind Luftsäcke infektionsanfällig und beim ruhenden Vogel noch in verstärktem Maße, weil die Flugaktion und insbesondere die abwechselnd kontrahierende und expandierende Aktion der Flugmuskeln dabei hilft, die Luft durch die Luftsäcke zu pumpen und gleichzeitig den hart arbeitenden Muskel zu kühlen. Der kontinuierliche, kräftige Luftstrom durch das Luftsacksystem verringert die Gefahr, daß die in dieser warmen, feuchten inneren Atmosphäre enthaltenen pathogenen Erreger sich auf der Oberfläche des Luftsackes festsetzen.

Wegen der großen inneren Oberfläche der Luftsäcke und der hohen Körpertemperatur haben kleine Vögel stets einen hohen Wasserverlust durch das pulmonale System. Viele kleine Vögel erhalten einen großen Teil ihres Wasserbedarfes von der metabolisierten Nahrung und den Fettreserven des Körpers. Daher kann man von allen kranken oder verletzten Vögeln, die nicht gefressen haben, annehmen, daß sie dehydriert sind.

7.2.3 Dehydration bei Vögeln

Dehydrierten Vögeln sollte Flüssigkeit entweder peroral oder durch eine subkutane Injektion verabreicht werden. Eine Flüssigkeitsinjektion kann in den Brustmuskel, die Flughautfalte des Flügels, an die Innenseite des Schenkels oder an der Halsbasis erfolgen. Reding (1979) empfiehlt den Einsatz einer 5 %igen Glucose-Salzlösung. Verabreicht wird sie in einer Dosis von 4 % vom Körpergewicht, verteilt auf zwei oder drei Dosen täglich. Bei kleinen Vögeln muß dieses Volumen halbiert werden und Steiner u. Davies (1981) empfehlen, beim Wellensittich 0,1 ml Hartmannlösung zu verwenden im Abstand von 10–15 Minuten abwechselnd in jede Körperhälfte. Die Resorptionsrate wird durch Zusatz von Hyaluronidase in die Flüssigkeit gesteigert.

Äußerste Vorsicht ist während einer subkutanen Injektion bei Vögeln nötig, denn die Vogelhaut ist nicht so elastisch wie beim Säugetier und wässrige Injektionen fließen leicht durch die Einstichstelle der Kanüle wieder aus, wenn auf einer Seite zuviel verabreicht wurde.

Als Folge der häufigen Dehydration bei kranken und verletzten Vögeln entsteht leicht eine Obstipation. Johnson (1979) behauptet, daß Rektum und Koprodeum Gebiete aktiver Wasserresorption sind, und daß ein rückläufiger Austausch flüssiger Inhalte (Urin und Kot) von diesen Abschnitten und bis hoch in den Blinddärmen stattfindet. Abgesehen von weiteren Gesichtspunkten, führt eine Dehydration zum Stillstand dieser physiologischen Vorgänge, zu einer Devitalisierung der dazugehörigen Gewebe und endet mit einer Konstipation. McKeever (1979) schlägt eine manuelle Entleerung zur Abhilfe bei diesem Zustand vor; ein warmes salines Enema ist manchmal hilfreich.

7.3 Fütterung stationär aufgenommener Vögel

Vögel, die fressen, bereiten wenig Probleme. Der Besitzer eines exotischen Zier- oder Volierenvogels, oder ein Falkenbesitzer wird gerne Rat geben, womit der Vogel zu füttern ist und oft das geeignete Futter beschaffen. Wird jedoch der kranke Vogel eines Falkners in die Klinik aufgenommen, sollte der Pfleger darauf aufmerksam gemacht werden, daß diese Vögel mitunter von den Besitzern auf einer knappen Futterration gehalten werden, um sie zu scharfen Jägern zu machen, und daß kranke oder verletzte Greifvögel unter Streß nahe am Verhungern sein können. Wildvögel haben bisweilen eine Zeitlang kein Futter zu sich genommen, bevor man sie gefunden hat. Die hauptsächlichen Probleme für den Pfleger entstehen bei der Fütterung eines Notfalles, der selber nicht fressen kann oder will, oder auch bei einem Wildvogel, für den sein natürliches Futter nicht schnell beschafft werden kann.

In der Regel hilft eine 10%ige Glukoselösung oder Glukose-Salzlösung peroral verabreicht, in einer Dosis von 10 ml/kg Körpergewicht. Diese Ration muß allerdings jeweils im Abstand von einer halben Stunde (mindestens) verabreicht werden und selbst dann reicht die Menge nicht aus, den täglichen Grundbedarf an metabolisierbarer Energie zu decken. Wenn die Glukoselösung zu gleichen Teilen ergänzt wird mit einem Proteinhydrolisat (z.B. Ovigest[1] oder Lamb Tonic[2]), kann der Vogel etwas länger am Leben gehalten werden. Besser sind Präparate mit Aminosäuren und essentiellen Vitaminen (z.B. Dupharlyte[3]), da sie ein größeres Nährstoffangebot bereitstellen. Man kann sie subkutan in ähnlicher Dosierung wie für eine Flüssigkeitssubstitution verabreichen.

Kindernahrung bzw. Nahrung für Rekonvaleszente (z.B. Complan[4], Build-up[5], Vita food[6] und Farlene[7]) ist ebenfalls hilfreich. Diese Nährmittelzubereitungen enthalten einen recht hohen Anteil an energieliefernden Bestandteilen, hauptsächlich in Form von Kohlenhydraten und etwas pflanzlichen Fetten. Alle diese künstlichen Nahrungen ent-

---

[1] Ovigest (Wellcome)
[2] Lamb Tonic (Crown Chemicals Co. Ltd.) bzw. Boviserin® (Behringwerke)
[3] Dupharlyte (Duphar Veterinary Ltd.) bzw. Anynin®-Aminosäure-Lösung (Iffa-Merieux)
[4] Complan (Farley Health Foods Ltd.)
[5] Build-up (Carnation Food Ltd.)
[6] Vita food (Boots PLC)
[7] Farlene (Farley Health Foods Ltd.)

halten etwa 4 cal pro Gramm. Ein kleiner Vogel von 20 g benötigt von dieser Nahrung mindestens 5 g täglich, um seinen Bedarf zu decken. Verbessern kann man die Verdaulichkeit, indem man zuvor ein Magen-Darm-Enzympräparat, z.B. den Inhalt einer Pancrex V Kapsel[8] mit dem Futter vermischt.

Jede dieser Nährmittelzubereitungen kann über eine Magensonde in flüssiger Form gegeben werden – eine leichte Aufgabe, weil der aviäre Oropharynx und Ösophagus einen großen Durchmesser haben. Die Magensonde muß gut unten in den Ösophagus oder Kropf des Vogels verbracht werden. Magensonden lassen sich aus im Durchmesser passenden Stück eines Gummi- oder Plastikschlauches herstellen, das auf den Konus einer Plastikspritze gesteckt wird. Ebenso kann man einen starren Magenkatheter aus Metall verwenden, der – wenn er vorher gut gleitfähig gemacht wurde – durch sein eigenes Gewicht nach unten in den Ösophagus gleiten kann. Werden Kopf und Hals des Vogels in senkrechter Richtung gestreckt, ist die Gefahr nur sehr gering, ihn zu verletzen. Aufpassen muß man jedoch, daß der Tubus nicht nach unten in den Ösophagus gedrückt wird. Beim Einführen einer Magensonde kann man oft an der Dorsalseite des Halses sehen, wie sie sich vorschiebt, besonders bei Vögeln mit langen Hälsen wie Schwänen. Genau vor der Thoraxöffnung zieht sie unter die Trachea.

Convalescent Diet[9] ist ein anderes Präparat, das zwar speziell für kranke Hunde und Katzen hergestellt wird, das man aber allgemein zur Fütterung kranker Vögel verwenden kann. Solche Nahrungsmittel sind tierischen Ursprungs und abgestimmt auf Fleischfresser. Mit Ausnahme von extremen Nahrungsspezialisten, wie einigen früchtefressenden Arten oder Kolibris – sind wahrscheinlich alle Vogelarten in der Lage, diese Art von Futter zu verdauen. Es ist weich und kann in den Zylinder einer 2 ml-Spritze aus Plastik gedrückt werden, so daß beim Herunterdrücken des Stempels das Futter als kleiner wurmartiger Faden herauskommt, den manche Vögel bereitwillig aufpicken. Eine andere Methode, halbfestes Futter zu verabreichen, besteht darin, den Konus einer 2 ml-Spritze abzuschneiden, um die Öffnung zu vergrößern und dann eine Futterkugel in den Oropharynx des Vogels einzugeben. Man muß dabei darauf achten, daß das Futter gut hinter die Glottis gelangt, die sich bei den meisten Vögeln am Mundboden genau hinter der Zungenwurzel befindet. Bei manchen Vögeln, z.B. beim Reiher (Ardea cinerea) liegt sie weiter hinten.

[8] Pancrex V (Paines u. Byrne Ltd.)
[9] Convalescent Diet (Pedigree Pet Foods)

Ein Futter, das für die meisten Vogelarten bei verwaisten, ebenso wie auch bei verletzten Vögeln geeignet ist, setzt sich aus zerdrückten, hartgekochten Eiern oder Rühreiern zusammen, vermischt zu gleichen Teilen mit süßen Kekskrümeln oder Brotkrumen und einem geringen Zusatz Traubenzucker. Diese Mischung sollte etwas angefeuchtet werden und läßt sich dann nach einer der oben angegebenen Methoden verabreichen.

Zu trocken eingegeben, kann das Futter nur schwer abgeschluckt werden. Diese Mischung kann man auch kleinen Nestlingen mit der Spitze eines Malpinsels anbieten. Manche Vogelzüchter verwenden zur Fütterung von Papageiennestlingen einen kleinen Löffel, dessen Spitze abgebogen wurde, um so eine Art Schaufelform zu bilden, wie eine Mandibel des Elternvogels.

Alle diese Nahrungsmittel beanspruchen im Verdauungskanal weniger mechanische Arbeit und können daher rascher und ökonomischer ausgenutzt werden.

Sobald die erste kritische Phase der Rekonvaleszenz einmal vorüber ist, sollte der Pfleger eine Nährstoffversorgung des Patienten anstreben, die seinem normalen Futter möglichst ähnlich ist. Begonnen wird mit einem 5%igen Glukosezusatz zum normalen Futter des Vogels, das in einem Futtermischer aufgelöst wird, um die Verdauung zu erleichtern. Vögel sind meist Nahrungsspezialisten und ihre Anatomie hat sich in verschiedener Weise der Futtersuche und -aufnahme angepaßt. Die auffälligeren Unterschiede in der Schnabelform stimmen überein mit der Anatomie und den Funktionen von Mundhöhle und Verdauungskanal. Obwohl viele Arten recht anpassungsfähig sind, könnte eine Mißachtung der normalen Art der Futteraufnahme des Vogels zu Schwierigkeiten beim Ergreifen des Futters und zu einer unzureichenden Futteraufnahme führen. Papageien beispielsweise unterscheiden sich beträchtlich in ihrer Größe und benötigen Samenkörner, die ihrer Größe angemessen sind. Kleine Loris, die zu den Psittaciden gehören und wie kleine Papageien aussehen, haben sich an die Aufnahme von Früchten adaptiert.

Für die meisten körnerfressenden Arten haben im allgemeinen die ansässigen Zoogeschäfte geeignetes Samenfutter und sie können möglicherweise sogar auch spezialisierteres Futter z.B. universelles Weichfutter vorrätig haben, das sich für insektenfressende Vögel eignet. Darüber hinaus benötigen granivore Vögel feinen Sand, der für die jeweilige Spezies die richtige Größe haben muß. Allerdings gibt es wissenschaftliche Hinweise, daß manche Vögel auch ohne diesen Sand auskommen.

Die meisten Greifvögel können für eine recht lange Zeit mit toten (männlichen) Eintagsküken aus Brütereien gefüttert werden. Wenn jemand sehr viel mit Greifvögeln zu tun hat, kann man einen Vorrat an Eintagsküken in der Tiefkühltruhe aufbewahren.

Manche Greifvögel erkennen und fressen sie allerdings nicht sofort, so daß man möglicherweise diese Küken vorher vierteln und die Eingeweide ausbreiten muß. Ebenso kann es nötig sein, nur Teile dieser Körper von Hand zu verfüttern. Dabei werden am besten der Kopf und die scharfen Skeletteile weggeworfen. Ein normaler, gesunder Vogel wird damit fertig, ein schwacher kann sich aber verletzen. Die Fleischteile können mit den Fingern oder bei kräftigeren Greifvögeln mit einer Pinzette angeboten werden. Die Enden dieser Pinzette werden besser mit Klebeband abgedeckt, damit die Spitzen nicht den Oropharynx verletzen. Sie müssen darüber hinaus peinlich sauber gehalten werden. Bei Fütterung über den Schnabel wird der Vogel häufig gierig nach dem Futter greifen, wenn die sensiblen Sinneshaare (= Vibrissen) zu beiden Seiten der Mundöffnung berührt werden, die bei manchen Spezies vorhanden sind. Muß der Mund mit der Hand geöffnet werden, läßt sich der Oberschnabel oder Zwischenkieferknochen leicht anheben, wodurch der Unterschnabel oder die Mandibula nach unten gedrückt wird durch die stabartige Artikulation, mit der der palato-pterygoide und jugulare Knochen mit dem Quadratbein verbunden sind.

Eintagsküken sind auch für Geier als Futter gut geeignet, sowie für Reiher (Ardeidae), Kormorane (Phalacrocoracidae) und Rabenvögel (Corvidae). Wenn Eintagsküken nicht leicht zu beschaffen sind, kann man kleine Fleischstücke, angereichert mit Vitaminen und Mineralien und vermischt mit Haaren und Federn zur Rohfaserversorgung, geben. Diese Futterbissen werden vor der Verfütterung angefeuchtet. Im Notfall reichen als Rauhfutter auch ausgekämmte Haare von Hunden oder Katzen aus. Wie in Abschnitt 1.2.3 erwähnt, speien alle Greifvögel und viele andere Vogelarten regelmäßig Ballen aus. Allerdings werden bestimmte Skeletteile der Beute verdaut und sind unentbehrlich, besonders für junge, wachsende Greifvögel, um eine Stoffwechselerkrankung der Knochen zu verhindern. Speien aufgenommene Greifvögel diese Ballen nicht aus, bedeutet dies im allgemeinen, daß mit ihrem Verdauungskanal etwas nicht in Ordnung ist. Trotzdem gibt es bei unzureichender Rauhfutteraufnahme keinen wissenschaftlichen Hinweis dafür, daß die Produktion von Ballen unentbehrlich für die Normalfunktion des Verdauungskanals ist.

Bei fischfressenden Arten ist die Versorgung mit Fischfutter wahrscheinlich nicht zwingend für die Gesundheit nötig. Allerdings werden diese Vögel häufig nicht freiwillig fressen, wenn das Futter nicht fischähnlich aussieht und in bestimmten Fällen auch dann nicht, wenn es nicht in Wasser angeboten wird und sich wie ein Fisch bewegt. Viele Vogeltypen erkennen Futter nur dann, wenn es in der vertrauten Form präsentiert wird. Ist diese Schwierigkeit erst einmal überwunden, gedeihen sie oft auch auf einer künstlichen Diät.

Die meisten Möwen fressen bereitwillig Dosenfutter für Hunde und Katzen. Jedoch ist eine Zwangsfütterung bei dieser Vogelgruppe schwierig, da das Futter im unteren Ösophagus gespeichert und leicht wieder ausgewürgt wird. Eissturmvögel können übelriechendes Öl aus dem Ösophagus auf eine Entfernung von 60–90 cm ausstoßen; bei anderen Vogelarten ist Erbrechen im allgemeinen ein Hinweis auf eine Erkrankung des oberen Verdauungskanals. Bei der Fütterung von Tölpeln sollte man auf die scharfen Ränder ihrer Schnäbel achtgeben.

7.4 Physiotherapie

Viele in einer Tierarztpraxis vorgestellte, verletzte Vögel haben ein Trauma der Muskeln und Sehnen und der Nervenversorgung dieser Gewebe. Ebenso können sie eine Gehirnerschütterung haben. Jede Fraktur muß als erstes behandelt werden; durch geschickte Pflege kann sehr viel getan werden, um die Funktion der verletzten Weichteile wiederherzustellen.

Der Pfleger sollte sich bei stationär aufgenommenen Vögeln stets bewußt sein, daß sie menschlichen Athleten, die aus dem regelmäßigen Training sind, gleichgesetzt werden können. Je länger der Aufenthalt in der Klinik dauert, desto größer wird die Verschlechterung infolge einer Inaktivitätsatrophie des kardiovaskulären Systems und des Muskelsystems sein.

Elektrotherapie (Faradisation) wurde verwendet, um die Funktion im Bein einer Schleiereule wiederherzustellen, Randell (L. 1980, persönliche Mittelung), allerdings ist es sehr unwahrscheinlich, daß ein Reizstromgerät in Tierarztpraxen vorhanden ist. Eintauchen der verletzten Gliedmaße in heißes Wasser von 45,0° C und vorsichtiges Beugen und Strecken der Gelenke, wie es von Ratcliffe (J., 1982, persönliche Mittelung) empfohlen wurde, ist einfach und kann häufig die Funktion wiederherstellen.

McKeever (1979) empfiehlt die Verwendung von einer Schlinge und einer Halsstütze für Vögel mit neurologischen Verletzungen, wenn der

Vogel sich nicht selber halten und den Kopf nicht hochtragen kann. Der Autor hat einmal mit Erfolg eine Taube in einem Plastikbeutel für insgesamt drei Wochen aufgehängt und währenddessen konnten Frakturen in beiden Beinen heilen. Diese Aufhängung hat er auch bei einem Wüstenbussard *(Parabuteo unicintus)* angewendet, bei dem gleichzeitig beide Beine operiert werden mußten.

Ist einmal die Muskelfunktion wiederhergestellt worden, müssen die Weichteile gestärkt und wieder aufgebaut werden. Dies tut der Vogel oft selbst, wenn er in einem großen Käfig oder einer Voliere gehalten wird, aber durch tägliches Training des Patienten kann man es unterstützen. Zunächst kann man den Vogel an den Füßen mit der Hand festhalten (mit Handschuhen bei einem Greifvogel) und vorsichtig auf und ab bewegen, um das Flügelschlagen zu stimulieren. Späteres Training an einer Leine ist manchmal nützlich. Man kann diese Leine bei allen Vogeltypen mit weichen Lederriemen oder Geschühriemen, wie sie Falkner verwenden, befestigen, vorausgesetzt natürlich, daß die Beine dieser Vogelart für diesen Zweck stark genug sind.

8. Probleme bei der Zucht

Eine verstärkte Nachfrage und ein gestiegener finanzieller Wert aufgrund der Lieferungsbeschränkungen bzw. Handelsverbote aus naturschützerischen Gründen führen dazu, daß immer mehr Tierhalter Nachkommenschaft züchten. Ein Anfänger versucht seine Verluste zu ersetzen. Ein erfahrener Züchter mag aus Profitgründen züchten und erhofft sich einen höheren Gewinn. Um diesen Ehrgeiz zu verwirklichen wird tierärztlicher Rat eingeholt.

Einheimische Vögel und solche aus gemäßigten Klimazonen brüten während der wenigen Sommermonate, in denen sehr viel Futter vorhanden ist und günstige Wetterbedingungen gegeben sind. Bestimmte Ziervögel stammen aus tropischen Gebieten, doch werden sie hierzulande bereits so lange in Gefangenschaft gezüchtet, daß sie fast domestiziert sind. Sie können aber das ganze Jahr über brüten und wenn sie im Freien in Volieren gehalten werden, versuchen sie sogar manchmal beim ungünstigsten Wetter zu brüten. Dies kann bei Papageien, exotischen Tauben, kleinen Finken wie Zebrafinken oder Bengalesen vorkommen.

Eine erfolgreiche Vogelzucht erfordert Glück, gute Haltungsbedingungen und ein gewisses Wissen über die natürliche Entwicklung der einzelnen Vogelarten. Der Züchter sollte Einfühlungsvermögen für seine Vögel haben und ein Gespür für ihre Bedürfnisse. Zebrafinken brüten so leicht, daß der Tierarzt hin und wieder sogar gefragt wird, wie man sie vom Brüten abhalten kann. Dieses Problem läßt sich lösen, indem Nester und Nistmaterial entfernt oder die Geschlechter voneinander getrennt werden.

Das Mißlingen einer Zucht kann viele Ursachen haben, die sich unter den folgenden vier Punkten zusammenfassen lassen:

1. Ausbleiben der Paarung;
2. Unvermögen, normale, fruchtbare Eier zu produzieren;
3. Fehlender Schlupfvorgang bei fruchtbaren Eiern;
4. Unvermögen, Jungvögel aufzuziehen.

Manchmal liegt einer erfolglosen Nachzucht nur eine einzige Ursache zugrunde; meistens sind jedoch mehrere Ursachen beteiligt, mit unterschiedlichen Folgen, je nach dem, welche Faktoren im Vordergrund stehen.

8.1 Ausbleiben der Paarung

Nicht selten ist der Grund für ein Ausbleiben der Paarung, daß es sich um ein monomorphes Paar gleichen Geschlechts handelt. Bisweilen tritt bei Vögeln Homosexualität auf. Zwei isolierte männliche Liebesvögel können miteinander kopulieren und sich scheinbar normal paaren. Die einzige Lösung besteht in einer Geschlechtsbestimmung der Vögel.

8.1.1 Geschlechtsbestimmung von Vögeln

Sie kann mit verschiedenen Methoden durchgeführt werden. Bei einer Methode, die bei Geflügel angewendet wird, erfolgt eine direkte visuelle Untersuchung der Kloake; allerdings ist diese Methode bei kleineren Vögeln nicht möglich. Bei einigen größeren Papageien-Arten ist jedoch ein erfahrener Tierarzt in der Lage, sie an ausgewachsenen Exemplaren durchzuführen. Daneben gibt es zwei weitere Möglichkeiten der Geschlechtsbestimmung bei Vögeln: die eine besteht in der Untersuchung des chromosomalen Karyotyps (von einer Blutprobe), die andere in einem Vergleich der relativen männlichen und weiblichen Hormonkonzentraiton im Kot. Beide Techniken sind ohne ein Speziallabor nicht durchführbar und keine von beiden ist genau erforscht worden. Manche Züchter behaupten, das Geschlecht durch Messung des Abstandes zwischen den Schambeinknochen bestimmen zu können oder an kleinen Unterschieden in der Lage des Gefieders. Beide Bestimmungen sind subjektiv und unzuverlässig.

Die direkteste und verläßlichste Methode ist gegenwärtig die chirurgische Geschlechtsbestimmung. Zusätzlich hat diese Technik den Vorteil, daß zugleich der Zustand der Gonaden beurteilt werden kann. Diese Technik wird unter «Laparoskopie» in Kapitel 2.2 beschrieben.

8.1.2 Streß und Aggression

Zwei Vögel unterschiedlichen Geschlechts können sich bisweilen nicht vertragen und, abhängig von der Vogelart, kann der eine oder andere Geschlechtspartner dominieren. Im schlimmsten Fall kann dies zum Tod des unterlegenen Partners führen oder – im besten Fall – zu streßbedingter Unfruchtbarkeit. Manchmal ist das Problem durch einen Partnerwechsel, eine größere Voliere, oder mehr Freßplätze bzw. Nestboxen zu lösen. Letzteres ist besonders bei Falken wichtig und auch bei Webervögeln und Witwenvögeln. Verfolgung durch andere Vogelarten in derselben Voliere verhindert das Brüten. Manche Vogelarten sind unverträglich und in bestimmten Fällen, wie bei kleinen tropischen Tauben, wird auch ein weiteres Brutpaar der eigenen Art nicht geduldet.

Gelegentlich trifft man einen verhaltensgestörten und aggressiven Wellensittich in einem normal brütenden Kollektiv an. Dieser einzige Vogel kann den gesamten Bestand in Unruhe versetzen.

Vögel müssen einigermaßen zahm und an ihre Tierhalter gewöhnt sein. Wildvögel brüten in Gefangenschaft nur zögernd. Brunham, Walton u. Weaver (1983) haben nachgewiesen, daß Wanderfalken aus einer Wildzucht nicht so schnell brüten wie in Gefangenschaft gezüchtete. Streß kann durch übermäßigen Lärm oder irgendwelche Veränderungen der routinemäßigen Haltung des Vogels herbeigeführt werden. Scheue Brutpaare, wie beispielsweise Falken, können durch ein nur von einer Seite durchsichtiges Glasfenster beobachtet werden. Um die Volieren schleichende Räuber, wie Füchse, Hayuskatzen oder Nager, können die Vögel stören und sie von der Paarung abhalten. Transporte können Streß verursachen. Nach dem Einfangen werden ausländische Arten von Händlern im Ausland gehalten und dann per Flugzeug befördert. Im allgemeinen müssen sie eine Quarantänezeit durchmachen, bevor sie an ihre endgültigen Besitzer verkauft werden und nachdem sie vielleicht durch die Hände verschiedener Tierhalter gegangen sind. Mitunter kann es lange dauern, bis sie sich an ihre endgültige Umgebung gewöhnt haben und bereit sind, zu brüten.

Der Züchter muß wissen, daß alle Vögel im Hinblick auf ihr Kopulations- und Werbungsverhalten und in ihrem allgemeinen Verhalten individuell unterschiedlich sind, und daß er darauf Rücksicht nehmen muß. Bei einem Zuchtpaar kann es ein oder zwei Jahre dauern, bevor es richtig aneinandergewöhnt ist, kopuliert und fruchtbare Eier produziert. Möglicherweise ist auch ein Partner des Zuchtpaares noch nicht geschlechtsreif. Viele Vögel erreichen die Geschlechtsreife nach einem Jahr, bei bestimmten sehr großen Greifvögeln kann es jedoch mehrere Jahre dauern; Aras sind nach vier Jahren geschlechtsreif und Sittiche – beispielsweise der Alexandersittich oder der Pflaumenkopfsittich – nach drei Jahren. Ungeachtet dessen, wird aber ein Vogelpaar, das nach drei Jahren noch nicht gebrütet hat, es wahrscheinlich überhaupt nicht tun.

Zuchtvögel sollten in guter körperlicher Verfassung sein und nicht (soweit erkennbar) unter irgendeiner Krankheit leiden. Auch sollten sie nicht adipös sein. Gerade letzteres ist nicht selten ein Problem bei in Gefangenschaft gehaltenen und in ihrer Bewegungsfreiheit eingeschränkten Greifvögeln, die oft überfüttert und untrainiert sind. Allerdings muß der Vogel über seinen metabolischen Grundbedarf hinaus Futter erhalten. Kühle Witterung im späten Frühling verzögert das Brüten bei Wildvögeln in den gemäßigten Klimazonen, da sie zur Deckung ihres Grundumsatzes mehr Futter benötigen (Elkins, 1983). Eine plötzlich eintretende Schönwetterperiode regt Gesang, Werbungsverhalten und Paarung der Wildvögel an und beeinflußt in gleicher Weise auch Tiere in Gefangenschaft. Die zunehmende Länge des Tageslichtes hat den größten Einfluß auf die sexuelle Aktivität, vorausgesetzt, die erwähnten klimatischen und nahrungsbedingten Einflüsse sind günstig. Durch eine Verlängerung der Lichtperiode kann man in einer Voliere eine Brutinduktion unterstützen. Allerdings entsteht durch unregelmäßigen Einsatz von künstlichem Licht eher ein gegenteiliger Effekt und deshalb sollte besser ein Zeitschalter verwendet werden.

8.1.3 Krankheit

Erst, nachdem alle zuvor genannten Fakten in die Überlegungen mit einbezogen worden sind, sollte der Tierarzt eine Erkrankung des Reproduktionstraktes von einem oder beiden Zuchtpartnern in Betracht ziehen. Allgemeine Infektionskrankheiten äußern sich höchstwahrscheinlich durch andere Symptome, lange bevor der Brutvorgang beeinträchtigt ist.

8.1.4 Toxische Chemikalien

Indirekte Einflüsse können ausgeübt werden von toxischen Chemikalien, wie chlorierten Kohlenwasserstoffen, die in Insektiziden verwendet werden und polychlorierten Biphenylen, die häufig als Weichmacher industriell eingesetzt und beim Verbrennen von Plastikmaterial freigesetzt werden. Früher meinte man, daß diese Verbindungen nur zu dünneren Eischalen führten, aber es hat sich gezeigt, daß sie den Östrogengehalt beeinflussen und so das Brüten unterdrücken (Peakall, 1970). Mit Holzschutzmitteln imprägniertes Holz kann für Papageien schädlich sein, da sie daran nagen.

8.2 Unvermögen, normale, fruchtbare Eier zu produzieren

8.2.1 Fütterung

Man sollte zur Zucht Individuen aussuchen, die verschiedenartiges Futter fressen, also weder von Natur her, noch aus Gewohnheit ausgeprägte Nahrungsspezialisten sind. Auf diese Weise ist die Wahrscheinlichkeit geringer, daß Mangel an einem essentiellen Nahrungsbestandteil auftritt. (Manche Papageien fressen z.B. ausschließlich Sonnenblumenkerne.) Wenn möglich, ist die Verwendung einheimischer Futtermittel besser als ausländischer. Vogelsamen, der etwa aus Marokko oder Teilen von Australien stammt, wurde möglicherweise auf einem Boden gezogen, dem bestimmte Mineralien fehlen. Wird die Keimfähigkeit des Samens angezweifelt, sollte man ein paar im Blumentopf aussäen und angehen lassen. Haben die grünen Schößlinge ein normales Aussehen, dürfte der Samen in Ordnung sein.

8.2.2 Nistplätze

Bei Vögeln, bei denen man Paarungsverhalten beobachtet hat, muß nicht zwangsläufig eine Befruchtung eingetreten sein, da die Kopulation an einem unsicheren Sitzplatz stattgefunden haben könnte bzw. beide Vögel möglicherweise unerfahren sind. Wenn kein ausreichend sicherer oder geschützter Nistplatz oder Nistmaterial vorhanden ist, können Vögel in einer Voliere unter Umständen keine Eier legen. Perrins (1979) hat gezeigt, daß Kohlmeisen und Blaumeisen früher im Jahr legen, wenn wärmere Nistkästen vorhanden sind. Je kleiner die Nistkästen bei Volierenvögeln sind, um so wärmer sind sie. Außer Wärme brauchen manche Höhlenbrüter, wie Papageien, eine ausreichend dunkle Box, damit das Weibchen zum Eierlegen angeregt wird. Hat beispielsweise ein hölzerner Nistkasten einen Riß oder eine verzogene Fuge, wird keine ideale Abdunkelung erreicht. Hohle Baumstämme eignen sich für solche Vögel als Nistplätze besser.

8.2.3 Eierlegen

Es ist bei allen Vögeln normal, daß das Weibchen ziemlich krank aussieht d.h. unter einer Eilethargie leidet, sowie die Ablage herannaht. Wenn der Vogel beim Eierlegen gestört wird, läßt er die Eier möglicherweise irgendwo in der Voliere fallen oder zerbricht die Schale. Eierfressen ist eine Angewohnheit, die manche Vögel entwikkeln und daraus kann eine Untugend entstehen, die von anderen Vögeln kopiert wird.

Unfruchtbare Eier sind eher bei einem alten Vogel wahrscheinlich, oder bei einem, der zu viele Gelege während einer Saison aufgezogen hat.

8.2.4 Durchleuchten

Sofern es möglich ist, an das Gelege zu kommen ohne das Weibchen dabei zu stören, sollten die Eier einige Tage nach dem Legen durchleuchtet werden. Dadurch kann man feststellen, ob ei Ei unfruchtbar oder «taub» ist und den Zustand von Eischale, Luftsack und Lage des Embryos im fruchtbaren Ei untersuchen. Dünnschalige Eier, beispielsweise von Papageien, können mit natürlichem Licht durchleuchtet werden. Für andere kann man eine künstliche Lichtquelle, wie eine 40 Watt Glühbirne, verwenden. Eine Ultraviolettlampe ist für sehr dickschalige Eier nötig, wie für die von Truthühnern, manchen Wasservögeln und großen Greifvögeln. Um die Eier möglichst nicht zu schädigen, sollten sie dem Durchleuchtungslicht nicht länger als einige Sekunden ausgesetzt sein.

8.2.5 Künstliche Insemination

Künstliche Insemination wird seit vielen Jahren routinemäßig beim Geflügel durchgeführt und in den letzten zehn Jahren hat man diese Technik erfolgreich zur Zucht von Greifvögeln weiterentwickelt. Das Verfahren, das von Berry (1972), Boyd (1978), Bird et al. (1976), Gier et al. (1972), Temple (1972) und Weaver (1983) beschrieben wurde, hat zahlreiche Zentren, besonders in den USA, aber auch in Frankreich (Wilkison, 1984) entstehen lassen.

Die Technik der Samengewinnung ist grundsätzlich für Geflügel und Greifvögel die gleiche. Der untere Teil der Lumbo-sakral- und Abdominalregion müssen rhythmisch massiert werden, bis sich ein Samentropfen an der Papilla der Kloake zeigt. Die Papilla wird vorsichtig zwischen Damen und Zeigefinger gehalten. Vom technischen Standpunkt gibt es keine Gründe, weshalb diese Methode nicht auch für andere Vogelarten entwickelt werden kann.

Boyd u. Schwartz (1983) beschrieben eine auch von vielen anderen angewendete Technik der Samengewinnung, bei der ein Wanderfalke, der auf seinen Halter geprägt ist, verwendet wird. Eine der Natur nachgeahmte Partnerbindung bildet sich langsam zwischen dem Halter und dem allmählich heranreifenden jungen Vogel. Dies tritt nach einem langen und intensiven Zeitraum falknerischer Arbeit ein, zu der auch eine Begrüßung des Vogels mit einer der Art angemessenen Vokalisation und Futteraustausch gehören. Während dieser langen Periode der Sozialisierung, in der sich eine enge physische und psychische Beziehung zwischen dem Vogel und dem Halter ausgebildet hat, wird der Terzel mitunter freiwillig mit einem speziell angefertigten Hut kopulieren, den der Halter trägt. Dieser Hut hat eine Neoprenrinne um den Rand zum Auffangen des Samens. Mit dieser Technik kann der Samen mehrmals täglich über einen Zeitraum von einigen Wochen gewonnen werden.

Für ein Gelingen muß der Halter die Werbungsgebärden, die der Vogel seinem künstlichen Partner gegenüber darbietet, richtig verstehen und interpretieren. Dieser ganze Vorgang erfordert sehr viel Geduld und völlige Hingabe von seiten des Tierhalters. Für eine Beschreibung dieser Methode sei der Leser auf die Publikation von Boyd u. Schwartz (1983) hingewiesen.

Der so gewonnene Samen kann mikroskopisch untersucht oder mit 50 % Ringerlösung verdünnt werden, bevor er zur Insemination des Weibchens verwendet wird. Vogelsamen ist nicht so anfällig für einen Temperaturschock wie Säugetiersamen. Soweit bei den einzelnen Vogelarten untersucht, zeigt sich, daß die Dichte geringer als bei Säugetiersamen ist, die Spermatozoen aber gleich groß und beweglich sein sollten ohne Abnormalitäten an Kopf und Schwänzen. Der Samen sollte früh am Tage gewonnen werden, bevor der Vogel gefüttert wird und nach dem Kotabsatz. Eine Kontamination mit Kot und Uraten ist dann weniger wahrscheinlich.

Die Insemination muß zum richtigen Zeitpunkt des Legezyklus erfolgen. Nach Weaver (1983) ist dies innerhalb von sechs Stunden nach Ablage vom letzten Ei; er befürwortet eine Insemination nach jedem weiteren Ei. In der kommerziellen Geflügelpraxis werden die Vögel allerdings im Abstand von 7–10 Tagen inseminiert. Gilbert (1979) erklärt, daß bei den untersuchten Vögeln (hauptsächlich Haus- und Wassergeflügel) das Sperma in den Foveolae vaginalis, einem Spermareservoir am distalen Ende vom Oviduct, gespeichert wird. Die Befruchtung, die im Infundibulum am proximalen Ende vom Oviduct stattfindet, kann nach einer einzigen Insemation mehrere Wochen lang erfolgen. Weaver glaubt, daß dies wahrscheinlich bei allen Vögeln der Fall ist.

8.3 Fehlender Schlupfvorgang bei fruchtbaren Eiern

Dieses Problem tritt wahrscheinlich bei allen Züchtern am häufigsten auf und wird fast stets durch Fehler während des Ausbrütens verursacht.

8.3.1 Entwicklung des Eis

Während der ersten paar Tage des Brutvorganges wird der respiratorische Bedarf des sich entwickelnden Embryo durch einfache Diffusion der Atemgase durch die Schale und deren Membranen bereitgestellt. Sobald sich der Sauerstoffbedarf des Embryo erhöht, formt sich aus einem Netzwerk von Blutkapillaren die Chorio-Allantoismembran. Nach der Hälfte der Brutzeit liegt dieses Netzwerk unter der gesamten inneren Schalenmembran. Die Respiration findet dann über die Schalenoberfläche statt und der Sauerstoff wird vom embryonalen Herz durch den Körper gepumpt. Dunker (1977) erklärt, daß der Embryo am Ende der Brutzeit die Amnionflüssigkeit und die Überreste des Eiklars resorbiert (das sogenannte «Frühstück des Kükens»). Die Amnionhöhle wird ventiliert und Luft kann die innere Schalenmembran durchdringen. Respiratorische Bewegungen werden regelmäßig und dienen dazu, die Lungen und das Luftsacksystem vor dem Schlupf zu belüften. Im Gegensatz zum Respirationssystem des Säugetierfötus, das nach der Geburt noch eine Entwicklung durchmacht, ist das aviäre Respirationssystem beim Schlüpfen tatsächlich voll ausgebildet und funktionsfähig. Die Evolution dieser Form der Entwicklung versetzt Vögel in die Lage, eine Lunge mit einem konstanten Volumen hervorzubringen, die extrem dünnwandige Luftkapillaren enthält. Die minimale Barriere zwischen der paarigen Luft- und Blutzirkulation, zusammen mit dem in einer Richtung verlaufenden Luftstrom haben die aviäre Lunge zur effizientesten Lunge aller Wirbeltiere gemacht. Dadurch hat der Vogel die Fähigkeit, einen hohen Aktivitätsgrad zu erreichen und in großen Höhen zu fliegen, in denen der Sauerstoffpartialdruck gering. Das sich entwickelnde Ei mit dem zarten Embryo und den dazugehörigen Blutgefäßen ist eine zerbrechliche Struktur. Ruckartige Bewegungen oder Vibrationen, verursacht durch Maschinen in der Nähe, schwerer Lastwagen oder spielende Kinder, können Bruteier schädigen, besonders, wenn sie sich in einem Brutapparat befinden (zum notwendigen Wenden der Eier in Brutschränken siehe Abschnitt 8.3.4). Die beiden wichtigsten Umweltfaktoren, die den Brutvorgang beeinflussen, sind Temperatur und relative Luftfeuchtigkeit.

8.3.2 Einfluß der Temperatur

Der optimale Temperaturbereich für Bruteier ist begrenzt; für Geflügel liegt er bei 36,2−38° C, für Falken (Heck u. Konke, 1983) im selben Bereich. Ein erfahrener Vogel wird das Gelege innerhalb dieser Grenzen halten. Bruteier können einer gewissen Abkühlung widerstehen, jedoch nicht einem Temperaturanstieg, der über die Körpertemperatur erwachsener Vögel hinausgeht. Anhaltend niedrige Temperaturen durch kühles Wetter verlängern die Brutzeit und führen zu kleinen schwächlichen Küken mit Entwicklungsstörungen und nicht kontrahierten Dottersäcken. Bei wild lebenden Vögeln, wie Seglern und Seevögeln, die ihr Gelege manchmal verlassen müssen, damit die Elternvögeln fressen können, haben sich die Eier ohne Schaden zu nehmen an eine Abkühlung gewöhnt (Elkin, 1983). Bei einem nachlässigen oder unerfahrenen Weibchen oder durch extremes Wetter mit starken Stürmen und Regen kann es auch bei anderen Vögeln zur Abkühlung der Eier kommen. Zugige und feuchte Nistkästen können ebenso zur Abkühlung führen. Wenn Vögel im Hause brüten, liegt die optimale Umgebungstemperatur etwa bei 15,5° C. Ein Überhitzen der Eier, zu dem es durch einen fehlerhaften Brutapparat kommen kann oder durch direkte Sonneneinstrahlung hinter einem Glasfenster (Wärmefalle), ist tödlich. Überlebt der Embryo, ist er wahrscheinlich mißgebildet.

8.3.3 Einfluß der Luftfeuchtigkeit

Gleichermaßen wichtig für ein Überleben des Embryo ist die Luftfeuchtigkeit in der Umgebung des Eis. Die meiste Energie, die für die embryonale Entwicklung erforderlich ist, stammt aus dem im Eigelb gespeicherten Fett. Mit der Metabolisierung eines jeden Gramms Fett entsteht nahezu die gleiche Menge Wasser. Wird dieses Wasser nicht eliminiert, werden die embryonalen Gewebe schwammig. Rahn et al. (1979) haben darauf hingewiesen, daß, unabhängig von der Spezies, jedes Ei etwa 15% seines ursprünglichen Gewichts in Form von Wasser nach dem Legen verlieren muß. Dieser Wasserverlust muß gleichmäßig über den gesamten Brutvorgang verteilt sein und führt zu einer allmählichen Vergrößerung der Luftblase am stumpfen Ende des Eis. Verliert das Ei nicht die richtige Menge Wasser, führt dies zu Imbalanzen der Gewebeflüssigkeit. Eine unzureichende Abgabe von Verdunstungswasser durch die Eischale geht mit einer geringen Austauschrate von Sauerstoff und Kohlendioxid einher. Der Embryo wird schwach und kann Deformationen entwickeln. Wenn das Ei am Ende des Brutvorganges die korrekte Menge Wasser verloren hat, ist die Schale lose, um sich beim Zeitpunkt des Schlupfes um den Embryo zu drehen. Bei einem schwammigen Ei befinden sich die ganzen Inhalte zu eng in der Schale und ein normaler Schlüpfvorgang kann nicht stattfinden. Aus diesem Grunde sind in der Schale abgestorbene Küken ödematös. Verliert aber das Ei zuviel Wasser, wird das Gewebe dehydriert und die Luftblase ist größer als normal. In allen Fällen einer Flüssigkeitsimbalanz der Gewebe hat das Küken keinen Muskeltonus und es kann sich nicht den Weg aus der Schale bahnen. Bei gesunden und ungestörten Weibchen ist das Verlangen, ihr Gelege auszubrüten sehr stark und es wird nicht nur beträchtliche Anstrengungen unternehmen, um die Eier in der richtigen Temperatur und Luftfeuchtigkeit zu halten, sondern sie auch regelmäßig drehen. Die meisten Vogelarten entwickeln ein gefäßreiches Brutpolster über der Brust, das die Wärme der Eltern auf das Ei überträgt (King u. McLelland, 1975). Frith (1959) hat nachgewiesen, daß einige Großfußhühner (Megapodiidae) in der Lage sind, ihren Schnabel als Thermometer zu benutzen.

Im Bemühen, die Luftfeuchtigkeit anzuheben, versorgen manche Züchter nistende Vögel mit feuchtem Nistmaterial. Glücklicherweise trocknet es im allgemeinen aus, bevor die Eier gelegt werden, so daß diese Maßnahme daher wenig Einfluß hat. Desgleichen besprühen manche Züchter die Eier einer brütenden Henne mit Wasser, um die Luftfeuchtigkeit zu steigern. Dies hat nur einen zweifelhaften Nutzen und kann schädlich sein. Am besten läßt man den Vogel allein, damit er instinktiv die Situation regulieren kann. Rahn et al. (1979) haben gezeigt, daß die relative Luftfeuchtigkeit im Nest bei den meisten Wildvögeln bei etwa 45 % gehalten wird, und daß dieser Prozentsatz für den erforderlichen Wasserverlust genau richtig ist.

8.3.4 Brutschränke

Beim künstlichen Ausbrüten der Eier müssen die Schlupfbedingungen nachgeahmt werden. Peinlichste Sorgfalt bei der Wartung des Brutapparates und auch das Raumes, in dem er aufgestellt ist, ist erforderlich. Temperatur und relative Luftfeuchtigkeit müssen streng kontrolliert werden. Brutanlagen werden am besten in einer Raumtemperatur von 21–26,5° C aufgestellt, die relative Luftfeuchtigkeit muß niedrig sein – nicht über 50%. Sicherheitshalber sind Brutschränke durch doppelte Thermostaten zu kontrollieren und jede Möglichkeit für Zugluft, oder übererwärmte Stellen innerhalb des Brüters sollten ausfindig gemacht werden. Die Eier müssen achtmal pro Tag um 45° C alternierend gedreht werden. Perfekte Hygiene ist unerläßlich und eine Desinfektion durch Ausräucherung mit einer Mischung aus Kaliumpermanganat (0,4 g) und Formalin (0,8 ml einer 37,5% Lösung) muß vor der Eieinlage und am Ende der Bebrütung durchgeführt werden. Regelmäßiges Wiegen der Eier sollte erfolgen, um sicherzustellen, daß der Gewichtsverlust richtig ist. Das Gewicht kann anhand einer Kurve mit dem zu erwartenden Gewichtsverlust kontrolliert werden. Angesichts dessen, daß wenige Züchter diese Richtlinien befolgen, ist es überraschend, daß jemals normale Küken geschlüpft sind.

8.3.5 Einfluß der Eischale

Abgesehen von der relativen Luftfeuchtigkeit des Mikroklimas um das Ei ist die Eischale der wichtigste Faktor zur Regulation des Wasserverlustes. Der Austausch von Wasserdampf, Sauerstoff und Kohlendioxid erfolgt über die Poren der Eischale, deren Anordnung und Aufbau bei den einzelnen Arten unterschiedlich ist. Bei großen Vögeln mit dicken Eischalen findet sich ein äußerst komplexer Aufbau von Eischale und Poren. Ar u. Rahn (1977) haben gezeigt, daß sich bei Eiern mit vergleichbarem Gewicht und vergleichbarer Schalendicke die Porengröße umgekehrt proportional zur Brutzeit verhält. Alle Faktoren, die Schalenqualität und Schalendicke beeinflussen, haben einen Effekt auf die Porosität der Schale. Dies wiederum beeinflußt den Gasaustausch und den Gewichtsverlust des Eis während des Brutvorganges. Abnorme Schalen können durch eine Vielzahl von Faktoren verursacht worden sein. Möglicherweise besteht eine Erkrankung das Ovidukts durch Mikroorganismen wie *E. coli* und Mykoplasmen. Die Ursachen können genetisch oder durch das Alter der Henne bedingt sein. Eine nahrungsbedingte Calcium/Phosphorimbalanz (das Verhältnis sollte 1,5 Teile Calcium und ein Teil Phosphor betragen) kann zu weichschaligen Eiern führen, wahrscheinlicher aber zum Einstellen des Eierlegens. Pflanzenfressende Vögel müssen stets löslichen Sand erhalten. Möglich ist auch ein Mangel an Zink, Mangan oder Vitamin D_3. Im Gegensatz zu Säugern können Vögel Vitamin D_2 nicht metabolisieren. Sulfonamide und übermäßiger Einsatz von Antibiotika können die Schalenqualität mindern. Der chlorierte Kohlenwasserstoff DDT, seine Metaboliten DDE und Dieldrin, wie auch polychlorierte Biphenyle sind eine notorische Ursache für dünnschalige Eier, nicht nur bei wildlebenden Greifvögeln, sondern auch bei vielen anderen Vögeln, wie Pelikanen und Kormoranen, die das Ende einer Nahrungskette bilden (Peakall, 1970). Bei Vögeln, die in Gefangenschaft leben, ist diese Ursache unwahrscheinlich, sofern zur Insektenbekämpfung in der Voliere keine Insektizide verwendet worden sind. Dennoch muß man dies stets mit in Betracht ziehen. Die Schalenqualität kann auch beeinträchtigt werden, wenn der Vogel während der Bildung der Eischale in der Schalendrüse unter Streß ist. Bestimmte Vögel, wie Papageien, legen normalerweise dünnschalige Eier, was möglicherweise mit der feuchteren Umgebung bei einem Höhlenbrüter in Beziehung steht. Dünnschalige Eier werden eher bei sehr heißen Wetter gelegt. Hyperventilation des Vogels zur Verhinderung einer Hyperthermie führt zu einer respiratorischen Alkalose. Es entwickelt sich ein niedriger Partialdruck von Kohlendioxid im Blut mit der Folge, daß weniger Calciumionen für die Zellen der Schalendrüsen verfügbar sind. Bei 50 % aller Todesfälle des in der Schale befindlichen Embryos liegt die Ursache dafür in den letzten Tagen des Brutvorganges als Folge von ungünstiger Temperatur und Luftfeuchtigkeit.

8.3.6 Schlüpfen

Am Ende des Brutzeitraumes, der bei den verschiedenen Vogelarten unterschiedlich lang ist (die Ausbrütungszeiten sind im Anhang angegeben), schlüpft das Küken. Einige Stunden vor dem Schlüpfen bohrt das Küken mit seinem Eizahn die innere Schalenmembran an und beginnt, über die Lunge aus der vergrößerten Luftblase zu atmen – dieser Vorgang ist auch als inneres Picken bekannt. Zu diesem Zeitpunkt können die Küken bereits beginnen, sich gegenseitig zu rupfen. Danach erscheint auf der Schale ein kleiner Sprung, der auf das äußere Picken hinweist. Das Gebiet um den Sprung fängt an, aufzubrechen und es entwickelt sich eventuell ein Deckel mit einem wahrnehmbaren Loch.

Der ganze Vorgang vollzieht sich allmählich und führt nach und nach zur Funktion des respiratorischen und kardiovaskulären Systems des Kükens. Gleichzeitig fängt der Dottersack an, sich in das Küken zurückzuziehen und die Blutgefäße des Cohorioallantois beginnen sich zu schließen. Vom Beginn des äußeren Pickens bis zum Hervortreten des Kükens können bis zu 24 Stunden vergehen. Ein schwaches Küken braucht länger. Benötigt das Küken zum Schlüpfen sehr viel Zeit, kommt ein ängstlicher Züchter in die Versuchung, ihm aus der Schale zu helfen. Das ist ein Fehler. Es besteht die ernste Gefahr, daß das respiratorische System noch nicht voll funktionsfähig ist, der Dottersack sich noch nicht zurückgezogen hat und die Chorioallantoisgefäße noch nicht vollständig verschlossen sind. Diese Gefäße reißen leicht und es kann zu einer tödlichen Blutung kommen. Man überläßt besser das Küken für mindestens 48 Stunden von den ersten Zeichen des Pickens oder dem ersten hörbaren Zirpen sich selbst und zieht es erst dann – wenn noch nötig – vorsichtig heraus. Möglicherweise muß der Dottersack ligiert werden. Ist die Eischale erst einmal eröffnet, erfolgt ein rascher Flüssigkeitsverlust und ein verzögerter Schlupfvorgang kann daher zu einem dehydrierten Küken führen. Etwas physiologische Kochsalzlösung, subkutan gegeben, kann angezeigt sein.

8.3.7 Infektion des Eis

Bruteier dienen seit langem in der Mikrobiologie als Labormedium. Der Vogelembryo besitzt keinen wirksamen immunologiscchen Abwehrmechanismus, obwohl er durch den Dottersack von der Henne eine passive Immunität erhalten hat. Allerdings gelangen diese Antikörper wahrscheinlich nicht vor der zweiten Hälfte des Brutvorganges in die embryonale Blutzirkulation. Davon ist das Ei einer relativ großen Infektionsgefahr ausgesetzt. Etwa 25 % der in der Schale abgestorbenen Küken sterben an einer Infektion während der frühen Phase des Brutvorganges. Unbefruchtete Eier können sich infizieren und einen Herd für pathogene Erreger bilden. Manche Züchter haben die Angewohnheit, nicht geschlüpfte Eier im Nest liegen zu lassen, um die Küken zu unterstützen. Es sollte allerdings nicht vergessen werden, daß bei bestimmten Arten wie Papageien, Eulen und anderen Greifvögeln die Küken eines Geleges nicht alle am selben Tage schlüpfen. Zwischen dem Schlüpfen jedes Kükens können mehrere Tage vergehen. Bei vielen anderen Vogelarten schlüpfen die Küken zwar auch nicht gleichzeitig, aber es vergeht zwischen den Schlupfvorgängen nur eine geringe Zeitspanne.

Das Ei kann zu jedem Zeitpunkt ab seiner Bildung im Oviduct infiziert werden. Die häufigsten Infektionsursachen sind jedoch schmutzige Nistkästen und mangelhaft desinfizierte Brutschränke. Alle abgestorbenen Eier sollten auf Bakterien und Pilze untersucht werden. Kulturen sollten vom Dottersack, vom Eiklar und von der embryonalen Leber angesetzt werden. Die Ergebnisse von diesen Kulturen und eine Sektion des Embryos können Hinweise liefern, wie und wann das Ei infiziert worden ist. Das tote Küken sollte auf mögliche Entwicklungsabnormalitäten untersucht und sein Alter anhand der Größe im Verhältnis zum Ei bestimmt werden. Wenn pathogene Erreger isoliert werden, muß eine Untersuchung des gesamten Nistgebietes oder des Brutschrankes erfolgen, auch durch bakteriologische Tupferproben.

Zusammenfassend kann gesagt werden, daß der Tierarzt bei der Untersuchung nicht geschlüpfter Eier zwischen den folgenden häufig auftretenden Probleme differenzieren muß: unfruchtbare Eier; Eier, die schwammig oder dehydriert sind und solche, die infiziert sind. Die Untersuchung muß auch weniger häufige Ursachen mit in Betracht ziehen, wie Alter, Ernährung und Krankheitsstatus der Henne und, ob die Eier vor dem Brutvorgang nachlässig behandelt oder aufbewahrt worden sind.

Für detaillierte Informationen sei der Leser auf Lehrbücher verwiesen, die Geflügelkrankheiten behandeln.

8.4 Probleme bei der Aufzucht der Jungvögel

So wie vor oder während des Brütens Gelege verlassen werden können, vernachlässigen Elternvögel manchmal auch die Küken und stellen die Fütterung in irgendeiner Phase der Aufzucht ein. Dies kann durch Streß verursacht werden oder durch angeborene bzw. erworbene Verhaltensstörungen. Zieht ein Vogel in einem Jahr Junge auf, im nächsten aber nicht, ist Streß die wahrscheinlichste Ursache, wie in Abschnitt 8.1.2 beschrieben. Ähnlich wie manchmal bei Säugetieren zu beobachten, greifen auch manche Vögel ihre Brut an.

8.4.1 Aufzucht durch Pflegeeltern

Werden die überlebenden Tiere gerettet, müssen sie künstlich oder durch Pflegeeltern aufgezogen werden. Als Pflegeeltern kommen beispielsweise Zebrafinken, Bengalesen, Singsittiche, Wellensittiche, oder – im Fall von Greifvögeln – unter anderem Falken in Betracht. Perrins (1979) beobachtete, daß frei lebende Blaumeisen auch die Jungen von Schwarzdrosseln oder Baumläufern füttern und daß Zaunkönige Tannenmeisenjunge füttern. Dies kann zur Prägung der Jungen auf ihre Pflegeeltern führen und zu Paarungsschwierigkeiten, wenn sie dann ihre Geschlechtsreife erreicht haben und bereit sind, zu brüten. Bei Wildvögeln wurde dies allerdings nicht nachgewiesen. Unter Vogelzüchtern besteht immer mehr die Tendenz, das erste Gelege der Eier wegzunehmen in der Absicht, die Henne zu weiterem Eierlegen anzuregen. Diese ersten Eier werden dann künstlich ausgebrütet. Dadurch erzielt man eine höhere Produktivität, aber diese Praxis sollte nicht unterstützt werden, es sei denn, ein ausgebildeter Biologe führt sie durch.

8.4.2 Haltung und Versorgung von Elternvögeln während der Aufzucht der Jungtiere

Alle brütenden Vögel sollten Zugang zu einer flachen Schale mit Wasser haben. Es ermöglicht ihnen nicht nur, ein Bad zu nehmen, sondern, sofern erforderlich, können sie auch Wasser, das von den Brustfedern gehalten wird, zu den Küken oder Eiern bringen. Auch können Vögel, die Junge aufziehen, einen gesteigerten Flüssigkeitsbedarf haben. Tauben produzieren während der frühen Phase der Aufzucht Kropfmilch und bei Papageien ist der Speichelfluß erhöht, wenn sie Junge aufziehen. Smith (1982) vermutet, daß letzteres Einfluß auf die Pflanzenenzyme hat, wenn der Vogel den Samen eine Zeitlang im Kropf aufbewahrt. Möglicherweise erhöht sich dadurch der Nährwert des Futters. Smith hat nachgewiesen, daß solche ausgewürgten Samenkörner einen höheren Nährwert haben, als die ursprünglich verfütterten.

Dieser Autor beobachtet auch, daß der urtümliche Hoatzin (Opisthocomus hoazin) in seinem Kropf Fermentationen ablaufen lassen kann, ähnlich wie sie im Pansen der Kuh stattfinden. Baker (J.R., 1981 – persönliche Mitteilung) bemerkt, daß Protozoen normale Bewohner im Kropf des Wellensittichs sind.

Die meisten samenfressenden Vögel müssen ihre Jungen mit tierischem Eiweiß füttern, wie Raupen und Insektenlarven. Mehlwürmer und ähnliches Lebendfutter sollte deshalb der Vogelzüchter während der Zeit der Aufzucht von Jungvögeln vorrätig haben. Wenn Vögel, wie Papageien, zuviel Grünfutter oder Früchte fressen, wird ihr Kot sehr weich. Dies kann zu einem feuchten unhygienischen Nest führen mit Fliegen und Maden, die die Küken befallen. Viele Wildvögel unternehmen beträchtliche Anstrengungen, um das Nest sauber zu halten, indem sie Abfallstoffe entweder fortschaffen oder sie in das trockene Material am Boden des Nestes stampfen. Passerines entfernen die Kotballen der Jungen und von vielen Vogelarten werden Eischalen und tote Küken aus dem Nest geworfen. Junge Greifvögel setzen den Kot instinktiv über dem Nestrand ab oder – wenn es sich um Bodenbrüter handelt – entfernen sich zur Defäkation vom Nest.

8.4.3 Das wachsende Küken

Richtig gefütterte Jungvögel sollten konstant an Gewicht zunehmen. Ein erfahrener Vogelzüchter, dessen Tiere an ihn gewöhnt sind, sollte in der Lage sein, die Küken regelmäßig zu untersuchen und zu wiegen. Manche Züchter untersuchen zwar die Küken, nur wenige jedoch scheinen sie zu wiegen und die Entwicklung der Küken schriftlich festzuhalten. Bei kaltem Wetter kann vorübergehend ein gewisser Gewichtsverlust eintreten.

Hin und wieder können sich bei einem Küken Spreizbeine ausbilden; diese Krankheit ist bei Greifvögeln und Psittaciden zu beobachten. Gewöhnlich entsteht dies, wenn sich das Küken während der Wachstumsphase auf einem ungeeigneten, weil zu glatten und schlüpfrigen Untergrund aufhält. Ohne Behandlung kann sich daraus ein Dauerschaden entwickeln. Die Fehlstellung läßt sich mit einer achterförmigen Naht um die Beine beheben, die etwa eine Woche lang verbleibt, oder, indem das Küken in eine Tasse oder eine kleine Flasche verbracht wird, damit die Beine unter den Körper gedrückt werden. Papageien- und Falkennestlinge stört es nicht, wenn sie angefaßt werden. Nimmt man jedoch junge Passerines 2–3 Tage, bevor sie das Nest verlassen sollen, in die Hand, können sie ausbrechen und vorzeitig flügge werden.

Während der ersten 10 Tage nach dem Schlüpfen sind die Küken poikilotherm, bevor sie allmählich homoiotherm (Elkin, 1983) werden. Sie müssen deshalb ununterbrochen von den Elternvögeln gewärmt werden. Während dieser Phase fangen bei den nesthockenden Küken die Federn an zu wachsen. Die Wachstumrate ist bei den einzelnen Küken unterschiedlich. Beginnen am Ende dieser Periode die Altvögel damit, ihre Nachzucht weniger zu wärmen, besteht die größte Gefahr für jene Küken, deren Federn zuletzt gewachsen sind. Da das erste Federnkleid keine sehr wirksame Wärmeisolation ist, sterben viele junge Küken an Unterkühlung. Das unterkühlte Jüngste wird regungslos, kann nicht mehr um Futter betteln und stirbt, weil es verhungert. Zu große und schlecht isolierte Nester mit nur einem oder zwei Küken können recht schnell auskühlen. Je größer die Anzahl der Nachkommen im Nest, desto größer ist die Körpermasse und um so kleiner der Quotient von Körperoberfläche zum Körpervolumen. Sogar bei den vollständig befiederten und aktiven, nestflüchtenden

Küken von Wasservögeln kommt es zu erheblichen Verlusten, wenn während der ersten Lebenswochen ungünstige Wetterbedingungen bestehen.

8.4.4 Künstliche Aufzucht

Werden Küken künstlich in Brutanlagen aufgezogen, muß die Temperatur während der Wachstumsperiode allmählich reduziert werden. Sobald Federn wachsen, sollte der Züchter an Hand des Verhaltens beobachten, ob die Küken frieren, oder ob ihnen zu heiß ist und die Temperatur entsprechend einstellen. Ein schwitzendes Küken liegt mit ausgestreckten Flügeln und Beinen am Boden, entfernt von den anderen Tieren. Frierende Küken drängen sich aneinander oder wandern herum, wenn sie allein sind. In beiden Fällen neigen sie dazu, viel Lärm zu machen. Der Züchter sollte versuchen, festzustellen, ob Kropf und Magen richtig gefüllt sind. Es ist entweder palpierbar oder durch die semitransparente Haut von Hals und Abdomen sichtbar.

Zusammenfassend sollte hervorgehoben werden, daß die drei häufigsten Todesursachen bie Nestlingen Hypothermie, Verhungern und Infektionen sind. Nicht selten sieht man Kükenmord; Faktoren, wie Vitamin- und Mineralstoffmangel oder chemische Toxine erhöhen manchmal die Mortalität.

9. Das Aussetzen von Wildvögeln nach stationärer Behandlung

9.1 Faktoren, die das Überleben beeinflussen

Das Interesse an der Rehabilitation verletzter Greifvögel hat in den letzten zwanzig Jahren beträchtlich zugenommen und im gleichen Maße die Zahl der einschlägigen Veröffentlichungen. Vor allem in den USA wurden viele Erfahrungen gesammelt, zum Beispiel durch die Schaffung bestimmter Programme wie dem «Raptor Research and Rehabilitation Program», das an der University of Minnesota ins Leben gerufen wurde. Schutz von Greifvögeln ist wichtig, da diese Vogelgruppe am stärksten vom Aussterben bedroht ist. Greifvögel geraten oft in direkten Konflikt mit dem Menschen und sie sind prädestiniert für Kumulationseffekte toxischer landwirtschaftlicher Chemikalien, da sie am Ende einer Nahrungskette stehen. Dem Tierarzt werden jedoch oft auch andere verletzte oder kranke Wildvögel vorgestellt, von denen er einzelne wieder in Freiheit setzen will. Wenn aber andere Vögel als Greifvögel freigelassen werden, unterscheiden sich die dabei zu berücksichtigenden Faktoren ganz enorm. Verhältnismäßig wenig wurde bisher zu diesem Problemkreis publiziert und dieses Kapitel ist ein Versuch, diese Aufgabe genau zu untersuchen, da sie prinzipiell alle Vogelarten betreffen kann.

Wie die folgenden Seiten zeigen werden, ist das Freilassen von Wildvögeln ein Schritt, der nicht leichtfertig getan werden sollte. Es erfordert nicht nur Geschick als Vogeltierarzt, sondern auch Kenntnisse über die natürliche Lebensentwicklung des Vogels. Cooper (1979) hat darauf hingewiesen, daß in Großbritannien in dem Erlaß von 1960 zum Freilassen von Tieren die kritiklose Auswilderung verletzter Wildvögel ohne sorgfältige Abwägung ihrer Überlebenschancen in Freiheit auf einen Gesetzesverstoß hinauslaufen könnte. Auf der anderen Seite macht sich jede Person, die einen Wildvogel hält, der freigelassen werden könnte, nach dem Wildlife and Country Act von 1981 der Anklage schuldig.[1]

---

[1] In der Bundesrepublik Deutschland enthalten Tierschutz-, Artenschutz- und Naturschutzgesetzgebung Vorschriften zu diesem Problemkreis. Detaillierte Information kann bei den staatlichen Vogelschutzwarten der Länder bzw. beim Deutschen Bund für Vogelschutz (DBV) eingeholt werden.

Die Faktoren, die ein erfolgreiches Wiederaussetzen bzw. Auswildern von Vögeln beeinflussen, lassen sich grob in zwei Bereiche unterteilen, die zu einem gewissen Maß miteinander in Beziehung stehen. Erstens: Die physische und geistige Tauglichkeit des Vogels, sich in seiner Umgebung zurechtzufinden. Zweitens: Der Lebensraum, in dem der Vogel freigelassen wird. Die natürlichen Lebensräume sind ständig Veränderungen unterworfen und sofern der Vogel nicht innerhalb weniger Tage nach der Verletzung dort freigelassen wird, wo er gefunden wurde, tauchen viele Aspekte auf, die zu berücksichtigen sind. Ein Vogel, der in einer falschen Umgebung ausgesetzt wird und gesundheitlich nicht völlig auf der Höhe ist, ist nicht nur unfähig, sich ausreichend mit Futter zu versorgen, sondern wird auch sehr schnell einem Raubtier zum Opfer fallen.

9.2 Beurteilung der physischen Tauglichkeit

Zwar ist es ganz allgemein richtig, daß für einen Vogel stets die Notwendigkeit besteht, anatomisch 100 % perfekt und in bester Verfassung zu sein, dies ist vor einer Freilassung jedoch nicht zwingend notwendig. Wie weit ein Vogel sich an seine Invalidität gewöhnen kann, hängt in hohem Maße von seinen normalen Verhaltensmustern ab.

9.2.1 Skelettverletzungen

Viele Vögel können fliegen, auch wenn nach einer Humerus- oder Ulnafraktur die Knochen nicht absolut perfekt ausgerichtet sind bzw. eine Knochenverkürzung entstanden ist. Es existieren zahlreiche gut dokumentierte Beispiele dafür, daß Vögel mit ausgeheilten, aber schlecht ausgerichteten Frakturen in freier Wildbahn überlebt haben. (Olney, 1958/1979, Tiemeier, 1941, Hurrel, 1968).
Selbst bei Greifvögeln hat der Autor mehrere Fälle gesehen, bei denen die Fraktur nicht perfekt geheilt war, aber der Vogel sich trotzdem gepaart und erfolgreich Junge aufgezogen hat. Damit war bewiesen, daß der Vogel mit ausreichendem Erfolg jagen konnte, nicht nur um selber zu überleben, sondern auch, um genügend Futter für seine Nachkommen beizubringen. Ganz offensichtlich haben diese Vögel gelernt, den Unterschied zwischen dem gesunden und abnormen Flügel zu kompensieren.
Um leistungsfähig fliegen zu können, ist die Beweglichkeit der Flügel-

gelenke viel wichtiger. Doch selbst hierbei kann ein geringer Verlust der Bewegungsspanne tolerierbar sein und ein Vogel lernt mitunter, sich daran zu gewöhnen. Greifvögel mit kurzen Flügeln, wie der Sperber oder Habicht sind mitunter in der Lage, mit einem um 10 % verringerten Bewegungswinkel ihrer Karapalgelenke zurecht zu kommen. Es handelt sich um Vögel mit einem schnellen Vorwärtsflug, einer kräftigen Flächenbelastung und einem hohen Quotient von Schwanzfläche zu Flügelfläche. Hat er erst einmal abgehoben, dann verhilft dem Vogel sein Schwung, sich in der Luft zu halten. Steuern und Abbremsen erfolgt in hohem Maße durch den Schwanz. Auch Enten und Tauben gehören zu den Vögeln mit kurzen, breiten Flügeln und einem raschen Vorwärtsflug. Andererseits haben Vögel wie die Schleiereule oder Wiesenweihe einen völlig anderen Flugmodus. Die Flächenbelastung der Flügel ist geringer, besonders bei Eulen, und eine volle Beweglichkeit der Karpalgelenke ist unerläßlich, damit der Vogel manövrieren kann. Diese Vögel benötigen bei der Jagd den maximalen Flügelhub – während sie langsam den Boden absuchen, oder, wie die Eule, Kreise ziehen. Beobachtet wurde eine Schleiereule mit einer Ankylose im Ellenbogengelenk, die auffliegen und gleiten konnte, jedoch beim Versuch, zu kreisen, vollständig zusammenbrach.

Große Greifvögel benötigten beim Segelflug die vollständige Beweglichkeit der Digital- und Karpalgelenke. Die Muskeln sind in diesem Gebiet gut entwickelt. Die großen, eingefaßten Handschwingen werden auseinandergespreizt und wirken wie Lande- und Startschlitze einer Flugzeugtragfläche: Turbulenzen werden verringert und der Auftrieb erhöht. Die Schlitzbreite wird vom Vogel dauernd verstellt. Bei der segelfliegenden Möwe ist eine Beweglichkeit im Karpalgelenk nicht so wichtig, solange der Flügel vollständig gestreckt werden kann.

Der Turmfalke, der bei der Suche nach Beute viel Zeit im Rüttelflug verbringt, benötigt wahrscheinlich die vollständige Beweglichkeit aller Flügelgelenke. Rütteln verbraucht mehr Energie als ein rascher Vorwärtsflug und daher muß der Turmfalke wahrscheinlich ein leistungsfähigerer Jäger sein als etwa der Sperber.

9.2.2 Verletzung der Weichteile und des lokomotorischen Systems

Bestimmte Muskeln können so schwer verletzt worden sein, daß sie für immer atrophisch sind. Häufig wird durch Zusammenstöße die Flughaut verletzt und bei Entstehung von Narbengewebe kann die

Streckung des Flügels schwer beeinträchtigt sein. Der Autor hat Fälle gesehen, bei denen die Außenkante des Flügels um mehr als ein Inch (2,7 cm) nach hinten zum Körper verlagert war, im Gegensatz zur gesunden Seite. In solchen Fällen wird das Flugvermögen erheblich beeinträchtigt. Bei einer weniger schweren Behinderung kann der Vogel vielleicht noch fliegen, jedoch ist die Auftriebskraft auf der kranken Seite reduziert, weil die wirksame Flügelfläche verringert ist. Der Vogel kann dies möglicherweise kompensieren, indem er den gesunden Flügel entsprechend anpaßt, so daß die Fläche beider Flügel wieder gleich groß wird und auch, indem er etwas schneller fliegt (Abb. 9.1). Der Auftrieb an einem Tragflügel, sei es bei einem Vogel oder einem Flugzeug, verhält sich nicht nur proportional zur effektiven Flügelfläche, sondern auch proportional zum Quadrat der relativen Windgeschwindigkeit. Der Autor hat bei einem Wüstenbussard eine Flughautverletzung gesehen, mit der der Vogel zwar fliegen konnte, aber ständig nach links abgedreht wurde. Ganz offensichtlich hätte dieser Vogel in Freiheit nicht überlebt.

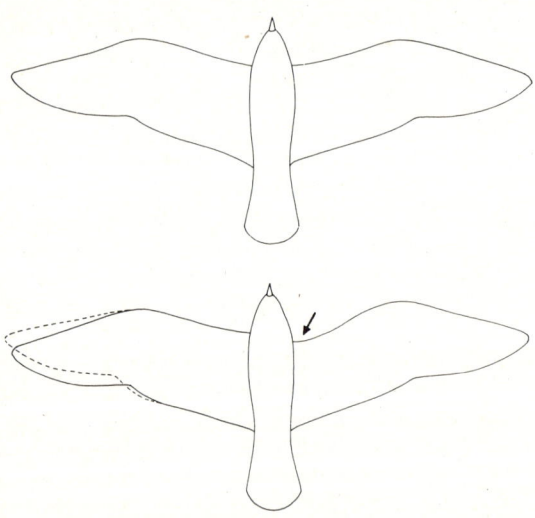

Abb. 9.1: (a) Position der Flügel bei einem gesunden Vogel.
(b) Der unverletzte Flügel (links) wird leicht abgebogen, um den Einfluß durch den verletzten Flügel auszugleichen und eine Trimmung zu erzielen. Der Pfeil zeigt auf die Stelle, an der die Flughaut verschoben und vernarbt ist. Um denselben Auftrieb zu erzielen, muß (b) etwas schneller fliegen als (a).

Kleine Vögel, wie Zaunkönige, Amseln oder Meisen, die in dichter Baumlandschaft Unterschlupf finden und normalerweise keine großen Strecken fliegen, können mit nicht ganz normalen Flügeln überleben. Sofern die Distanzen zwischen den Sitzposten nicht zu groß sind, werden sich die Vögel daran gewöhnen. Setzt man sie jedoch in einem eher offenen Gelände in Freiheit mit größeren Abständen zwischen Bäumen und Büschen, kann sich dies für sie nachteilig auswirken. Sie können nicht wie die ebenfalls kurzflügeligen Habichte oder Enten richtig gleiten, denn obgleich sie kurze breite Flügel haben, ist die frontale Körperfläche im Verhältnis zur Körpermasse zu groß (d. h. Der Profilwiderstand ist hoch). Deshalb erreichen sie keinen ausreichend großen, vorwärtstreibenden Impuls. Kleine Vögel, wie Zaunkönige, Rotkehlchen und Stare müssen ganz genau manövrieren können, um in ihre bzw. aus ihren Nisthöhlen zu kommen. Allerdings haben viele kleine Vögel Vorteile gegenüber den großen Vögeln. Sie können in proportional höherem Maße einen Schaden ihrer Hauptflugmuskeln überstehen als große Vögel. Der Grund dafür ist, daß der Energiespielraum kleiner Vögel viel größer ist, als der großer Vögel (d. h. der Bereich zwischen der minimalen Energie die notwendig ist, den Vogel in die Luft zu heben und dort zu halten, und der maximalen Energie, die die Muskulatur für diesen Zweck zur Verfügung stellen kann).

Bei einem Vogel von der Größe eines Schwans oder Geiers, der nicht einfach in die Luft springen kann, sondern eine gewisse Anlaufstrecke oder starken Gegenwind benötigt, um seine Startgeschwindigkeit bzw. Auftrieb zu erreichen, ist der Energiespielraum gering. In der Tat schafft es der Vogel gerade noch, zu starten. Bei diesen großen Vögeln braucht nur eine sehr kleine Verletzung der Weichteile entstehen und sie können nicht mehr fliegen. Nie werden zwei Vogelarten das gleiche Flugschema haben und wahrscheinlich fliegen auch zwei Vögel derselben Art in unterschiedlicher Weise, ähnlich, wie sich auch zwei Menschen nicht genau gleich fortbewegen.

Wie ein teilweise invalider Vogel wieder fliegen lernt, richtet sich nach der jeweiligen Invalidität und den Verhaltensmustern dieser Spezies. Um zu diesem Sachverhalt ein wohlüberlegtes Urteil abzugeben, ist es deshalb wichtig, daß der Tierarzt vor Erwägen einer Auswilderung eine gründliche klinische Untersuchung des Patienten vornimmt. Sie sollte am besten Röntgenaufnahmen, Untersuchung der Beweglichkeit aller Gelenke im Flügel zusammen mit der Streckbarkeit der Flügel beinhalten. Diese Untersuchung ist systematisch durchzuführen, auch, wenn keine Fraktur der Flügel vorausgegangen ist. Sie kann nur dann richtig durchgeführt werden, wenn der Vogel unter Anästhesie relaxiert ist. Bei einem wachen Vogel kann man die Beweglichkeit in jedem Flügel nicht richtig vergleichen und leicht wird eine nur geringfügig verletzte Flughaut übersehen.

Ein Vogel kann normal aussehen, wenn er aufmerksam ist und fühlt, daß er auf seinem Sitzplatz beobachtet wird. Sowie sich der Beobachter entfernt hat und sich der Vogel entspannt, werden möglicherweise die beiden Flügel nicht mehr symmetrisch gehalten.

Man kann von einem Vogel meinen, er sei lebhaft und in guter Kondition; sein Gewicht kann für die Art und die Jahreszeit normal sein, aber dieses Gewicht besteht vielleicht nur aus Fett. Wurde ein Vogel eine gewisse Zeit in Gefangenschaft gehalten, kann das Fett/Muskelverhältnis zu hoch sein. Ungeachtet dessen muß natürlich immer Fett als Energiereserve vorhanden sein.

9.2.3 Überprüfen der Flugfähigkeit

Nach Berücksichtigung all der oben genannten Faktoren kann man die Flugfähigkeit eines Vogels nur dann wirklich beurteilen, wenn man sieht, wie er fliegt. In gewissen Grenzen kann dies in einer großen Voliere möglich sein. Je größer die Voliere in Relation zum Vogel ist, desto besser. Viele Informationen sind durch Beobachten des fliegenden Vogels in einer Garage oder einem Stall zu erhalten. Stehen solche Räumlichkeiten zur Verfügung, kann man den Vogel möglicherweise täglich trainieren um seine Fitness aufzubauen. Im Idealfall muß die Eingrenzung so hoch und so lang wie möglich sein. Der Vogel kann dann üben, an Höhe zu gewinnen und sich selber vorwärts zu treiben.

Falkner haben Methoden entwickelt, nach denen sie Vögel an einer Leine fliegen lassen können. Sie hat ein geringes Gewicht und der Vogel kann sie, während man ihn so unter Kontrolle hat, bis zu 100 Meter hinter sich herziehen. Man braucht dafür eine freie, große Fläche ohne Hindernisse und Ablenkungen für den Vogel. Am besten läßt man den Vogel an einem Hang aufwärts mit Rückenwind fliegen. Dies macht das Fliegen anstrengender und man kann besser beurteilen, wie gut der Vogel fliegt. Diese Technik ist außer bei Greifvögeln auch bei anderen Vögeln anwendbar. Es eignen sich alle Vögel mit starken Beinen, wie Enten und Möwen; bei langbeinigen Spezies, wie Reihern, Stelzvögeln oder andere Arten mit zarten Beinen ist diese Methode allerdings nicht möglich.

Nach dieser Technik läßt sich nur die Flugfähigkeit im geraden Flug testen, sie zeigt jedoch nicht, ob der Vogel in die Höhe aufsteigen oder manövrieren kann. Diese Fähigkeiten kann man nur richtig in einem großen, geschlossenen Raum überprüfen. Wenn der Vogel, nachdem er eine kurze Strecke fliegen durfte, anschließend länger als einige Sekunden eine Dyspnoe hat, ist er zur Auswilderung nicht geeignet. Ein normaler Vogel sollte in der Lage sein, über weite Distanzen zu fliegen, ohne respiratorische Beschwerden zu bekommen.

9.2.4 Federverlust und Gefiederschäden

Das Gefieder muß sich vor der Auswilderung in gutem Zustand befinden. Nicht nur die Hauptflugfedern müssen vorhanden sein, sondern auch die Deckfedern müssen ihre isolierenden Eigenschaften aufweisen. Sind nur ein paar Federn ausgefallen, können viele Vögel fliegen – sie tun dies oft während der Mauser – doch durch den Verlust dieser Flugfedern dürfen keine großen Zwischenräume im Tragflächen-Teil des Flügels entstehen. Große Vögel haben ein unregelmäßiges Mauserschema, denn sie können es sich, um in der Luft bleiben zu können, nicht leisten, viele Federn zu verlieren. Wasservögel werden während der Mauser flugunfähig. Lorenz (1965) schnitt bei Tauben verschiedene Abschnitte der Remigen ab, um die Auswirkungen auf die Flugfähigkeit zu untersuchen. Nach Entfernen der meisten Handschwingen konnten die Vögel noch in einer Ebene vorwärts fliegen, aber nicht mehr in die Höhe. Wurden nach und nach die Armschwingen entfernt, war der Vorwärtsflug beeinträchtigt, obwohl die Vögel noch in die Höhe steigen konnten.

Falkner wenden die Technik des Schiftens an. Dabei wird eine verletzte Feder durch eine abgemauserte oder eine von einem verletzten Vogel stammende Feder ersetzt. Sie muß nicht von der gleichen Art sein, aber fast die richtige Größe und außerdem die gleiche Beschaffenheit haben. Die Flugfedern von Hühnern und Fasanen sind beispielsweise härter als bei anderen Vögeln. Auch die Federform muß stimmen. Bei vielen großen Vögeln, besonders Greifen, haben die äußeren Handschwingen einen Rand und die Fahne ist auf einer Seite des Schaftes auf einem Teil der Gesamtlänge schmaler.

Die Technik des Schiftens kann man auch bei anderen nicht-greifvogelartigen Vögeln anwenden. Der Federschaft wird unterhalb der Verletzungsstelle abgeschnitten, darauf der Schaft der Ersatzfeder so zurechtgeschnitten, daß sie den oberen Teil der fehlenden Feder ersetzt. Verbunden werden die beiden Hälften mit einem Dübel, der aus Bambus, eine Nadel oder der Kiel einer anderen, im Durchmesser passenden Feder sein kann. Jede Substanz ist verwendbar, solange sie den richtigen Durchmesser hat d.h. in die Enden der beiden abgeschnittenen Schäfte paßt und stark genug ist. Zusammengehalten wird das ganze mit Klebstoff.

Das Wachstum einer neuen Feder kann man durch vorsichtiges Herausziehen des Stumpfs der alten Feder anregen. Allerdings braucht das Nachwachsen einer neuen Feder Zeit. Der Verlust der Schwanzfedern hat bei bestimmten Vögeln größere Konsequenzen als bei anderen. Viele können ohne Schwanz fliegen, aber Vögel wie Sperber, Habichte, Elstern, Möwen und der Rote Milan vermögen nicht mehr richtig zu steuern. Turmfalken, Bussarde und Seeschwalben können nicht mehr rütteln. Große Adler und Eulen kommen wahrscheinlich besser zurecht als die meisten anderen Vögel; allerdings wird die Präzision des Fluges beeinträchtigt.

9.2.5 Verletzung der Beine

Die volle Funktionsfähigkeit beider Beine ist wahrscheinlich nicht so wichtig wie die der Flügel. Angelschnüre können manchmal Gangräne verursachen und zum Verlust eines Teiles des Beines führen. Durch Frostbeulen verlieren manche Vögel ihre Krallen. Alle diese Vögel können überleben und tun es. Auch eine gewisse Rotation des Tibiotarsus nach der Heilung ist durchaus tolerierbar. Für einen Greifvogel sind die Beine viel wichtiger, jedoch gibt es Berichte, nach denen diese Vögel mit nur einem funktionsfähigen Bein gejagt und überlebt haben. Ungeachtet dessen besteht bei einem schweren Vogel, wie einem Bussard, eine größere Gefahr, daß sich eine Fußballeninfektion entwickelt, wenn er ständig nur auf einem Bein steht. Vogelarten wie Reiher sind mit nur einem Bein in ihrer Jagdmethode schwer behindert.

9.2.6 Verletzung der Augen

Man könnte annehmen, daß der Verlust eines Auges eine schwere Behinderung bedeute, und daß die Abschätzung von Entfernungen verschlechtert wird. Dies muß jedoch nicht immer der Fall sein. Vögel können sich mit einem Auge zurechtfinden und Entfernungen ausreichend präzis abschätzen, um beispielsweise genau auf einem Ast zu landen. Brown (1978) erinnert in einer persönlichen Mitteilung an einen solchen Fall bei einem weiblichen Kronenadler *(Stephandaetus coronatus)*. Dieser Vogel überlebte mindestens zwei Jahre mit einem

Auge, das allem Anschein nach einen Katarakt hatte. Brown bemerkt jedoch, daß der Bruterfolg bei diesem Vogel niedriger war, nachdem sich die Augenkrankheit entwickelt hatte. Demnach war er wahrscheinlich nicht mehr ein ganz so erfolgreicher Jäger.

Der Wanderfalke ist unbedingt auf zwei intakte Augen angewiesen. Bei diesen Vögeln ist es möglich, daß sie beginnen, ihre Beute auf eine Entfernung zwischen 500 Metern und 4,5 km vom Ziel entfernt anzugreifen. (Brown, 1976).

Der Autor kannte zwei Eulen und einen Bussard, die trotz Verlust eines Auges überlebten. Bei Vögeln, die zu ausgesprochenen Beutetieren gehören, ist es vielleicht möglich, daß sie längere Zeit überleben, aber die Chancen sind natürlich geringer, dem Beutejäger zu entkommen.

9.2.7 Die Bedeutung eines guten Gehörs

Wenn Vögel wie Eulen oder Reiher eine Kopfverletzung erlitten haben, sollte der Tierarzt prüfen, ob möglicherweise das Hörvermögen des Vogels geschädigt worden ist. Sie gehören beide zu den Vögeln, die den Boden absuchen und nach einem langsamen, methodischen Flugmodus jagen. Dabei verwenden sie ihre Gesichtsscheibe, um auch das leiseste Geräusch aufzufangen. Das Hörvermögen ist für sie wichtiger als das Sehvermögen. Das Gehör kann auch für bestimmte Vögel wichtig sein, die sich von wirbellosen Tieren ernähren. Ganz sicher lokalisieren Amseln Regenwürmer durch das Gehör.

9.3 Verhaltensmuster

Bei den Überlegungen, ob die Verhaltensmuster eines Vogels ihm ein Überleben in Freiheit möglich machen, lassen sich die Fälle grundsätzlich zwei unterschiedlichen Gruppen zuordnen.

Da sind erstens die Vögel, die das erste Mal als ausgewachsene Tiere gefangen wurden. Sie haben gelernt, sich ihr Futter selber zu beschaffen. Sofern sie nicht ihre natürliche Furcht vor dem Menschen und dessen Haustieren verlieren, treten bei ihnen wenige Probleme auf. Unter der Einschränkung, daß Tiere aus dieser Gruppe nicht länger als 14 Tage gefangengehalten werden, nehmen sie bald wieder ihre alten Gewohnheiten auf. Werden sie genau an demselben Ort, an dem sie gefunden wurden, wieder freigelassen, sind ihnen die lokale Geographie und Stellen potentieller Futterquellen bekannt.

Im allgemeinen ist die Überlebenschance dieser Vögel sehr gut. Hat der Vogel mehrere Monate lang in Gefangenschaft gelebt bevor er freigelassen wurde, braucht er möglicherweise etwa mehr Zeit, um zu seinem normalen Verhaltensablauf zurückzufinden. Abgesehen davon, daß der ständige Zwang zur Futtersuche bisher für ihn weggefallen ist, kann sich inzwischen auch das Nahrungsangebot in der Natur verändert haben. Ist es gar Herbst oder Winter geworden, dann hat sich das überreichliche Angebot des Sommers an Insekten und pflanzlicher Nahrung in der Menge und der Zusammensetzung geändert. Für einen Greifvogel kann von Bedeutung sein, daß viele Zugvögel nicht mehr da sind und daß das Erscheinungsbild der Landschaft ein anderes geworden ist. Der freigelassene Vogel muß daher unter Umständen aus einer ihm bekannten Quelle zusätzlich mit Futter versorgt werden, während er lernt, sich den geänderten Verhältnissen anzupassen.

Die Vogelgruppe, die bei der Freilassung die größten Probleme bereitet sind Jungtiere, die in einem frühen Entwicklungsstadium stationär aufgenommen werden mußten. Diese Vögel, die nur ganz kurze Zeit in Freiheit gelebt haben, müssen nicht nur lernen, Futter zu beschaffen, sondern haben auch möglicherweise während ihrer Aufzucht in Gefangenschaft unerwünschte Eigenschaften entwickelt.

Nesthockende Jungvögel, zu denen die der Greifvögel gehören, werden von den Eltern nicht nur während sie im Nest sind gefüttert, sondern auch noch eine Zeitlang nachdem sie es verlassen haben. Während dieser Phase nach dem Flüggewerden muß der Vogel Geschicklichkeit beim Fliegen lernen und – im Fall eines Greifvogels – zusätzlich das Jagen und erfolgreiche Beutefangen. Die Futtersuche bei Beutegreifern kann teilweise auch durch Beobachten der Elterntiere und zusätzlich durch natürliche Neugierde und Erforschen aller fremden Objekte erfolgen. Jones (C.S., 1984, persönliche Mitteilung) hat bemerkt, daß die Geschwindigkeit, mit der junge Waldkäuze lernen zu fliegen und die sich bewegende Beute mit den Krallen zu packen, bei verschiedenen Tieren ganz unterschiedlich ist. Manche Vögel werden nie so gut wie andere.

Durch traditionelle Falknermethoden kann man jungen Greifvögeln beibringen, zu jagen, indem sie von der Faust fressen, vom Köder fressen oder abwarten etc.

In diesem Zusammenhang sei auf Standardlehrbücher der Falknerei verwiesen wie Brüll, «Die Beizjagd» (Parey Verlag) oder Thoma, «Greifvögel – die Kunst der Falknerei» (Ulmer Verlag). Ein Greifvogel lernt das Jagen, wenn er in einen Stall eingesperrt wird, in dem Mäuse oder Ratten leben, oder in einer Voliere mit einem Maschendraht, durch den kleine Säuger und Vögel schlüpfen könnnen. Die Verfütterung lebender Tiere an Greifvögel ist durch das Tierschutzgesetz in der BRD verboten.

Bei frühreifen Vogelarten, wie Fasanen, Regenpfeifern und Wasservögeln, bei denen die Jungen vollbefiedert schlüpfen, läuft die Nahrungsaufnahme fast vollständig instinktiv ab. Diese Vögel brauchen jedoch den Kontakt mit ihrem normalen Habitat während der Periode, in der sie sich entwickeln, um zu lernen, alle möglichen potentiellen Futterobjekte, wie etwa wirbellose Tiere, zu untersuchen.

9.3.1 Prägung

Dieses zum ersten Mal von Lorenz (1935 und 1937) demonstrierte Phänomen ist bei allen Vogelarten anzutreffen und hat weitreichende Konsequenzen. Sowie der junge Vogel heranwächst, schärft sich sein verstandesmäßiges Erfassen der Umgebung. Der Vogel erkennt nicht nur seine Eltern, die ihn füttern, sondern auch seine Vogelgeschwister, den Nistplatz und das Futter. Diese Eindrücke werden in dem Teil des Nervensystems fixiert, das das Verhalten kontrolliert. Jegliche Veränderung dieser normalen Kontakte in der Umgebung des sich entwickelnden Vogels führen zu Verhaltensstörungen. Der ausgewachsene Vogel kann vielleicht seine eigene Art nicht oder nur mit Schwierigkeiten erkennen. Wenn Greifvögel nicht eine Vielzahl ihrer Beutetiere zu Gesicht bekommen, lernen sie vielleicht nie, richtig zu jagen. Alle Vögel werden große Schwierigkeiten haben, Futterobjekte zu erkennen, die ihnen nicht vertraut sind, obgleich sie geeignetes Futter sein können. Nach ausschließlicher Verfütterung von Eintagsküken an junge Greifvögel, werden diese darauf gepragt.

Vögel kehren oft zu demselben Nest zurück; mag sein, daß sie auf die Umgebung geprägt sind.

Junge, eben flügge gewordene Vögel, die von menschlicher Hand aufgezogen und gefüttert wurden, sind auf ihren Betreuer geprägt. Sie betteln ihn weiterhin um Futter an und können völlig von ihren menschlichen Ersatzeltern abhängig werden. Diese Vögel paaren sich unter Umständen nie mit ihrer eigenen Art, weil sie sie nicht erkennen. Sie können sogar eine Art sexuelle Partnerbindung mit ihrem menschlichen Betreuer eingehen. Werden solche Vögel in Freiheit ausgesetzt, greifen sie unter Umständen nichtsahnende Menschen an im Glauben, diese Personen seien natürliche Nahrungsquellen oder ihr natürlicher Geschlechtspartner. McKeever (1979) meinte, es könne gefährlich sein, auf Menschen geprägte Eulen auszuwildern. Bei angriffslustigeren Arten entstehen möglicherweise schwere Personenverletzungen. Meist gegen Ende des Sommers oder im Herbst erscheinen jedes Jahr Zeitungsberichte über die eine oder andere verwirrte Eule, die irgend jemanden angegriffen hat. Vielleicht handelte es sich um auf Menschen geprägte Vögel, die von wohlmeinenden aber unwissenden Vogelfreunden in Freiheit gesetzt wurden.

Die kritische Periode der Sozialisierung vollzieht sich bei den einzelnen Gruppen in verschiedenen Phasen. Bei Nesthockern erfolgt sie im allgemeinen später und dauert länger als bei Nestflüchtern. Je nach Art ist die Strenge der Prägung möglicherweise auch unterschiedlich.

Manche Fachleute halten eine Prägung für irreversibel. Sie kann für den Biologen praktisch sein, der die Absicht hat, mit seinem seltenen, gefangenen Greifvogel zu züchten. Für den Tierarzt, der einen Wildvogel nach der Behandlung wieder freilassen will, wird die Prägung möglicherweise zu einem unüberwindlichen Problem.

Manchmal fällt ein verletzter Vogel wieder zurück in ein juveniles Verhalten (Lack, 1975). Der Autor hat dies einmal bei einem verletzten Papagei beobachten können, der seinen Oberschnabel verloren hatte. Diese Infantilismen äußern sich im Öffnen des Schnabels, wobei die Tiere gleichzeitig leichte, flatternde Bewegungen mit den Flügeln ausführen. Durch den Versuch einer wohlmeinenden Person, einen Vogel in vollständiger Isolation aufzuziehen, um eine Prägung auf den Menschen zu verhindern, wird der Vogel völlig verhaltensgestört und hypersensibel. Er erschrickt vor seinem eigenen Schatten und fürchet sich vor allen lebenden Dingen – ein Phänomen, das nicht nur auf Vögel beschränkt ist. Die Tiere sind überaggressiv und fürchten sich vor ihrer Umgebung. Eine gute Abhandlung über abnormales Verhalten gibt es von Jones (1980); sie ist wichtig für solche Personen, die sich mit Auswilderung beschäftigen.

9.4 Die Umgebung, in die der Vogel freigelassen wird

Bei der Auswilderung von Wildvögeln ist die Berücksichtigung dieses Aspektes ein ebenso wichtiger Teil des Problems. In gemäßigten Klimazonen stellt die Sommerperiode ein reichliches Nahrungsangebot zur Verfügung. Physisch und psychisch gesunde Vögel dürften keine Schwierigkeiten haben, ausreichend Nahrung zu finden. Am Anfang des Sommers herrscht allerdings oft eine intensive Konkurrenz um das

Brutterritorium unter artverwandten Tieren. Durch dieses biologische Phänomen versuchen die brütenden Vögel, eine gesicherte Nahrungsversorgung zu erreichen und den Ort, an dem sie die Jungen aufziehen, kennenzulernen. Ein Außenseiter derselben Art oder sogar einer konkurrierenden Art, der in einem solchen Revier freigelassen wird, gerät unter erheblichen Streß aufgrund dauernder Angriffe und Beunruhigungen. Für einen Vogel, der gerade versucht, sich wieder an seine Umgebung zu gewöhnen, ist das nicht gut.

Vernünftiger wäre es, zum Freilassen des Vogels ein Gebiet auszuwählen, in dem reichlich Nahrungsquellen, jedoch nur beschränkt Nistplätze vorhanden sind (Newton, 1979).

Mit Fortschreiten der Sommerperiode vergrößert sich im Wald die Bodenbedeckung und für einen Vogel wie den Waldkauz wird die Futtersuche erschwert. Andererseits ist diese Zeit günstig für alle Beutetiere, zu denen viele kleine Vogelarten gehören: sie finden selbst reichlich Futter und können sich leichter vor Beutegreifern verstecken.

Beim Übergang vom Herbst zum Winter ist der Boden weniger dicht bewachsen und es sind weniger Zufluchtsplätze für die Beute gegeben – das Gleichgewicht verlagert sich nun zugunsten der Eule. Diese sich ständig verändernden Bedingungen, die erst die eine, dann die andere Vogelart begünstigt, finden in gewissem Grade in jedem Habitat statt. All diese Überlegungen sollten mit einbezogen werden, anstatt den Vogel einfach nur freizulassen. Viele Vögel sind Zugvögel und halten sich in unseren Breiten nur eine relativ kurze Zeit während des Sommers zum Brüten auf. Zum Zeitpunkt, zu dem sie wieder fit und für eine Auswilderung geeignet sind, ist möglicherweise das Nahrungsangebot für Insektivoren, wie Segler, Schwalben und Grasmücken gar nicht mehr vorhanden. Die Sumpfohreule und die Kornweihe brüten während des Sommers im Hochmoor, im Winter jedoch ziehen sie zu den Flußmündungen im Tiefland.

Vor dem Freilassen eines Vogels in ein bestimmtes Habitat muß man sich vorher unbedingt davon überzeugen, daß ein angemessenes Nahrungsangebot vorhanden ist. Das Habitat kann auf den ersten Blick geeignet sein, – damit ist nicht unbedingt gesagt, daß auch das geeignete Futter, wie bespielsweise Beutetierarten, darin vorkommen. Deshalb ist es für eine erfolgreiche Auswilderung von Vögeln, die stationär behandelt wurden wichtig, daß der Tierarzt entweder ein kompetenter Naturkenner ist oder durch einen Fachmann beraten wird. Kontaktstellen für Beratung sind Vogelschutzwarten und der Deutsche Bund für Vogelschutz. Zur richtigen Beurteilung der komplexen Zusammenhänge zwischen dem Vogel und seiner Umgebung ist sehr viel Wissen über die natürliche Lebensweise nötig und zusätzlich ein gewisses praktisches Geschick im Bereich des Naturschutzes.

9.4.1 Das Wetter

In die Überlegungen zum Auswildern muß ein wichtiger und oft problematischer Faktor mit einbezogen werden: das Wetter. Heftige, langanhaltende Regenfälle können das Nahrungsangebot für viele Vogelarten drastisch verringern, z.B. für alle Vögel, die in der Luft auf Insektenjagd gehen, oder für Turmfalken, die ihre Beute im bzw. aus dem Luftraum erspähen. Bei Schleiereulen und Weihen wird durch heftigen Regen die Schärfe des Gehörs beeinträchtigt. Dagegen sind Stelzvögel und kleine, im dichten Laubwerk futtersuchende Vögel, wie etwa der Zaunkönig weniger betroffen.

Gerade nach heftigen Regenfällen kommen viele bodenbewohnende wirbellose Tiere, besonders Regenwürmer, nahe an die Oberfläche. Sie dringen dann bei trockenem Wetter, vor allem wenn es lange anhält, tiefer in den Boden ein. In Feuchtgebieten steigt während einer Trockenperiode der Salzgehalt an, und daher sind weniger wirbellose Tiere vorhanden.

Kaltes Wetter hat Einfluß, besonders wenn der Boden gefroren ist. Unter solchen Bedingungen kann das Gleichgewicht zwischen der Energieaufnahme des Vogels und dem Energieverlust aufgrund der Futtersuche und Aufrechterhaltung der Körpertemperatur kritisch werden. Aus diesem Grunde ist es wichtig, daß der Vogel vor seiner Freilassung entsprechende Fettreserven hat. Sogar die Schleiereule hat nur einen Fettvorrat, der höchstens für 3 Tage ausreicht. Kleine Vögel haben eine viel geringere Energiereserve. Außer bei sehr strenger Kälte frieren Meeresküste und Gezeitenflußmündungen normalerweise nicht zu, da sie regelmäßig durch die Gezeiten gewärmt werden. Bei kaltem Wetter verkriechen sich jedoch Avertebraten weiter in die Tiefe, so daß Vogelarten mit kurzen Schnäbeln, die nahe von der Oberfläche fressen, benachteiligt sind. Bei starkem Wind und niedrigen Temperaturen kann ein starker Wärmeverlust des Körpers eintreten. Langdauernde Fröste können auf Waldvögel, die sich von in Baumrinden versteckten Insektenpuppen und -eiern ernähren, katastrophale Auswirkungen haben.

Winde und Kälte wirken weniger am Boden und an der im Windschatten gelegenen Waldseite, haben aber in Waldlichtungen größere Bedeutung. Starke Winde wühlen große Wasserflächen auf – so auch das

Meer. Sie rühren den Grund auf und erschweren tauchenden Arten die Futtersuche. Eine rauhe, gegen ein felsiges Ufer schlagende See beunruhigt Meerstrandläufer und Steinwälzer unentwegt, so daß sie weniger Zeit mit Fressen zubringen können. Das Thema «Wetter und Vogelverhalten» wird sehr gut von Elkins (1983) dargelegt.

Wegen all dieser Faktoren ist es zu empfehlen, vor dem Freilassen eines Vogels die Wettervorhersage für die nächsten paar Tage mit zu berücksichtigen.

9.4.2 Andere bei der Auswilderung mit zu berücksichtigende Faktoren

Vögel sollten bei Tagesanbruch oder so früh wie möglich am Tage freigelassen werden. So steht ihnen der maximale Zeitraum zur Nahrungsaufnahme vor Einbruch der Dunkelheit zur Verfügung und sie haben soviel Zeit wie möglich, um sich zu orientieren.

Beutetiere, wie kleine Meisen, Regenpfeifer oder Stare haben unter Umständen bessere Überlebenschancen, wenn sie bei einer Schar derselben oder ähnlichen Art freigelassen werden. Allerdings besteht oft eine Hackordnung und der Vogel gerät, bevor er akzeptiert wird, unter einen gewissen Streß.

Unklug ist es, Vögel in der Nähe vielbefahrener Hauptstraßen freizulassen. Viele Eulen und andere Arten, wie Krähen, werden durch kleine, auf der Straße verunglückte und getötete Wirbeltiere angezogen und dadurch selber verletzt oder getötet. Sogar kleine Vögel wie Zaunkönige, Rotkehlchen und Amseln fliegen eher niedrig über Straßen hinweg und verunglücken. Bestimmte Greife, wie der Bussard, der Steinkauz und die Sumpfohreule benutzen Telegraphenmaste oder Zäune entlang der Straßen als Ansitz.

Bei der Auswilderung eines Greifvogels in einer Ackerlandschaft oder nahe eines Anwesens ist es besser, vorher die Genehmigung und Unterstützung des Landbesitzers und seiner Mitarbeiter einzuholen.

Es ist nicht klug, einen Sperber in der Nähe einer Industrieanlage oder eines großen Gebäudekomplexes freizulassen. Diese Vögel treiben ihre Beute oft in die Gebäude und werden dort gefangen. Die Netze von Obstplantagen sind ähnlich gefährlich. Zäune mit Stacheldrähten auf offenem Ackerland stellen für Schleiereulen eine besondere Gefahr dar. Schwäne benötigen eine große Wasserfläche ohne darüber hinwegziehende Drähte.

9.5 Die Technik des Aussetzens

Wie bereits erwähnt, kann man einen Vogel in einer Voliere oder einer anderen geeigneten Einfriedung halten, damit er seine Kräfte aufbauen und wieder fliegen lernen kann, oder, um sich nach einer Verletzung wieder zu erholen. Befindet sie sich in einem geeigneten Gebiet, wird der Maschendraht zum Zeitpunkt, zu dem man den Vogel fliegen lassen will, oben an der Voliere leise zurückgerollt. Diese Methode hat mehrere Vorteile. Der Vogel ist mit dem umgebenden Territorium vertraut. Als vorübergehendes Refugium kann er zur Voliere zurückkehren, in der sich auch eine zusätzliche Futterstelle befinden kann, während der Vogel lernt, selber Futter zu suchen.

Eine Aufzuchtvoliere ist eine andere Methode, mit der Falken erfolgreich in Freiheit gesetzt werden können. Zugrunde liegen dieselben Prinzipien, jedoch ist sie transportabel. Es handelt sich um einen kleinen Käfig, dessen Größe sich nach der Art richtet. Für Falken sollte er etwa 70 × 80 × 50 cm groß sein. Der Käfig wird an die zum Freilassen ausgewählte Stelle getragen und verbleibt mit dem Vogel darin etwa 7–12 Tage dort. Dabei muß sie gut gegen Räuber geschützt sein. Während dieser Zeit wird der Vogel von einer Schutzwand oder einem Gang aus gefüttert, so daß er seinen Betreuer nicht sieht. Das Prinzip besteht darin, die Bindung durch die Fütterung zu lösen und dem Vogel Zeit zu geben, sich mit dem Gebiet vertraut zu machen. Am Ende dieser Gewöhnungsperiode wird der Käfig geöffnet, mit der Fütterung wird jedoch so lange fortgefahren, bis sichergestellt ist, daß der Vogel selber Futter findet.

Manchmal muß diese Zufütterung allmählich reduziert werden, damit der Vogel zu einem normalen Jagen angeregt wird. Beide von den vorstehend erwähnten Methoden sind für die meisten Vögel geeignet, möglicherweise müssen jedoch bestimmte Abwandlungen vorgenommen werden. Greifvögel können nach den üblichen Methoden der Auswilderung freigelassen werden. Man kann sie auch nach einer Trainingszeit an einem Brett festbinden. Es handelt sich um eine hölzerne Plattform, die eine Art künstliche Niststelle darstellt. Der Vogel bleibt mehrere Tage lang angebunden. Während dieser Zeit wird er gefüttert und lernt das Territorium der Umgebung kennen. Darauf wird er freigelassen. Manche Falkner empfehlen, den Vogel einige Tage vor der Auswilderung auf der Faust in dem Gebiet um den Kunsthorst herumzutragen. Dadurch wird der Vogel mit seinem Territorium besser vertraut. Darauf folgt eine regelmäßige Fütterung vom Kunsthorst, die man allmählich reduziert, um den Vogel zum Jagen zu ermuntern.

Bei allen Vogelarten ist das Überleben nicht nur vom physischen und psychischen Wohlbefinden des Vogels abhängig, sondern auch davon, wie gut er die Örtlichkeit kennt, um Futter und Schutz zu finden.

9.6 Zusammenfassung

Man wird nun gut verstehen, daß das Freilassen verletzter Vögel nach einer Behandlung ein komplexer Vorgang ist. Die Arbeit kann zeitraubend und frustrierend sein; denn in jeder Phase seines Rehabilitationsprozesses kann der Vogel sterben (siehe Anhang). Aber es ist wichtig, daß Tierärzte in diese Arbeit mit einbezogen werden, und in Zusammenarbeit mit anderen Naturforschern sollten sie ihre Erfahrungen und Beobachtungen aufschreiben, so daß andere diese Aufzeichnungen verwenden und sich darauf berufen können. Das Fachurteil und die Kunst der Tierärzte kann so zum positiven Beitrag zur Bewahrung der Natur werden. Die an häufigen Vogelarten ausgearbeiteten Techniken lassen sich auch auf seltenere Vögel übertragen. Der heutzutage häufig vorkommende Vogel kann morgen vielleicht eine Seltenheit sein oder stirbt sogar aus, wie beispielsweise die Wandertaube, die in der ersten Hälfte des 19. Jahrhunderts in Nordamerika noch so zahlreich vorkam, daß sich durch die Wanderschwärme von Milliarden Vögeln der Himmel verdunkelte. Prinz Philip[2] stellte fest: «Es ist absolut unvermeidlich, daß trotz unserer stärksten Anstrengungen eine sehr große Anzahl von Arten ausgerottet werden wird.» Der Prinz warnte, «daß bei Unterlassung von Naturschutz unsere eigenen Tage gezählt sein werden – da wir einfach nicht überleben können ohne andere Lebewesen, die mit uns zusammen auf diesem Planeten existieren.»

[2] Vorsitzender des WWF

10. Übersicht über die Freilassung von Wildvögeln

zusammengestellt von Jane Ratcliffe (1971–1984)*

Trivialname	Wissenschaftlicher Name	Anzahl erhalten zur Behandlung	Gestorben oder eingeschläfert	Ungeeignet zur Freilassung, behalten zur Zucht	Anzahl freigelassener	Anzahl mit kurzem Aufenthalt, weniger als 3 Monate	[1]Anzahl mit langem Aufenthalt, mehr als 3 Monate	Anzahl zurückerhalten nach Freilassung und Intervall in Monaten	Anzahl lokalisiert und identifiziert und Zwischenzeit in Monaten
Turmfalke[2]	Falco tinnunculus	90	11	4	75	62	13	6 (0,3–9)	1 (wurde viele Jahre lang im Gebiet der Freilassung gesehen.
Merlin[3]	Falco columbarius	2	–	–	2	1	1	–	–
Wanderfalke[4]	Falco peregrinus	3	–	3	–	–	–	–	–
Sperber[5]	Accipiter nisus	8	2	–	6	3	3	1 (7)	36 24 16
Mäusebussard[6]	Buteo buteo	7	1	1	5	4	1	2 (5) (4,5)	–
Schleiereule[7]	Tyto alba	26	2	1	23	13	10	8 (1–22)	–

| Waldkauz[8] | Strix aluco | 40 | 6 | 1 | 33 | 27 | 6 | 4 (1–14) |
| Sumpfohreule | Asio flammeus | 7 | 3 | – | 4 | 2 | 2 | (+1) – |

* Jane Ratcliffe ist Naturforscherin und lebt in Cumbria. Viele dieser Vögel wurden anfangs vom Autor untersucht und behandelt. Die hier abgedruckte Tabelle soll verdeutlichen, mit wieviel Erfolg durch angemessene tierärztliche Behandlung und einen hohen Pflegestandard Vögel freigelassen werden können. Alle Vögel waren mit Ringen vom B.T.O. (British Trust of Ornitology) versehen, bevor sie freigelassen wurden, damit man sie später wiedererkennen konnte.

[1] Einige von den längerdauernden Krankheitsfällen hatten Schädigungen des Gefieders und mußten bis nach einer vollständigen Mauser dableiben.

[2] Manche dieser Vögel wurden 6–9 Monate später in einer Entfernung von 25–30 Kilometern wiedergefunden. Etwa 42 von diesen Turmfalken waren illegal gefangengehalten worden und 8 hatten, als man sie wiederfand, Wurffesseln. Bei zehn handelte es sich um junge Vögel, die aus dem Nest gefallen waren.

[3] 2 Monate nach dem Freilassen wurde in diesem Gebiet das Nest eines Merlin gefunden. Da diese Spezies in diesem Gebiet selten ist, nahm man an, daß es das Nest des freigelassenen Vogels war.

[4] Diese Vögel wurden alle Wochen oder Monate nach der Verletzung aufgenommen, nachdem die Heilung schon eingesetzt hatte. Sie hatten entweder schwere Knochendeformationen oder schwere Schädigungen der Weichteile mit Infektionen.

[5] Dieser Sperber wurde 7 Monate nach seiner Freilassung ertrunken wieder aufgefunden. Drei von diesen freigelassenen Vögeln wurden über einen Zeitraum von 16 Monaten bis 3 Jahren in ihrem Gebiet gesehen, nachdem sie freigelassen worden waren.

[6] Von diesen beiden wiedergefundenen Vögeln wurde einer 5 Monate nach seiner Freilassung erschossen aufgefunden, der andere wurde 8 Wochen später in einer Entfernung von 26 Kilometern von einem Zug getroffen. Dieser Vogel, ein Weibchen, wurde zusammen mit einem männlichen Vogel beobachtet.

[7] Von den 8 wiedergefundenen Schleiereulen wurden 2 errunken in Rindertrögen aufgefunden und 3 waren in Autounfälle verwickelt. Der längste Zeitraum nach dem Freilassen betrug 22 Monate; die meisten wurden innerhalb von 3–5 Monaten wiedergefunden. Fünfzehn dieser Vögel waren an einen Stall gewöhnt und 3 Pärchen haben Junge aufgezogen.

[8] Von diesen Waldkäuzen wurde einer 8 Jahre nach seiner erstmaligen Freilassung wiedergefunden. Es war bekannt, daß er mehrmals an seinem Nistplatz gebrütet hatte. Nachdem er ein zweites Mal behandelt worden war, wurde er freigelassen.

Trivialname	Wissenschaftlicher Name	Anzahl erhalten zur Behandlung	Gestorben oder eingeschläfert	Ungeeignet zur Freilassung, behalten zur Zucht	Anzahl freigelassener	Anzahl mit kurzem Aufenthalt, weniger als 3 Monate	¹Anzahl mit langem Aufenthalt, mehr als 3 Monate	Anzahl zurückerhalten nach Freilassung und Intervall in Monaten	Anzahl lokalisiert und identifiziert und Zwischenzeit in Monaten
Steinkauz[9]	*Athene noctua*	13	2	2	9	4	5	–	–
Mauersegler[10]	*Apus apus*	3	–	–	3	3	–	–	1 (wurde mehrere Wochen gesehen.
Mehlschwalbe[10]	*Delichnon urbica*	2	1	–	1	1	–	–	–
Eisvogel	*Alcedo atthis*	1	1	–	–	–	–	–	–
Buntspecht	*Dendrocopos major*	1	–	–	1	–	–	–	Besuchte mehrere Male den Futterplatz.
Ringeltaube	*Columba dalumbus*	2	–	–	2	1	1	–	1 wurde 3 Wochen später in dem Gebiet gesehen.

		213	32	12	169	123	42	21
Türkentaube	*Streptopelia decaocto*	1	–	–	1			
Haubentaucher	*Podiceps cristatus*	1	1					
Rotschenkel	*Tringa totanus*	2	2					
Kibitz	*Vanellus vanellus*	1		1				
Austernfischer	*Hämatopus ostralugus*	1		1				
Heckenbraunelle	*Prunella modularis*	1			1	1		
Waldbaumläufer	*Certhia familiaris*	1			1	1		Brüteten im Buchsbaumnest 4 Monate nach Freilassung 9
Total		213	32	12	169	123	42	21

[9] 2 von diesen Steinkäuzen brüteten vor der Freilassung in einer Voliere, bevor Junge und Elterntiere zusammen freigelassen wurden.

[10] Es ist ganz wichtig, daß Insektenfresser nur einen minimalen Zeitraum stationär aufgenommen werden. Insgesamt hatten von 42 behandelten Vögeln 44 Frakturen und 21 von ihnen wurden schließlich freigelassen. 61 wurden in einem schlechten oder abgemagerten Zustand aufgenommen und benötigten vor dem Freilassen nur gute Pflege. Die Gesamtzahl illegal gefangengehaltener Greifvögel, die zum Training und zur Freilassung aufgenommen wurden, betrug 68.

237

11. Glossar der im Text erwähnten Begriffe und gebräuchliche Ausdrücke, wie sie Falkner und Vogelzüchter verwenden

Abtragen	Einen Greifvogel zähmen.
Abstreichen	Falknerausdruck – von der Faust oder einem Gegenstand wegfliegen.
Ästling	Vogel in der Wachstumsperiode vom Jungvogel bis kurz vor dem Flüggewerden.
Alcidae	Alken, Familie tauchender Meeresvögel mit kurzen Flügeln, die zu der großen Ordnung der Wat- und Möwenvögel (Charadriiformes) gehören.
Anseriformes	Gänsevögel, Ordnung zu der zwei Familien gehören – die Anhimidae (Wehrvögel) und die Anatidae (Enten, Gänse und Schwäne).
Ardeidae	Reiher; Vogelfamilie, zu der Reiher, Silberreiher und Dommeln gehören.
Aras	Südamerikanische Papageien, die meist – jedoch nicht immer – recht große Vögel sind und einen Fleck bloßer Haut zu beiden Seiten des Gesichtes haben.
Aufblocken	Einen Greifvogel ins Freie auf seinen Sitzplatz bringen. Der dafür ausgewählte Ort ist meist geschützt vor extremem Wetter.
Anwarten	Wenn der Falke über dem Falkner schwebt und auf den Beginn des Federspiels wartet. (Bei einem Habicht spricht man von «freier Folge».)
Auswildern	Einen aufgezogenen (Greif)Vogel daran gewöhnen, zu jagen und sich in Freiheit selber zu erhalten.
Atzung	Ein Stück Fleisch oder eine Sehne, die dem Habicht vorgeworfen wird, um Hals und Rücken zu trainieren.
Blutkiel	Erstes Anzeichen einer nachwachsenden Feder, die sich noch in der Federscheide befindet.
Beireiten	Einen Greifvogel auf eine Entfernung herbeilocken.
Charadriiformes	Wat- und Möwenvögel, Ordnung bestehend aus sechzehn Familien von Wasservögeln. Gut bekannt von ihnen sind die Hämatopotidae (Austernfischer), Charadriidae (Regenpfeifer und Kiebitze), Scopolpacidae (Sandläufer) und die Laridae (Möwen und Seeschwalben).
Ciconiidae	Vogelfamilie der Störche, Ordnung Stelzvögel (Ciconiiformes).
Columbidae	Tauben, große Vogelfamilie, zu der die Haus- und Wildtauben gehören, Ordnung Taubenvögel (Columbiformes).

Columbiformes	Taubenvögel, Ordnung mit den Familien Columbidae und Flughühner (Pterochididae).
Corvidae	Rabenvögel, Vogelfamilie, die unter die Ordnung Passeriformes fällt. Zu dieser Familie werden die Krähen, Elstern und Eichelhäher gerechnet.
Deckfedern	Kleinere Federn, die die Basis vom Schaft der Hauptflugfedern bedecken.
Drahle	Wird verwendet, um zu verhindern, daß sich Geschüh und Leine (siehe dort) verdrehen, wenn der Beizvogel an seinem Sitzplatz festgefunden ist.
Falkenblock	Zylindrischer Holzpflock, an dem der Beizvogel mit einer Leine angebunden ist, und der ihm als Sitzplatz dient.
Federspiel	Falknergerät, um den Falken zurückzulocken. Um ein Stück Fleisch gewickeltes und manchmal mit einem Gewicht beschwertes Federbündel. Der Falkner schwingt es mit einer langen Schnur im Bogen um sich.
Galliformes	Hühnervögel, Ordnung, zu der sieben Familien gehören, unter anderem die Tetraonidae (Waldhühner und Schneehühner), Phasinidae (Fasanen, Pfaue, Wachteln und Hausgeflügel) und die Meleagridae (Truthühner).
gallinaceus	Zur Ordnung der Galliformes gehörig.
Graminivoren	Gras- und Cerealienfresser.
Granivoren	Getreide- und Samenfresser.
Geschüh	Kurze Lederriemen, mit denen die Glöckchen an den Beinen befestigt werden.
Gewölle	Unverdauliche Futterbestandteile beim Greifvogel wie Haare, Federn und Knochen, die in Abständen in Form von Ballen ausgespieen werden.
Greifvogel	Vogel mit gebogenem Schnabel und scharfen Krallen, der Beute fängt.
Habichtler	Falkner, der einen Habicht mit kurzen Flügeln fliegt (z.B. einen Hühnerhabicht).
Haemopotidae	Familie der Strand- und Stelzvögel – die Austernfischer.
Haggard	Ein nach der ersten Mauser wild gefangener Vogel, der das Gefieder eines ausgewachsenen Vogels angenommen hat.
Handschwingen	Die Hauptflugfedern, die an den Metakarpalknochen und den Fingern entspringen.
Haube/Kappe	Eine über den Kopf des Falken gestülpte Lederkappe, die ihm die Sicht nehmen soll, um ihn leichter unter Kontrolle zu haben.
Horst	Nest der Greifvögel.
Kanarienmischlinge	Hybridkanaries, die durch Kreuzung von Kanarienvögeln mit anderen Finken – wie Goldfinken oder Grünfinken – entstanden sind.

Körnerfresser	Vögel, die sich von Schalenobst ernähren, das sie aufknacken.
Langfesseln	Lange, schmale Lederstreifen, die durch das Geschüh an den Wurffesseln befestigt sind.
Laridae	Möwen, Vogelfamilie der Ordnung Charadriiformes.
Lig. interremigiale	Elastisches Ligament in der Hautfalte kaudal von Radius und Ulna, Karpus und Metakarpus sowie den Fingern der Flügel. Es verbindet die Schäfte der Hand- und Armschwingen.
Lockschnur	Falknerausdruck – an der Drahle befestigte lange Schnur, die zum Beireiten (siehe dort) verwendet wird.
Lutino	Gelber Vogel – meist ein Psittacide –, der keine weiteren Abzeichen außer roten Augen hat.
Mauserhause	Ort, an dem Greifvögel während der Mauser gehalten werden.
Megapodiidae	Großfußhühner, Familie kräftiger Vögel, die am Boden leben und die den in Südwest-Afrika und Australien entdeckten Fasanen ähnlich sind.
Mergus	Säger, Gattung der Ordnung Gänsevögel (Anseriformes).
Mischling, heterozygoter	Ein heterozygoter Vogel mit einem rezessiven Farbgen, d.h., die Nachkommen sind von der Gefiederfärbung her nicht einheitlich.
Merlinterzel	Männchen vom Merlin *(Falco columbarius)*.
Muskelmagen	Falknerausdruck für den Magen eines Greifvogels.
Nashornvögel	Mittelgroße bis große, auffällig gefärbte Vögel mit großen Schnäbeln, der oft von einem Helm gekrönt wird.
Nesthocker	Frisch geschlüpfte Vögel, die blind geboren werden und hilflos sind ohne richtige Federn, obwohl Daunen sie bedecken. Diese Küken sind nesthockend oder ans Nest gebunden und vollständig abhängig von ihren Eltern.
Nestling/Nestfalke	Ein aus dem Horst genommener Greifvogel.
Nymphensittich	Der kleinste Vertreter der Unterfamilie Cacatuinae (Kakadus) – er gehört zur Gruppe der Papageien und ist ein beliebter Heimvogel.
Nestflüchter	Frisch geschlüpfte Vögel, die mit Daunenfedern bedeckt geboren werden, aktiv sind und selbst Futter finden können. Die Küken sind nestflüchtend.
Passeriformes	Sperlingsvögel, Ordnung, die die größte Arten-Anzahl hat, und in 55 Familien unterteilt werden kann. Dazu werden alle die Vögel gerechnet, die drei Vorderkrallen und eine gut entwickelte Hinterkralle besitzen – als Adaptation für den Klammerungsvorgang am Sitzplatz.
Sperlingsvögel	Zur Ordnung der Passeriformes gehörig.

240

Phalacrocoracidae	Kormorane, Vogelfamilie, zu der die Kormorane und Krähenscharben gehören, Ordnung Ruderfüßler (Pelecaniformes).
Picidae	Spechte, Vogelfamilie der Ordnung Spechtvögel (Piciformes).
Praepatigal	Bezieht sich auf das Praepatagium, eine membranöse Hautfalte zwischen Schultern und Karpalgelenken, die die Vorderkante des Flügels bildet.
Psittacula	Gattung Edelsittiche, große Gattung mittelgroßer, meist asiatischer Sittiche, zu der die beliebten Pflaumenkopf- und Halsbandsittiche gehören.
Psittaciformes	Papageienvögel, Ordnung der (einen) Vogelfamilie Psittacidae oder Papageien.
Psittacidae	Papageien, verschiedene Unterfamilien und Gattungsgruppen wie Kakadus, Loris und Echte Papageien (Psittacinae).
Putzen	Wenn sich ein Greifvogel nach der Futteraufnahme den Schnabel am Sitzplatz abwischt.
Rallidae	Familie Rallen; dazu gehören die Bläßhühner, Teichhühner und Moorhühner.
Ramphastidae	Familie der Tukane. Südamerikanische, tropische Vögel mit großen, auffällig gefärbten Schnäbeln.
Remiges	Hauptflugfedern der Flügel (d.h. die Hand- und Armschwingen).
Schiften	Falknermethode, um eine geknickte Stoß- oder Flugfeder zu ersetzen.
Schmelz	Kot von Habichten («schmelzen» = Kot absetzen).
Singsittich	Spezies kleiner, australischer Papageien mit roten Federn über der Schwanzbasis oder dem Rumpf.
Sphenisciformes	Ordnung Pinguine.
Sprinz	Der männliche Sperber.
Stoßflug	Rascher Sturzflug eines Falken auf Beute.
Sulidae	Vogelfamilie, zu der die Tölpel und Seevögel gehören.
Terzel	Das Männchen bei allen Greifvogelarten.
Turidae	Vogelfamilie, zu der die Drosseln gehören – einschließlich der Schwarzdrosseln, europäischen Rotkehlchen und Nachtigallen.
Ulno-carporemigiale Aponeurose	Dreieckiges Aponeuroseblatt aus elastischen Fasern, das an der Ventralseite der Flügel liegt – genau kaudal vom Metakarpus, das die basalen Teile der Federschäfte der metakarpalen Handschwingen miteinander verbindet.
Weichfresser	Vögel, die sich von Früchten oder Insekten ernähren.
Webervögel	Kleine bis mittelgroße Singvögel, von denen viele Spezies gesellig sind. Zu ihnen gehört der Haussperling. Manche Arten sind beliebte Volierenvögel.

Wildflugmethode	Junge, kürzlich aus dem Nest genommene Falken, die frei fliegen dürfen und zum Falkner zum Atzen zurückkehren.
Witwenvögel	Gruppe von Singvögeln, die als Brutparasiten leben (wie der Kuckuck). Sie sind mit den Webervögeln verwandt. Die Männchen haben meist lange Schwanzfedern.
Wurffesseln	Kurze, schmale Lederriemen, die um die Beine des Habichts geschlungen werden, um ihn festzuhalten.

Anhang

1. Körpergewichte von Vögeln, die man in der Praxis am häufigsten sieht

Die mit einem (*) gekennzeichneten Vögel werden im Text erwähnt

Trivialname	Wissenschaftlicher Name	Gewichtsbereich in g
Ordnung: Psittaciformes		
Gelbwangenkakadu	*Cacatua sulphurea*	228–315
Gelbhaubenkakadu	*Cacatua galenta galenta*	500–1250
Molukkenkakadu	*Cacatua moluccensis*	670–800
Rosakakadu	*Eolophus reseicapillus*	340–480
Weißhaubenkakadu	*Cacatua alba*	530–610
Ararauna	*Ara ararauna*	850–2000
Arakanga (Hellroter Ara)	*Ara macao*	810–1100
Hahns Zwergara	*Ara nobilis*	150–180
Venezuela-Amazone	*Amazona amazonica*	440–470
Blaustirnamazone (Rotbugamazone)	*Amazona aestiva*	275–510
Gelbscheitelamazone	*Amazona ochrocephala*	260–460
Große Gelbscheitel-amazone	*Amazona oratrix*	545
Mülleramazone	*Amazona farinosa*	600–685
Jamaika-Amazone	*Amazona collaria*	215–270
Blaubartamazone	*Amazona festiva*	358–500
Haitiamazone	*Amazona ventralis*	268
Graupapagei	*Psittacus erithacus*	310–460
Mohrenkopf	*Poicephalus senegalus versten*	125–150
Spitzschwanz-Blauschwanzsittich	*Aratinga acuticaudata*	155–185
Guayaquilsittich	*Aratinga rubrolarvata*	158–168
Jendaysittich	*Aratinga jendaya (Eupisittula)*	118–128
Strohsittich	*Platycercus flaveolus*	100–120
Blaßkopfrosella	*Platycercus adscitus palliceps*	100–120
Singsittich	*Psephotus heamatogaster*	100–120

Trivialname	Wissenschaftlicher Name	Gewichtsbereich in g
Ringsittich	*Barnardius zonarius*	170–180
Schwarzohrpapagei	*Pionus menstrous*	238–278
Nymphensittich	*Nymphicus hollandicus*	70–108
Wellensittich*	*Melopsittacus undulatus*	35–85
Boukesittich	*Neophema bourkii*	50
Schönsittich	*Neophema pulchella*	50
Feinsittich	*Neophema chrysostoma*	38–50
Erdbeerköpfchen	*Agapornis fischeri*	40–50

Ordnung: Columbiformes

Felsentaube (Brieftaube*, Wildtaube*)	*Columba livia*	230–540
Ringeltaube	*Columba palumbus*	454–680
Türkentaube	*Streptopelia decaocto*	150–220
Diamant-Täubchen	*Geopelia cuneata*	40

Ordnung: Gruiformes

Teichhuhn	*Gallinula chloropus*	278
Bläßhuhn	*Fulica atra*	520

Ordnung: Charadriiformes

Kiebitz	*Vanellus vanellus*	200–235
Flußuferläufer	*Tringa hypoleucos*	50
Silbermöwe*	*Larus argentatus*	750
Heringmöwe	*Larus fuscus*	675
Sturmmöwe*	*Larus canus*	300–500
Lachmöwe*	*Larus ribidundus*	175–295
Flußseeschwalbe	*Sterna hirundo/ parandisaea*	90–100
Fischreiher*	*Ardea cinerea*	1362

Ordnung: Proceilariiformes

Eisturmvogel	*Fulmaris glacialis*	800

Ordnung: Pelecaniformes

Baßtölpel*	*Sula bassana*	2750
Krähenscharbe	*Phalacrocorax aristotelis*	1700–2200

Ordnung: Anseriformes

Höckerschwan*	*Cygnus olor*	8000–13000
Kanadagans	*Branta canadensis*	4540
Graugans = Stammform der domestizierten Hausgans	*Anser anser*	3100–4090
Saatgans	*Anser arvensis*	2700–3600
Moschusente	*Cairina moschata*	3500–5000

Trivialname	Wissenschaftlicher Name	Gewichtsbereich in g
Stockente	*Anas platyrynchos platyrynchos*	975–3500
Brandgans	*Tadorna tadorna*	682

Ordnung: Falconiformes

Sperber*	*Accipiter nisus*	♂ 150–210
		♀ 190–300
Habicht*	*Accipiter gentilis gentilis*	♂ 634–880
		♀ 980–1200
Mäusebussard*	*Buteo buteo*	680–1100
Rotschwanzbussard	*Buteo jamaicensis*	♂ 698–1147
		♀ 1000–1350
Wüstenbussard	*Parabuteo unicinctus*	574–1000
Wanderfalke	*Falco peregrinus*	♂ 560–850
		♀ 1100–1500
Turmfalke*	*Falco tinnunculus*	♂ 145–167
		♀ 193–282
Sakerfalke	*Falco cherrug*	♂ 680–990
		♀ 970–1300
Lannerfalke	*Falco biarmicus*	♂ 500–600
		♀ 700–900
Luggarfalke	*Falco jugger*	515
Merlin	*Falco columbarius*	♂ 160–170
		♀ 220–250

Ordnung: Galliformes

Jagdfasan	*Phasianus colchicus*	♂ 1300–1600
		♀ 500–1135
Haushuhn	*Gallus gallus*	1000–4000

Ordnung: Strigiformes

Waldkauz*	*Strix aluco*	330–465
Sumpfohreule	*Asia flammeus*	325–440
Waldohreule	*Asia otus*	210–325
Steinkauz	*Athene noctua*	150–175
Uhu	*Bubo bubo*	1600–2500
Schleiereule*	*Tyto alba*	262–600

Ordnung: Passeriformes

Rabenkrähe*	*Corvus corone corone*	358–650
Saatkrähe	*Corvus frugilegus*	335–460
Dohle	*Corvus monedula spermologus*	145–210
Singdrossel	*Tardus philomelos*	80
Amsel (Schwarzdrossel)*	*Turdus merula*	57

Trivialname	Wissenschaftlicher Name	Gewichtsbereich in g
Rotkehlchen*	*Erithacus rubecua*	20–30
Chinesische Nachtigall	*Leothrix lutea*	26
Star*	*Sturnus vularus*	64
Purpurglanzstar	*Lamprotornis purpurus*	74–82
Mittelbeo*	*Gracula religiosa intermedia*	180–260
Haussperling	*Passer domesticus*	25–30
Zebrafink*	*Poephila guttata*	10–16
Reisfink*	*Padda oryzivora*	24–30
Stieglitz, Distelfink	*Carduelis carduelis*	15–20
Fichtenkreuzschnabel*	*Loxia curvirostra*	41
Kohlmeise*	*Parus major*	17,5–20,72
Blaumeise*	*Parus caeruleus*	10–13,75
Mozambiquezeisig	*Serinus mozambicus*	10
Kanariengirlitz	*Serinus canaria*	12–29

2. Brutdauer und Zeit bis zum Flüggewerden bei einigen Vögeln

Trivialname	Wissenschaftlicher Name	Brutdauer in Tagen	Zeit bis zum Flüggewerden in Tagen
Ordnung: Psittaciformes			
Wellensittich	*Melopsittacus undulatus*	16–18	22–26
Austral. Sittiche im allgemeinen	Genera *Neophema, Platycercus psepto-tus, Neopsephotus, Neomanodes*	18–19	30–45
Nymphensittich	*Nymphicus hollandicus*	etwa 18	28
Halsbandsittich	*Psittacula torquata*	23–24	55–65
Loris	Genus *Tricho-glossus*	25–26	62–70
Agaporniden	Genus *Agapornis*	etwa 18	30–35
Amazonen	Genus *Amazona*	23–24	45–60
Ordnung: Columbiformes			
Felsentaube	*Columba livia*	17–19	35–37
Ringeltaube	*Columba palumbus*	17–19	16–38
Türkentaube	*Streptopelia decaocto*	14	18–21
Ordnung: Charadriiformes			
Silbermöwe	*Larus argentatus*	20–34	42
Sturmmöwe	*Larus canus*	24–27	35
Lachmöwe	*Larus ridibundus*	22–24	35–42
Ordnung: Anseriformes			
Höckerschwan	*Cygnus olor*	34–40	Nestflüchter nach 24–48 Stunden, abhängig von den Eltern 100–120 Tage
Graugans Hausgans	*Anser anser*	24–30	53–57
Brandgans	*Tadorna tadorna*	28	45
Stockente	*Anas platyrynchos*	28	52
Tafelente	*Aythya ferina*	23–29	49–56

Trivialname	Wissenschaftlicher Name	Brutdauer in Tagen	Zeit bis zum Flüggewerden in Tagen
Ordnung: Falconiformes			
Sperber	*Accipiter nisus*	32–35	24–30
Habicht	*Accipiter gentilis gentilis*	36–38	41–43
Mäusebussard	*Buteo buteo*	34–38	42–49
Rotschwanzbussard	*Buteo jamaicensis*	32–35	43–48
Wüstenbussard	*Parabuteo unicinctus*	33–36	40
Wanderfalke	*Falco pergrinus*	35–42	35–42
Turmfalke	*Falco tinnunculus*	28–31	27–30
Lannerfalke	*Falco biarmicus*	32–34	44–46
Steinadler	*Aquila chrysaëtos*	41–49	etwa 77
Ordnung: Galliformes			
Jagdfasan	*Phasianus colchicus*	21–28	Fliegen mit 12–14 Tagen
Haushuhn	*Gallus gallus*	21	
Ordnung: Strigiformes			
Waldkauz	*Strix aluco*	28–30	30–37
Sumpfohreule	*Asia flammeus*	24–28	24–27
Waldohreule	*Asia otus*	27–28	etwa 23
Steinkauz	*Athene noctua*	28–29	35–40
Schleiereule	*Tyto alba*	32–34	64–86
Schneeule	*Nyctea scandiaca*	32–34	51–57
Ordnung: Passeriformes			
Rabenkrähe	*Corvus corone corone*	16–20	26–38
Saatkrähe	*Corvus frugilegus*	16–18	29–30
Dohle	*Corvus monedula spermologus*	17–18	30–35
Elster	*Pica pica*	17–18	22–27
Amsel (Schwarzdrossel)	*Turdus merula*	13–14	13–14
Singdrossel	*Turdus philomelos*	13–14	13–14
Rotkehlchen	*Erithacus rubecua*	13–14	12–14
Star	*Sturnus vulgaris*	12–16	20–22
Haussperling	*Passer domesticus*	12–14	etwa 15
Zebrafink	*Peophila guttata*	12	14–21
Fichtenkreuzschnabel	*Loxia curvirostra*	12–13	17–25
Stieglitz, Distelfink	*Carduelis carduelis*	12–13	13–14
Buchfink	*Fringilla coelebs*	11–13	13–14

Trivialname	Wissenschaftlicher Name	Brutdauer in Tagen	Zeit bis zum Flüggewerden in Tagen
Kohlmeise	*Parus major*	13–14	18–20
Blaumeise	*Parus caeruleus*	17–18	etwa 16
Kanariengirlitz	*Serinus canaria*	13–14	Gefüttert von den Eltern 28 Tage lang

3. Infektionskrankheiten bei Vögeln: bakterielle Infektionen (Auswahl)

Krankheit	Erreger, Infektion	Anfällige Arten	Relative Häufigkeit
Salmonellose	Verschiedene Salmonellenarten, meist *S. typhimurium*. Übertragung durch Nager, Insekten, Wasser, Wildvögel.	Alle Vogelarten, Wildvögel sind häufig infiziert und Erregerreservoir; besonders Winterschwärme.	Häufig, außer bei Greifvögeln.
Salmonella gallinarium-pullorum-Infektion, Weiße Kükenruhr, Hühnertyphus.	*Salmonella gallinarum*, *Salmonella pullorum*, Dauerausscheider.	Vorwiegend Hühnervögel, kann aber auch Ziervögel befallen und hin und wieder andere Vögel einschließlich Wildvögel.	Häufig unter mangelhaft hygienischen Bedingungen.
Kolibazillose	*Escherichia coli*	Alle Vogelarten	Sehr häufig.

Hauptsächliche klinische Zeichen*	Bestätigung der Diagnose	Differentialdiagnose*
Plötzliche Todesfälle oder subakute septikämische Erkrankung mit Enteritis. Chronische Erkrankungen. Sektion: Zeichen richten sich nach der Phase des Todeszeitpunktes. Fokale, hepatische Nekrosen, käsige Ansammlungen in den Blinddärmen, lokalisierte Nekrosen im Intestinum. Bei Tauben häufig in den Gelenken lokalisiert, ruft eine Arthrosynovitis hervor.	Isolierung des Erregers, Kultur; Serologie; Vergärung von Zuckern	
Störung des Allgemeinbefindens, Anorexie, Enteritis. In chronischer Form Abfall der Legeleistung. Sektion: bei einer Pullorum-Infektion sind die Ovarien befallen: mißgestaltete Follikeln. Sektion: bei einer Gallinarum-Infektion sind septikämische Zeichen mit Vergrößerung von Leber und Milz sichtbar.	Schnellagglutination. Test für S. pullorum, ansonsten wie für andere Salmonellen.	
Häufig eine akute septikämische Erkrankung. Subakute oder chronische Form möglich. Sektion: Luftsackentzündung, fibrinöse Perikarditis mit Ecchymosen, Perihepatitis mit vergrößerter Leber. Lebergranulome können	Isolierung des Erregers, Kultur.	Infektion mit *Mycobacterium avium*

Krankheit	Erreger, Infektion	Anfällige Arten	Relative Häufig-keit
Tuberkulose	*Mycobacterium avium*	Alle Vogelarten, besonders Wild-vögel, insbeson-dere Stare, Spat-zen, Ringel-tauben.	Nicht ungewöhn-lich.
		Greifvögel	Nicht ungewöhn-lich.
		Galliformes	Häufig
Pseudo-tuberkulose	*Yersinia pseudotu-berculosis* (früher als *Pasteurella pseu-dotuberculosis* bezeichnet). Der Erreger wird durch Nager und Wild-vögel verschleppt, die Futtervorräte kontaminieren.	Alle Vogelarten, insbesondere Wildvögel, be-sonders solche, die Winter-schwärme bil-den.	Nicht ungewöhn-lich, besonders am Ende eines strengen Winters.
		Falconiformes	Selten
Geflügelcholera	*Pasteurella multo-cida.* Erreger wird in großen Mengen mit dem Kot und Exsudat aus der Nase ausgeschieden.	Die meisten Vogelarten	Kann in Volieren Epidemien verur-sachen.
		Wildlebende Passeriformes	Sporadische Epi-demien.
		Eulen	Gelegentlich
		Tagaktive Greif-vögel	Nicht häufig
			Häufig
		Anseriformes	Häufig
		Galliformes	

Hauptsächliche klinische Zeichen*	Bestätigung der Diagnose	Differential-diagnose*
vorhanden sein. Vergrößerte nekrotische Milz, käsige Peritonitis. Erreger wird oft bei einer Salpingitis und Fußballenabszessen isoliert.		
Schwäche, Wachstumsverzögerung und Diarrhoe. Sektion: Tuberkel können in und auf jedem inneren Organ sichtbar sein, insbesondere in der Leber, die übersät mit Herden sein kann. Granulome auch in Milz, Knochenmark und Darmwand.	Farbausstrich von den Tuberkeln. Säurefeste Organismen, Anfärbung nach Ziehl-Neelsen. Beim Geflügel wird der Tuberkulintest zur Elimination infizierter Vögel verwendet.	Pseudotuberkulose (Yersiniose). Bei der Sektion Verwechslung mit einer Salmonellose- oder E. coli-Infektion möglich.
Beim lebenden Vogel keine spezifischen klinischen Symptome. Sektion: im akuten Fall Vergrößerung von Leber und Milz. Bei einer chronischen Erkrankung haben Leber, Milz und die Brustmuskeln gelblich-weiße nekrotische Herde. Eine schwere Enteritis kann bestehen.	Isolierung der Erreger, Kultur. Keine säurefesten Erreger bei nach Ziehl-Neelsen gefärbten Ausstrichen.	Tuberkulose Subakute Geflügelcholera.
Eine hochinfektiöse und virulente Erkrankung, die oft zum plötzlichen Tod führt. Dyspnoe, mukoider Ausfluß aus der Mundhöhle, Diarrhoe. Sektion: Septikämische Exsudate mit multiplen Petechien.	Abklatschpräparat von der Leber, Färbung nach Giemsa, Leishman oder mit Methylenblau ergibt bipolar angefärbte, abgerundete Kurzstäbchen. Darstellung in einer Kultur und Übertragung im Tierversuch.	E. coli, Septikämie, Pseudotuberkulose, Rotlauf.

Krankheit	Erreger, Infektion	Anfällige Arten	Relative Häufig-keit
Gänseinfluenza Pasteurella anatipestifer-Infektion	*Pasteurella anatipestifer*; wahrscheinlich über das Ei.	Eine spezifische Infektion junger Enten, nur sehr gelegentlich bei anderen Geflügelarten.	
Rotlauf	*Erisypelothrix insidiosa*	Alle Vogelarten	Nur gelegentlich, kann aber in Volieren Epidemien verursachen.
		Tauben	Besonders empfänglich
Listeriose	*Listeria monocytogenes*	Viele Arten	Selten
Milzbrand	*Bacillus anthracis*	Wahrscheinlich sind alle Arten empfänglich außer Geiern. Übertragung durch infiziertes Futter (Fleisch, Aas).	Sehr selten, im allgemeinen in zoologischen Gärten.
Botulismus (Limberneck) Western Duck Disease	*Clostridium botulinum*; Botulinus-Toxin, das in verfaulten Tierkör-	Besonders Anseriformes, aber auch bei Möwen und	Nicht selten bei warmer, feuchter Witterung im Spätsommer.

Hauptsächliche klinische Zeichen*	Bestätigung der Diagnose	Differential-diagnose*
Augenausfluß, Diarrhoe, Anzeichen für eine zentral-nervöse Erkrankung. Tiere werden oft gerade nach dem Verenden gefunden. Sektion: Blutstau in den Lungen, Vergrößerung von Leber und Milz. Fibrinöse Beläge auf den inneren Organen. Perikarditis und Perihepatitis. Eingedickte Verkäsungen in den Luft-säcken.	Gram-negative, pleomor-phe Stäbchen, oft mit lan-ger Fadenbildung sind in gefärbten Ausstrichen der Läsionen sichtbar. Kultur der Bakterien und Isolation des Erregers.	Entenpest (= Virusenteritis), Virushepatitis der Enten, Kok-zidiose und siehe oben für *P. multocida.*
Benommenheit, Inappe-tenz. Weicher Kot. Beim Wellensittich sieht man möglicherweise eine Kon-junktivitis. In einer subaku-ten Form Septikämie.	In gefärbten Ausstrichen sieht man Gram-positive, pleomorphe stäbchenartige Bakterien, die manchmal perlschnurartig aufgereiht sind.	Wie für Geflü-gelcholera.
Häufig perakute Septik-ämie, hin und wieder bestehen Ophistotonus und andere ZNS-Symptome. Krankheit kann manchmal Verluste verursachen.	Gefärbte Ausstrichpräpa-rate von Leber und Gehirn. Gram-positive kokkoide Bakterien sind sichtbar; Kultur.	
Bei akuter Erkrankung Vergrößerung von Leber, Milz und Nieren. Haemorrhagische Gebiete über den gesamten Tier-körper.	In Ausstrichpräparaten mit Methylenblau-Färbung sind die typischen, stäbchenartig geformten Bazillen sichtbar.	
Progressive, schlaffe Lähmung von Hals, Beinen und Flügeln. Grünliche Diarrhoe infolge von	Toxinneutralisationstest in der Maus mit dem spezifi-schen Antitoxin.	Bleivergiftung. Vergiftung mit chlorierten Koh-lenwasserstof-

Krankheit	Erreger, Infektion	Anfällige Arten	Relative Häufigkeit
	pern, verdorbenem Gemüse und verrottenden Avertebraten vorkommt.	Greifvögeln, wenn sie Aas fressen. Geier sind resistent gegen dieses Toxin.	
Aviäre Mykoplasmose, Ansteckende Luftsackentzündung, Infektiöse Synovitis.	Mykoplasmen. Viele Stämme der «Pleuropneumonia like organisms» (PPLO) können kommensalisch vorkommen.	Alle Vogelarten Truthühner	Sehr häufig
		Geflügel und Pfauen	Häufig
		Tauben Papageien Passeriformes	Nicht ungewöhnlich
		Tagaktive Greifvögel	Gelegentlich

* Bei vielen Infektionskrankheiten der Vögel sind die klinischen Symptome nicht pathognomonisch und die Krankheit läßt sich nur durch die Sektion und die anschließenden Laboruntersuchungen stellen. Bei der Diagnosestellung sei auf die relevanten Organsysteme im Kapitel über Sektionstechniken hingewiesen.

Andere bakterielle Erreger wie Staphylokokken, Streptokokken, Proteus, Pseudomonas, Corynebakterien sind sekundäre Erreger und im allgemeinen nicht die primäre Krankheitsursache.

Hauptsächliche klinische Zeichen*	Bestätigung der Diagnose	Differential-diagnose*
Anorexie. Sektion: keine Anzeichen.		fen. Newcastle-Krankheit. Bei Greifvögeln Hypocalzämie, Listeriose.
Infektion des oberen Respirationstrakts, Schnupfen, Schniefen, Sinusitis, Blepharitis. Beim Geflügel Befall der Gelenke, der zu Lahmheiten führt. Klinische Symptome und Sektion sind nicht pathognomonisch. Häufig zusammen mit anderen Erregern wie Staphylokokken, Streptokokken und E. coli.	Kultur der Erreger. Serologie nur wirklich anwendbar beim Geflügel. Intrazytoplasmatische Einschlußkörperchen in Abklatschpräparaten, die nach Giemsa gefärbt sind.	Häufig zusammen mit anderen Infektionen im oberen Respirationstrakt: Ornithose, Trichomoniasis

4. Infektionskrankheiten bei Vögeln: Virus-/Rickettsieninfektionen

Krankheit	Erreger, Infektion	Anfällige Arten	Relative Häufigkeit
Ornithose Psittakose Chlamydiose	Verschiedene Chlamydienstämme; Rickettsien-ähnliche Erreger.	Alle Vogelarten, besonders Psittaciden, Anseriformes	Nicht selten
		Columbiformes	Häufig
Pachecosche Krankheit	Herpesvirus Asymptomatische Virusträger	Alle Psittaciden	Wird selten diagnostiziert, ist möglicherweise aber häufiger, da Erkrankung unbemerkt bleibt.
Einschlußkörperchenhepatitis der Falken	Herpesvirus	Das Virus ist spezifisch für tagaktive Greifvögel.	Kommt möglicherweise häufiger vor als festgestellt.
Herpesvirus-Infektion der Eulen	Herpesvirus	Man nimmt an, daß es nur bei Ohreulen vorkommt.	
Herpesvirus-Infektion der Taube	Herpesvirus	Spezifisch für Tauben.	

Hauptsächliche klinische Zeichen	Bestätigung der Diagnose	Differentialdiagnose
Unwirtschaftlichkeit, Ausfluß aus Augen und Nase, Dyspnoe, Enteritis. Diese Symptome sind nicht pathognomonisch. Sektion: Hepatomegalie – fleckige feine Nekrosen. Gesprenkelte, vergrößerte Milz, Luftsackentzündung, Perikarditis, manchmal seröse Blutungen. Ist mit eine Ursache der einseitigen Konjunktivitis der Tauben.	Abklatschpräparate von der Leber. Modifizierte Ziehl-Neelsen- oder Macciavello-Färbung. Isolierung durch Anzüchtung aus Kot und Geweben. Erreger läßt sich aus dem Kot augenscheinlich gesunder Vögel isolieren.	Virus der Pachecoschen Krankheit. Herpesvirusinfektionen anderer Spezies. Pockeninfektion. Mykoplasmose, Trichomoniasis besteht oft zusammen mit Ornithose. Salmonellose. Aviäre Influenzavirusinfektion.
Oft perakuter Verlauf, der Tod kann ohne Vorwarnung eintreten. Sektion: schwach gesprenkelte Leber durch untertassenförmige nekrotische Bezirke. Manchmal nekrotische Herde in Nieren und Lungen.	Isolierung des Erregers durch Anzüchtung im embryonierten Ei oder in Zellkultur.	Chlamydieninfektion
Unspezifische allgemeine Erkrankung. Sektion: herdförmige, diffuse Nekrosen in der vergrößerten Leber und Milz. Auch an Lungen und Nieren können Veränderungen sichtbar sein. Möglicherweise perakuter Verlauf mit plötz-	Die Viren lassen sich im embryonierten Hühnerei isolieren. Bei der Histopathologie zeigen sich Kerneinschlußkör-	Aviäre Tuberkulose, Newcastle-Krankheit

Krankheit	Erreger, Infektion	Anfällige Arten	Relative Häufig-keit
Herpesvirus der Kraniche	Zwei unterschied-liche Viren	Kraniche	
Herpesvirus der Störche		Störche	
Amazonen-tracheitis	Herpesvirus	Amazonen	?
Infektiöse Laryngo-tracheitis	Herpesvirus	Hühner Pfauen Perlhühner Fasane	Nicht häufig durch Vakzina-tion. CAVE: Nicht alle Fasanen vertragen den für Hühner entwickelten und zugelassenen

Hauptsächliche klinische Zeichen	Bestätigung der Diagnose	Differentialdiagnose
lichen Todesfällen. Nekroseherde im Oropharynx können ähnlich wie bei einer Trichomoniasis aussehen. Trichomonaden können auch als Sekundärerreger vorkommen. Nekrotische Herde in Leber, Milz, Intestinum und Lungen. Hauptsächlich respiratorisch, Dyspnoe, Rhinitis, Konjunktivitis. Manchmal ZNS-Zeichen mit Tremor und Ataxie. Sektion: schwache nekrotische Herde in der Leber und anderen inneren Organen können sichtbar sein. Diphtheroide Beläge im Pharynx und Larynx.	perchen an den Stellen mit nekrotischen Herden in der Leber und der Milz.	Paramyxovirus-Infektion bei Tauben.
Apathie und Diarrhoe Beide Viren verursachen Läsionen in Leber, Milz, Nieren und im Intestinum.		wie oben.
Pseudomembranöse Tracheitis. Chronische Dyspnoe bei Rallen.	Isolierung des Erregers in Hühnerembryo – Chorioallantois.	Avitaminose A Newcastle-Krankheit.
Akute Form: respiratorische Symptome mit Tod innerhalb von 2–3 Tagen. Sektion: haemorrhagische Tracheitis. Subakute Form: weniger schwere respiratori-	Im frühen Stadium Einschlußkörperchen in den erkrankten Geweben. Virusanzüchtung im Kükenembryo. Serumneutralisationstest.	Chronische Geflügelpocken Avitaminose A Newcastle-Krankheit

Krankheit	Erreger, Infektion	Anfällige Arten	Relative Häufigkeit
			Impfstoff!
Entenpest	Herpesvirus. Wildlebendes Wassergeflügel ist Virusreservoir.	Enten Gänse Schwäne	Sporadische Ausbrüche
Mareksche Krankheit (Tumoröse Form meldepflichtig)	Herpesvirus, das in den Zellen der Federfollikel lebt. Überlebt lange Zeit in Federstaub.	Kommt beim Haushuhn bei Küken schon im Alter von 6 Wochen vor. Sehr ähnliche Symptome wurden bei einigen Wildvögeln beschrieben.	Vor Einführung der Impfung sehr häufig, jetzt noch bei nicht geimpften Hühnern, bes. bei Rassehühnern.
Leukosekomplex	Zahlreiche RNA-Viren aus der Leukose-/Sarkomagruppe	Alle Spezies	Selten
Newcastle-Krankheit (Anzeigepflich-	Paramyxovirus Serotyp Gruppe I	Alle Spezies, Galliformes (sehr empfäng-	Nicht ungewöhnlich

Hauptsächliche klinische Zeichen	Bestätigung der Diagnose	Differentialdiagnose
sche Symptome. Chronische Form: Husten nur unter Streß. Sektion: mucoide, diphtheroide Beläge im oberen Respirationstrakt mit käseartigen Nekrosen.		
Perakut – oft werden die Tiere gerade verendet vorgefunden. Blut aus den natürlichen Körperöffnungen. Sektion: Haemorrhagische eruptive Läsionen in der Schleimhaut von Magen und Darm. Diphtheroide Ösophagitis, die diagnostisch ist.	Anzüchtung des Virus im Hühnerembryo.	Bakterielle Septikämie. Geflügelcholera. Rotlauf Virushepatitis der Enten.
Progressive Paresen und Paralysen führen zu Entwicklungsstörungen. Sektion: lymphoide Infiltration der inneren Organe, Verdickung der peripheren Nervenstränge.	Klinische Zeichen in Verbindung mit dem Sektionsbild.	Geflügelleukose. Riboflavinmangel verursacht Verdickung der Nerven bei jungen Küken.
Tumoren, besonders in der Leber (Big Liver Disease), aber auch in den Nieren, der Milz, häufig Tumoren in Bursa Fabricii (z.B. Zell-Tumor)	Postmortal: makroskopisch sichtbare Läsionen.	Mareksche Krankheit (tumoröse Form)
Respiratorische Symptome mit Rhinitis und Konjunktivitis. Ga-	Virusisolation und Hämagglutinations-Hemmungstest	1) Vogelpocken 2) Laryngotrachetis 3) Herpesvirusinfektio-

Krankheit	Erreger, Infektion	Anfällige Arten	Relative Häufig-keit
tig)		lich)	
		Anseriformes (nicht sehr an-fällig)	Selten
		Greifvögel (nicht sehr an-fällig)	Nicht sehr häufig
		Passeriformes Psittaciden — — beide haben unterschiedliche Anfälligkeit. Columbiformes Ziemlich resi-stent gegenüber Serotyp Grup-pe I	Echte Newcastle-Krankheit ist sel-ten.
Paramyxovirus-1-Infektion der Taube	Eine Mutante des P. M. V.-1	Wurde bisher meist bei Tau-ben isoliert.	Häufig, wenn keine Vakzination erfolgt.
Vogelpocken	Aviäre Pockenviren. Identifiziert wurden mindestens 17 ver-schiedene Viren, von denen sich je-des an die verschie-denen Vogelfamilien adaptiert hat. Diese Viren werden oft durch arthropode Vektoren übertra-gen.	Die meisten Spezies sind für ein spezifisches Virus empfäng-lich.	Häufig bei Passe-riformes und häu-figer bei südame-rikanischen als bei australischen Pa-pageien. Selten bei Greifvögeln.

Hauptsächliche klinische Zeichen	Bestätigung der Diagnose	Differentialdiagnose
strointestinale Symptome mit grünlich, wässriger Diarrhoe. Zentralnervöse Symptome – Torticollis, Ophisthotonus, Herabhängen der Flügel, Paralysen. Sektion: manchmal Petechien auf den inneren Organen und grüne Färbung um die Kloakenöffnung.		nen des Falken, Kranichs, der Taube, Eule und des Storchs. Anzeigepflichtig in der BRD. Mangel an B-Vitaminen, Listeriose. Paramyxovirus-1-Erkrankung der Tauben. Paramyxoviren anderer Serotypen Influenza-A-Virusinfektion Cholera (Past. multocida) Infekt. Bronchitis
Ähnliche Zeichen wie bei der Newcastle-Krankheit, aber hauptsächlich Symptome des Zentralnervensystems, die beginnen, bevor Diarrhoe beobachtet wird; keine Zeichen einer respiratorischen Erkrankung.	Hämagglutinations-Hemmtest und Virusisolierung.	Herpesvirusinfektion der Taube.
Akute Form: Septikämie, plötzlicher Tod, gewöhnlich bei Kanarienvögeln. Subakute Form: auf der Haut von Kopf und Beinen erscheinen gelbliche Papel, die braun werden. Konjunktivitis, Erytheme, Ödeme, Tränenfluß, Dysphagie, da sich diphthoide Läsionen im Oropharynx entwickeln. Blutung	Histopathologie: Bollingersche Körper – intrazytoplasmatische Einschlüsse, sichtbar im Epithel der Haut.	Avitaminose A Newcastle-Krankheit. Laryngotracheitis. Amazonentracheitis.

Krankheit	Erreger, Infektion	Anfällige Arten	Relative Häufig-keit
Klassische Hühnerpest/Fowl plague	Influenza-A-Viren, zahlreiche Serotypen.	Galliformes, Enten und andere Anseriformes.	Selten, in Großbritannien nicht mehr seit 1979.
		Psittaciden. Wurde nicht bei Tauben beobachtet.	Selten.
Virushepatitis der Ente	Picornavirus, Verbreitung mit dem Kot	Küken ab der 2. Lebenswoche.	Nicht ungewöhnlich
Infektiöse Hepatitis des Gössels DERSZYsche Krankheit	Parvovirus	Gänseküken	Nicht häufig
CELO-Virusinfektion Quail Bronchitis	Ein Adenovirus. Infizierte Hühner sind symptomlos, aber Überträger (über Kot).	Virginia-Wachtel	Ziervogelfarmen in Nordamerika.
Amerikanische Pferdeenzepha-	Durch stehende Insekten (Culex, Ae-	Vögel können wichtige Wirts-	Möglicherweise bei Vögeln weit

Hauptsächliche klinische Zeichen	Bestätigung der Diagnose	Differentialdiagnose
beim Entfernen der diphtheroiden Beläge.		
Von inapparenter Sinusitis bis zur schweren respiratorischen Erkrankung.	Virusisolierung und Serologie.	Ornithose. Newcastle-Krankheit. Geflügelcholera.
Perakut. Plötzlicher Tod innerhalb von Stunden. Kann verschleppt werden; dann ZNS-Zeichen, z.B. Ophisthotonus. Sektion: Vergrößerung der Leber mit petechialen Blutungen.	Erregernachweis durch Überimpfen der Bruteier.	Oft Sekundärinfektion mit Salmonella. Entenpest. Bakterielle Septikämien. Kokzidiose. Mykotoxikose.
Katarrh, Diarrhoe, Ataxie. Sektion: fibrinöses Exsudat auf den inneren Organen. Vergrößerte Leber. Petechiale Blutungen.		
Akuter Beginn, Husten, Schniefen, tracheale Rasselgeräusche. Hin und wieder ZNS-Symptome. Mortalität 50–80%. Sektion: übermäßiger Schleim in den Luftwegen, getrübte Luftsackmembranen.		
Können ZNS-Symptome bei Vögeln verursa-		

Krankheit	Erreger, Infektion	Anfällige Arten	Relative Häufigkeit
lomyelitis des Geflügels	des) übertragene Arboviren. Hauptsächlich in Nord- und Südamerika, aber auch in anderen Erdteilen.	tiere sein. Alle Arten. Galliformes, Anseriformes und Pastiformes sind höchst anfällig.	verbreitet. Klinische Manifestation bei Vögeln selten.
Aviäre Enzephalomyelitis, Zitterkrankheit der Küken	AE-Virus, ein Picornavirus	Hauptsächlich bei Hühnern, kann auch Tauben und Enten befallen.	Junge Küken in den ersten zwei Wochen nach dem Schlüpfen.

Hauptsächliche klinische Zeichen	Bestätigung der Diagnose	Differentialdiagnose
chen, z.B. Paralysen und Inkoordinationen.		
ZNS-Symptome – epidemische Zitterparalyse, Inkoordination. Bei älteren Vögeln Abfall der Legeleistung.	Erregernachweis über das embryonierte Ei und Serologie.	Newcastle-Krankheit. Mareksche Krankheit.

5. Weniger gut erforschte virusähnliche Krankheiten

Krankheit	Krankheitsursache	Anfällige Spezies
Herpesvirusinfektion des Wellensittichs	Herpes V	Wellensittiche
Schnabel- und Feder-syndrom des Kakadus	Wahrscheinlich ein Virus.	Wahrscheinlich alle Altwelt-Psittaciden.
Papovavirusinfektion	Ein Papova-ähnlicher Erreger wurde u.a. von Bernier (1981) beschrieben.	Nestlinge von Wellensittichen im Alter von 1–15 Tagen. Ähnliche Syndrome werden auch bei anderen Psittaciden gesehen.

Relative Häufigkeit	Hauptsächliche klinische Zeichen	Bestätigung der Diagnose
	Verminderte Schlupfrate; möglicherweise assoziiert mit dem «Feather Duster Syndrom»	Virusisolierung
Nicht ungewöhnlich.	Verlust der normalen Konturfedern, die durch abnormes Gefieder ersetzt werden, z.B. kurze, kolbenartige Federn; Hungerstreifen an der Fahne, Einschnürungen am Federschaft. Feder bleibt in der blutgefüllten Federscheide zurück. Der Schnabel wird glänzend, in die Länge gezogen, mit fehlerhaften Linien. Die Oberfläche schuppt sich ab.	Histopathologie
Vielleicht häufiger als festgestellt.	Ausdehnung des Abdomens. Fehlen der Daunenfedern am Rücken und Abdomen. Hydropericard. Vergrößerung des Herzens. Vergrößerte Leber; Aszites. Auf der Leber sind multiple, weiße oder gelbe Tupfen sichtbar.	

6. Infektionskrankheiten bei Vögeln: Mykosen

Krankheit	Erreger, Infektion	Anfällige Arten	Relative Häufigkeit
Aspergillose	*Aspergillus fumigatus*	Alle Vogelarten – wildlebende und in Gefangenschaft lebende.	Häufig
Candidiasis (Moniliasis)	*Candida albicans* (Monilia). Kann in der normalen Darmflora vorkommen und unter schlechten hygienischen Verhältnissen oder nach wahllosem Einsatz von Antibiotika überhand nehmen.	Tauben, Truthühner, Feldhühner, Birkhühner, Wellensittiche, Psittaciden, Passeriformes	Nicht ungewöhnlich. Angeblich häufig bei nektarsaugenden Vögeln.
Dermatomykosen «Kammgrind»	*Trichophyton-Arten*. *Glandosporium-Arten*.	Kommt wahrscheinlich bei allen Vogelarten vor, besonders aber bei Passeriformes.	Selten
Aktinomykose	Wurde von Coffin bei Papageien beschrieben. Der Autor hat einem Fall bei		Selten

Hauptsächliche klinische Zeichen	Bestätigung der Diagnose	Differentialdiagnose
Perakuter Verlauf möglich; gewöhnlich chronische Schwäche mit unterschiedlichen respiratorischen Zeichen. Sektion: gelbliche miliare Knötchen in den Lungen. Scheibenartige Plaques mit grauem, nekrotischem Material im Respirationstrakt und manchmal im Verdauungskanal. Läsionen können auf den Luftsäcken vorkommen und granulomatös sein.	Untersuchung der nekrotischen Herde auf Anzeichen für Hyphen und Fruchtkörper. Verwendet wird 20% KOH, Lactophenolblau zur Anfärbung. Röntgenaufnahme, Laparoskopie, Tupferproben der Trachea für Anzüchtung und Zytologie.	Tuberkulose. Pseudotuberkulose. Pockenvirus. Trichomoniasis. E. coli.
Erbrechen, Abmagerung, sporadische Todesfälle. Sektion: verdickte Schleimhaut in Kropf und Ösophagus, die mit einer weichen, weißlichen, käsigen Masse überzogen ist; die Mukosa darunter ist samtartig.	Wenn möglich, Untersuchung des Kropfes beim lebenden Vogel mit einem Laparoskop. Feuchte frische Ausstriche werden mit Lactophenolblau, Giemsafärbung, Methylenblau oder nach Gram angefärbt und weisen hefeartige Organismen auf.	Trichomoniasis. Saurer Kropf verursacht eine bakterielle Nekrose. Bei Passerinen kann sich der Kropf mit *Salmonella typhimurium* infizieren. Bei Psittaciden physiologische Hyperfunktion und Hyptertrophie.
Verlust der Federn. Haut verdickt, gräulich-weiß, abgestorben. Die Haut neigt dazu, gerunzelt und borkig zu werden.	Mikroskopische Untersuchung des Hautgeschabsels. Histopathologie. Kultur.	Räudemilbeninfektion.
	Histopathologie und Kultur.	

Krankheit	Erreger, Infektion	Anfällige Arten	Relative Häufig-keit
	einem Molukken-Kakadu gesehen, bei dem sich kaudal von der Kloakenöff-nung ein Granulom gebildet hat.		

Hauptsächliche klinische Zeichen	Bestätigung der Diagnose	Differentialdiagnose

7. Parasitäre Erkrankungen bei Vögeln: parasitische Protozoen

Krankheit	Erreger, Infektion	Anfällige Arten	Relative Häufigkeit
Kokzidiose	Eine große Zahl wirtsspezifischer parasitärer Protozoen, die die Mukosa des Intestinums befallen. Die meisten gehören der Gattung *Eimeria* an.	Geflügel und Ziervögel Greifvögel Papageien Passerines Anseriformes. Bestimmte Spezies befallen die Nieren von Anseriformes und von Eulen.	Häufig Wahrscheinlich nicht pathogen. Gelegentlich Sehr selten Nicht ungewöhnlich
	Isospora-Arten sind weniger wirtsspezifisch und im allgemeinen nicht pathogen. Aber: *Isospora serini* und *I. canaria* führen beim Kanarienvogel häufig zu tödlichen Infektionen, auch bei Sittichen pathogene Isospora-Infektionen.	Kanarienvögel und Sittiche	Häufig bei vielen Wildvögeln.
Trichomoniasis	*Trichomonas gallinae* (gelber Knopf der Tauben) und *T. gallinarum*. Möglicherweise tre-	Wahrscheinlich alle Spezies Greifvögel	Möglicherweise häufiger als festgestellt Nicht ungewöhnlich

Hauptsächliche klinische Zeichen	Bestätigung der Diagnose	Differential- diagnose
Milde bis schwere Diarrhoe, manchmal mit Blutspuren. Allgemeine Wachstumsverzögerung, Anämie. Sektion: beim Geflügel treten die Läsionen in spezifischen Abschnitten vom Intestinum auf, abhängig von der Eimeriaspezies. Die Veränderungen bestehen hauptsächlich in vermehrter Blutfülle, Blutungen und oft in übermäßigem Schleim. Manchmal sind auf der Darmwand Flecken zu sehen. Bei Gänsen können die Nieren vergrößert sein und weiße, nekrotische Stellen haben.	Identifizierung der Oocysten im Kot durch Flotationsmethode.	
Inappetenz, Dyspnoe, Wachstumsverzögerung. Oft beträchtlicher Gewichtsverlust. Sektion: gelblich-weiße	Mikroskopische Untersuchung der Läsionen auf stark bewegliche Parasiten. In Zweifelsfällen Anzüchtung in einem speziellen	Candidiasis Avitaminose A

Krankheit	Erreger, Infektion	Anfällige Arten	Relative Häufig-keit
	ten gesunde Infektionsträger häufig auf.	Tauben Papageien	Häufig Selten
Giardiasis	*Giardia intestinalis*	Wurde bei vielen Vogel- und Säugetierarten beschrieben, einschließlich beim Menschen.	Bei Vögeln sehr selten.
Spironucleose (syn. Hexanitose)	*Spironucleus meleagridis* (syn. *Hexamita meleagridis*)	Junge Vögel Truthühner Tauben Fasane Wachteln Pfauen	Nicht sehr häufig.
Histomoniasis, Schwarzkopf-Krankheit	*Histomonas meleagridis.* Erreger wird durch die Eier des Helminthen *Heterakis gallinae* übertragen, der als Vektor fungiert.	Truthühner und andere hühnerartige Vögel. Hühner Fasane Wachteln Perlhühner	Häufig, besonders, wenn Vögel zusammen mit Hausgeflügel gehalten werden, die den Vektor beherbergen.
Lankestelleriose	*Lankesterella*-Arten dringen in die Lymphozyten und Monozyten der Vögel. Die rote Vogelmilbe kann Vektor sein.	Wahrscheinlich alle Passeriformesarten.	Möglicherweise häufiger als festgestellt.
Aviäre Malaria	*Plasmodium*-Arten dringen in die Ery-	Wahrscheinlich die meisten Vo-	Wahrscheinlich häufiger als fest-

278

Hauptsächliche klinische Zeichen	Bestätigung der Diagnose	Differential-diagnose
käsige Massen, die an jeder beliebigen Stelle vom Oropharynx bis in den Drüsenmagen zu sehen sein können. Anfangs können die Läsionen ganz klein sein, sich aber später vergrößern.	Flüssigmedium über Nacht. Vor Untersuchung wird der Objektträger angewärmt.	
Chronische Diarrhoe und verzögertes Wachstum.	Identifizierung der beweglichen Parasiten kann schwierig sein. Zystennachweis mit Hilfe der Flotationsmethode aus den Fäzes.	Kann gemeinsam bestehen mit einer konkurrierenden E. coli-Infektion. Kokzidiose
Diarrhoe und verzögertes Wachstum. Sektion: katarrhalische Entzündung des Intestinums.	Histopathologie. Nachweis der beweglichen Parasiten im Kot.	Trichomoniasis und Giardiasis.
Apathie-Diarrhoe mit schwefelgelbem Kot. Sektion: vergrößerte Blinddärme, die mit käsig nekrotischem Material angefüllt sind. Charakteristisch sind cremefarbige, runde Läsionen auf der Leber, deren Zentrum dunkler und hämorrhagisch ist.	Postmortale Zeichen und Histopathologie, vegetative *Histomonas*-Stadien in frischem Kot.	
Im allgemeinen nicht pathogen. Sehr schwere Infektionen können bei jungen Vögeln zum Tod führen, besonders bei Nestlingen.	Untersuchung der gefärbten Ausstriche von Blut, Leber, Milz und Knochenmark. Parasiten sind in den Lymphozyten nicht pigmentiert. Im peripheren Blut sind sie schwer zu finden.	Plasmodien, Hämoproteus.
Schwellungen der Augenlider wurden bei manchen	Untersuchung des gefärbten Blutausstrichs auf pig-	Hämoproteusinfektion. Leuko-

Krankheit	Erreger, Infektion	Anfällige Arten	Relative Häufigkeit
	throzyten des Vogels ein. Übertragung durch blutsaugende Mücken.	gelarten. Der Parasit ist nicht immer wirtsspezifisch.	gestellt, obwohl selten pathogen.
Leukozytozoonosis	*Leucocytozoon*-Arten. Übertragung durch Kriebelmükken *(Simulium)*, und Stechmücken *(Culicoides)*.	Hausgeflügel Anseriformes Passeriformes Psittaciden Eulen	Häufig bei günstigen Witterungsbedingungen Selten Häufig
Hämoproteus-Infektion (Pseudo-Malaria)	*Hämoproteus*-Arten. Übertragung durch *Hippoboscis*-Arten (Lausfliegen), Stechmücken, Mücken.	Galliformes Passeriformes Columbiformes viele wilde Arten Psittaciden Eulen Falciformes	Häufig Nicht sehr häufig Häufig Recht häufig
Trypanosomiasis	*Trypanosoma*-Arten. Stechende Arthropoden	Passeriformes Galliformes Anseriformes Columbiformes Strigiformes Falciformes	Wahrscheinlich nicht selten.

Andere parasitäre Protozoen, die bei Vögeln vorkommen: Toxoplasmen, Infektionen mit *Sarcocystis*. Infektion mit *Piroplasmosis aegyptianella*.

Hauptsächliche klinische Zeichen	Bestätigung der Diagnose	Differential-diagnose
Spezies beschrieben. Störung des Allgemeinbefindens, gesträubtes Gefieder, Anämie. Tod innerhalb von wenigen Stunden. Wahrscheinlich nur von Bedeutung bei Kanarienvögeln und Pinguinen, die in warmen Klimazonen gehalten werden.	mentierte Parasiten in den Erythrozyten.	zytozoonosisinfektion.
Bei Enten und Gänsen Bewegungsstörungen, Anorexie, Anämie. Krankheit tritt nur auf, wenn Umweltbedingungen günstig sind für eine hohe Populationsdichte der Überträgermücken. Wichtige Krankheit bei Enten und Gänsen in Nordamerika, wo die schwarze Kriebelmücke (Simulium) vorherrscht.	Untersuchung des angefärbten Blutes. Große Parasiten können sichtbar sein, die im allgemeinen die Leukozyten, manchmal aber auch die Erythrozyten befallen haben.	Aviäre Malaria. Hämoproteus-Infektion.
Im allgemeinen nicht pathogen, außer bei einer schweren Infektion.	Untersuchung des gefärbten Blutausstriches; nachweisbar sind pigmentierte Parasiten in den Erythrozyten. Verwechslung mit einer Plasmodiuminfektion ist möglich.	Aviäre Malaria Leukozytozoonosis
Wahrscheinlich nicht pathogen	Untersuchung der angefärbten Ausstriche vom Blut oder Knochenmark. Der Parasit kommt im Plasma vor.	

8. Parasitäre Erkrankungen bei Vögeln: helminthische Parasiten

Krankheit	Erreger, Infektion	Anfällige Arten	Relative Häufigkeit
Askaridose	*Ascaridia* (a) *galli* (Hühnervögel, Gänse) (b) *hermaphrodita* (c) *columbae* (Tauben)	Psittaciden Hausgeflügel und Ziervögel Passeriformes Falconiformes Columbiformes	Nicht ungewöhnlich Recht häufig Selten Nicht ungewöhnlich Häufig
Magenwürmer in Muskelmagen und Darm	*Porrocaecum*-Arten	Passeriformes, Enten	
Magenwürmer in Muskel- und Drüsenmagen	*Spiroptera*-Arten *(Habronema)* in am Boden lebenden Arthropoden	Galliformes Passeriformes Psittaciden	Möglicherweise häufiger als festgestellt.
Magenwürmer bei Gänsen und Enten	*Amidostomum anseris.* Ausgewachsene Vögel sind Überträger.	Enten und Gänse, domestiziert und wild.	
Capillariose, Haarwürmer	*Capillaria*-Arten entwickeln sich über den Regenwurm als Zwischenwirt.	Galliformes Passeriformes Strigiformes Psittaciden Falconiformes	Nicht ungewöhnlich

Hauptsächliche klinische Zeichen	Bestätigung der Diagnose	Differential-diagnose
Gewichtsverlust, plötzlicher Tod infolge von Darmverstopfung bei Massenbefall. Bei Wellensittichen sollen Lähmungen der Beine aufgrund der Ansammlung im Dünndarm hervorgerufen werden.	Untersuchung des Kotes mit Hilfe üblicher Flotationsmethoden; Nachweis der Askariden-Eier. Spulwurmeier können mit *Heterakis*-Eiern verwechselt werden.	
Verzögertes Wachstum. Sektion: Larven werden unter der Hornschicht des Muskelmagens gefunden; die Würmer können auf der Serosa des Darms Tumoren verursachen.	Postmortale Zeichen.	
Parasit bohrt sich unter die Hornschicht des Muskelmagens und in die Schleimhaut von Ösophagus und Dünndarm. Allgemein Leistungsabfall und plötzliche Todesfälle.	Kotuntersuchung auf Eier und Larven.	
Anorexie, verzögertes Wachstum beim Gänse- und Entenküken; Tod. Erosion (und Nekrosen) der Keratinschicht des Muskelmagens, Larven werden unter dieser Schicht aufgefunden. Kann Drüsenmagen und Ösophagus befallen.		
Gewichtsverlust, Appetitverlust, schleimige Diarrhoe und hin und wieder Todesfälle. Sektion: bei schwerer In-	Postmortale Zeichen. Bei der Kotuntersuchung sind die Parasiteneier an ihren typischen bipolaren Polpfröpfen erkennbar. Die	Bei Greifvögeln Trichomoniasis. Untersuchung von Schleimhautgeschabsel

Krankheit	Erreger, Infektion	Anfällige Arten	Relative Häufigkeit
Heterakiasis (siehe auch Histomoniasis in Tabelle 6)	*Heterakis gallinae.* Regenwürmer sind Vektoren.	Hausgeflügel und alle hühnerartigen Vögel. Anseriformes	Häufig
Syngamose, Gabelwurmseuche	*Syngamus*-Arten. Direkte Übertragung oder über Stapelwirte, wie Regenwürmer und Schnecken.	Wahrscheinlich können alle Vogelarten infiziert werden, der Parasit kommt bei vielen Arten vor.	Nicht ungewöhnlich. Sehr häufig bei vielen freilebenden Passeriformes anzutreffen.
Filariose	Larven von *Serrato spiculum tendo.* Als Mikrofilarien im Blutstrom zu finden. Stechende Arthropoden sind Vektoren.	Falken	In den Tropen häufig. Kann bei importierten Vögeln vorkommen.
		Andere Vogelarten; wurde bei Passeriformes und Psittaciden gefunden.	Nicht ungewöhnlich
Acanthocephalen,	Verschiedene Arten der Acanthocepha-	Wassergeflügel Passeriformes	Nicht sehr häufig

Hauptsächliche klinische Zeichen	Bestätigung der Diagnose	Differentialdiagnose
fektion Anämie. Würmer werden im Darmlumen, Ösophagus, in der Mundhöhle (bei Eulen) gefunden. Die Würmer bohren sich in die Schleimhaut.	Eier werden sporadisch abgegeben, daher Reihenuntersuchung der Proben.	des Oropharynx auf Wurmeier.
Wahrscheinlich ist der Wurm allein nicht pathogen, sofern keine schwere Infektion besteht, bei der es zu Leistungsabfall und Diarrhoe kommt. Punktförmige Blutungen und Schleimhautknötchen in den Blinddärmen. Histomonias-Überträger.	Kotuntersuchung auf Wurmeier, die denen von *Ascaridia galli* nicht unähnlich sind, jedoch ist die Eischale etwas dünner.	
Dyspnoe – offener Schnabel, Husten, Schütteln des Kopfes. Anorexie, Gewichtsverlust, Todesfälle. Sektion: Parasiten in der Trachea, die dadurch vollständig blockiert werden kann. Tracheitis, Bronchitis, Pneumonie.	Kotuntersuchung auf Wurmeier mit Poldeckeln an beiden Enden wie Capillarieneier, jedoch größer. Bei größeren Vögeln Endoskopie der Trachea. Die Würmer sind mitunter mit unbewaffnetem Auge sichtbar.	Capillarien bei Greifvögeln. Trichomoniasis Candidiasis Aspergillose Vogelpocken
Zweifelhaft ist die Pathogenität der Larven im Blutstrom. Während ihrer Wanderung im Körper können die Larven jedoch recht schwere Reaktionen in Lungen und Luftsäcken verursachen. Der adulte Wurm wird in Körperhöhlen und unter der Serosa im Darm gefunden. Er ist lang, dünn und aufgerollt.	Untersuchung des angefärbten Blutausstrichs oder von einem feuchten Blutausstrich, um die lebenden Mikrofilarien zu sehen. Kotuntersuchung auf embryonierte Wurmeier, die ähnlich wie bei Syngamus oval geformt sind.	Im Blut. Nicht zu verwechseln mit einer Trypanosomiasis.
Wird in der Darmschleimhaut gefunden und führt zu	Manchmal kann man die spindelartigen, embryonier-	

Krankheit	Erreger, Infektion	Anfällige Arten	Relative Häufigkeit
Kratzer	len. Bei allen sind Avertebraten Zwischenwirte.	Greifvögel	
Bandwürmer	Sehr viele Cestoden-Arten. Alle brauchen einen Zwischenwirt – meist ist es ein Avertebrat; kann aber auch ein Fisch sein.	Wahrscheinlich alle Vogelarten. Weniger häufig bei samen- oder fruchtfressenden Vögeln; außer bei Nestlingen.	Nicht ungewöhnlich
Trematoden Saugwürmer	Zahlreiche Trematoden-Arten. Stets sind als Zwischenwirte Mollusken nötig, die im allgemeinen (aber nicht unbedingt) im Wasser leben.	Passeriformes	Nicht sehr häufig
		Wassergeflügel und auf dem Wasser lebende Vögel.	Nicht ungewöhnlich
		Columbiformes	Nicht häufig
		Falconiformes	Am häufigsten in tropischen Gebieten. Parasiten sind eher regional lokalisiert.

Hauptsächliche klinische Zeichen	Bestätigung der Diagnose	Differential-diagnose
Enteritis und Leistungsabfall, wenn in großer Zahl vorhanden.	ten Wurmeier im Kot finden. Der Embryo hat einen Hakenkranz am Kopf. Für den Nichtfachmann schwer zu identifizieren.	
Oft nicht pathogen. Allgemeine Schwäche und Diarrhoe, Anorexie. Sektion: unterschiedlich starke Enteritis zusammen mit dem Wurm. Wenn Schleim vorhanden, wird von der Schleimhaut ein Geschabsel für eine mikroskopische Untersuchung gemacht.	Auffinden der Proglottiden im Kot. Die Untersuchung erfolgt in mehreren Proben des Kotes.	*Railietina*-Arten können in der Darmwand Knötchen verursachen, die von der Serosafläche aus sichtbar sind und wie Tuberkulose aussehen.
Klinische Zeichen nicht eindeutig. Allgemein Leistungsabfall. Symptome richten sich danach, wo die Parasiten im Körper lokalisiert sind. Bei der Sektion können sie fast in jedem Körperteil zu finden sein.	Trematodeneier im Kot, Sedimentationsverfahren. Postmortale Zeichen.	

9. Parasitäre Erkrankungen bei Vögeln: arthropode Ektoparasiten

Krankheit	Erreger, Infektion	Anfällige Arten	Relative Häufigkeit
Federlinge (Vogelläuse)	Blutsaugende oder schmarotzende Beißläuse (Mallophagen)	Wahrscheinlich alle Vogelarten. Federlinge sind wirtsspezifisch. Bei ein- und demselben Vogel kann mehr als eine Spezies anzutreffen sein.	Sehr häufig, besonders bei Vögeln, die aus anderen Gründen geschwächt sind.
Lausfliegen (*Hippoboscidae*)	Arthropoden verwandt mit der Schaflausfliege. Bei Vögeln z.B. *Pseudolynchia*-Arten.	Wahrscheinlich alle Vogelarten. Besonders anzutreffen bei Greifvögeln, Tauben, Schwalben	Häufig bei vielen Wildvögeln
Flöhe	Viele Arten der Ordnung Siphonoptera, z.B. *Ceratophyllus gallinae*	Wahrscheinlich alle Vogelarten.	Nicht häufig anzutreffen. Können sich in Nestern und Nistkästen ausbreiten.
Blutsaugende Milben	Rote Vogelmilbe (*Dermanyssus gallinae*) Nordische Vogelmilbe (*Ornithonyssus*	Hausgeflügel Passeriformes Columbiformes Psittaciden Greifvögel	Häufig Nicht ungewöhnlich

Hauptsächliche klinische Zeichen	Bestätigung der Diagnose	Differential-diagnose
Die meisten Federlinge ernähren sich von Federrückständen und nicht von Blut. Verursachen Irritation und Unruhe. Gesunde Vögel halten Läuse durch das Putzen unter Kontrolle, bei einer starken Lausinfektion kann es jedoch zum Federfressen führen.	Aufgefundene Läuse oder Eier in den Federn. Wird häufig beim anästhesierten oder kürzlich verendeten Vogel beobachtet.	
Blutsauger und möglicherweise Überträger von Hämoproteus. Häufig springen sie auf Menschen über und können in Kleidern und Haare gelangen, wo sie sich eine Zeitlang festsetzen. Sie waren bei Taubennestlingen eine Zeitlang ein Problem.	Nachweis der dorso-ventral abgeplatteten, kräftigen Fliegen, die, in Abhängigkeit von der Spezies, Flügel tragen können oder auch nicht.	
Irritation und Unruhe. Obwohl sie Blut saugen, ist ihre Pathogenität fraglich. *Ceratophyllus*-Arten sind nicht wirtsspezifisch. Daher können sich Vögel mit Säugetierflöhen z.B. von Heimtieren infizieren. Auch Menschen können von «Vogel»-Flöhen befallen werden.	Nachweis anhand der adulten Eier und der Larven in den Nistplätzen.	
Verursachen Irritationen und Unruhe. Blutsauger führen zu Anämie und Schwäche. *D. gallinae* wird bei Vögeln nur nachts gefunden. Verstecken sich	Untersuchung der Sitzplätze und der Holzteile mit einer Taschenlampe bei Nacht. Keyer (1969) schlägt vor, nachts den Käfig mit einem weißen Tuch abzu-	

Krankheit	Erreger, Infektion	Anfällige Arten	Relative Häufigkeit
	sylvarium) übertragen Proto- zoen, Viren und Bakterien.		
Trombidiose Erntekrätze	Laufmilben wie *Neotrombicula autumnalis* (Herbst- grasmilbe). Die Larven befallen im Frühjahr und Herbst alle Arten von Warmblütlern.	Meist am Boden lebende Vogel- arten.	Ausgedehnte kli- nische Infektion nicht häufig; lokalisiert.
Futtermilben	Viele Milbenarten	Überall, wo Fut- ter schlecht und unter feuchten Bedingungen gelagert wird.	Sehr häufig. Milben können in riesigen Mengen auftreten.
Luftsackmilben	*Sternostoma*-Arten *Cytodites*-Arten	Werden meist bei Passerifor- mes, aber gele- gentlich auch bei Psittaciden beobachtet.	Wahrscheinlich häufiger als fest- gestellt.

Hauptsächliche klinische Zeichen	Bestätigung der Diagnose	Differentialdiagnose
tagsüber in Ritzen.	decken, darauf oder darunter kann man dann am Morgen die Milben sehen.	
Möglicherweise an den Irritationen sichtbar, die der Vogel beknabbert hat. Adulte Milben können recht groß werden und in Wäldern, Buschwald und alten Weiden freilebend bestehen. Sie ernähren sich von Avertebraten und Pflanzen.	Larvennachweis auf der Haut.	Rote Vogelmilbe bzw. Infektion mit der Nordischen Vogelmilbe.
Nicht pathogen, können aber mit pathogenen Milben verwechselt werden. Führen in erheblichem Maße zum Verderben von Getreidekörnern und Saatfutter. Können allergische Reaktionen hervorrufen und gelegentlich Todesfälle nach Aufnahme von infiziertem Futter. Der Autor hat eine massive Infestation bei Getreide gesehen, das an mehr als 100 Wachteln verfüttert wurde, ohne Todesfolge für die Vögel.	Sehr klein, Milben von schmutzig-weißer Farbe.	
Gewichtsverlust, Dyspnoe, Stimmverlust, Schnupfen, Keuchen, Tod. Sektion: schwarz gefärbte Milben *(Sternostoma)*, in der Trachea und in den oberen respiratorischen Abschnitten bzw. den Luftsäcken; *Cytoalites*-Arten sind weiß.	Evtl. durch Laparoskopie in den Luftsäcken zu sehen.	Syngamus Aspergillose Vogelpocken

Krankheit	Erreger, Infektion	Anfällige Arten	Relative Häufigkeit
Gesichts-Fuß-räudemilben	*Knemidokoptes*-Arten	Wellensittich	Häufig
Kalkbeinräude-milben		Kreuzschnabel	Häufig an den Beinen
Körperräudemil-ben der Tauben		Andere Psittaci-den Kanarienvögel Hausgeflügel Wildvögel	Gelegentlich

Apathogene Federspul- und Federbalgmilben kommen bei vielen Vögeln vor. Sie ernähren sich von Federn und Hautbestandteilen. Milben an Federkiel und Federfollikeln können Irritation und Verlust der Federn verursachen. Man kann sie aus den Kielen der nachwachsenden Federn, d. h. aus dem «Blutkiel» herausdrücken. Andere apathogene Milben der Gruppe *Cytoditoidae* mit weißer Färbung werden manchmal in den respiratorischen Abschnitten, Luftsäkken und in den anderen Körperorganen gefunden.

Zecken	*Ixodes ricinus* und zahlreiche andere Arten.	Wahrscheinlich alle Vogelarten.	Selten. Meist sieht man sie bei Vögeln, die frisch aus den Tropen importiert wurden.
Fliegenlarven (Myasis)	*Calliphora*- und *Lucilia*-Arten, Fliegen legen Eier auf Vögeln ab.	Alle Vogelarten	Nicht häufig, Larven können gangränöse Wunden oder Küken in schmutzigen Nestern befallen.

Stechmücken, Kriebelmücken sowie andere Simuliden-Gattungen stechen, saugen Vogelblut und übertragen oft Blutparasiten.

Hauptsächliche klinische Zeichen	Bestätigung der Diagnose	Differential-diagnose
Grau-weiße Krustenbildung um Wachshaut, Schnabel und die Kommissuren von Ober- und Unterschnabel, oft starke Verformung des Schnabels. Kalkbeinläsionen bei Kanarienvögeln und anderen Passeriformes.	Milben sind leicht in den pulvrigen Geschabseln zu identifizieren. Aufbereitung mit 10 %iger KOH.	Karzinom des Schnabels Vogelpocken Papillome der Beine
Irritation, Gewichtsverlust, Anämie und Tod, wenn starke Infestation besteht. Bei kleinen Vögeln sind nicht sehr viele Zecken erforderlich, um einen recht großen Blutverlust zu verursachen.	Identifizierung des Parasiten.	
Typische Hinweise für Maden.		

10. Bei Vögeln in Frage kommende Gifte

Allgemeine Bemerkung: Diese Liste ist nicht vollständig und dient nur als Leitfaden. Eine spezifische Diagnose der Vergiftung ist oft nicht möglich – viel hängt von Indizienbeweisen ab. Die Analyse der Proben kann teuer sein und das Labor braucht einen guten Hinweis, wonach zu suchen ist. Viele Gifte führen nicht zum akuten Tod, sondern können in subletalen Dosen verantwortlich sein für niedrigere Fruchtbarkeit, geschwächte Infektabwehr und unspezifische Symptome wie sporadischer, nervöser Tremor. Wenige Vergiftungsfälle geschehen aus Böswilligkeit – die meisten durch Nachlässigkeit und Gedankenlosigkeit.

Art des Giftes	Bemerkungen
Landwirtschaftliche Chemikalien oder Gartenchemikalien. Saatgutdünger und Konservierungsmittel für Vorräte. Organoquecksilberverbindung.	Viele Substanzen werden für Saatgut und wachsende Pflanzen zum Infektionsschutz vor Mikroorganismen verwendet. In Lagergetreide können sie auch zur Bekämpfung des Rüsselkäfers verwendet werden. Falsche Dosierung der Chemikalien und versehentliche Verfütterung von behandelten Samen an Vögel können vorkommen. Viele Samenimporte kommen aus Ländern, deren Überwachung dieser Chemikalien nicht streng genug ist.
Insektizid- und Herbizid-Sprays. Landwirtschaftliche Düngemittel. Ammonium-Sulfat. Phenoxysäurenhaltige Herbizide. Carbamate und Phosphothionate.	Die früher bekanntesten Insektizide waren DDT und polychlorierte Biphenyle. Heutzutage werden Organophosphate im Sprühverfahren über angebautes Getreide einschließlich Obstplantagen gesprüht. Die Sprühwolke kann vom Wind fortgetragen werden. Durch das Insektizid getötete oder kontaminierte Insekten können von Vögeln gefressen werden. Nitrathaltige Düngemittel können in die Wasserversorgung durchsickern. Grünpflanzen am Straßenrand und in Gärten können durch viele Chemikalien verseucht sein. Die Wasserversorgung der Vögel ist möglicherweise kontaminiert.
Insektizide, die zur Infektionsbekämpfung bei Haustieren verwendet werden.	Badeflüssigkeit für Schafe und Präparate zur Fliegenbekämpfung können fälschlicherweise verwendet werden. Viele in Bädern und Sprays für Heimtiere verwendete Organophosphate sind bei Mißbrauch an Vögeln toxisch.

Art des Giftes	Bemerkungen
Rodentizide	Früher wurden Strychnin, Arsen, Thallium, Zinkphosphid und Phosphor stark eingesetzt; in bestimmten Ländern verwendet man sie heute noch. Heute werden meist Warfarin und verwandte Verbindungen zusammen mit Organophosphaten verwendet. Vögel können an behandelte Köder gelangen. In vielen Teilen der Welt werden Na-Fluoroazetat und Fluoroazetamid verwendet. Diese Substanzen sind sehr giftig.
Molluskizide	Verwendet gegen Gartenschädlinge und Vektoren von Helminten-Infektionen. Metaldehyd und Kupfersulfat sind toxisch für Vögel.
Alphachloralose	Sie werden in Stadtbezirken zur Taubenbekämpfung verwendet. Befallene Tauben können narkotisiert und von Greifvögeln gefressen werden. Werden auch als Rodentizide verwendet.
Holzkonservierungsmittel	Bitumenfarbe, Pentachlorphenol, Kreosot und Naphthaverbindungen können eventuell zur Konservierung der Holzteile von Volieren verwendet worden sein. Psittaciden können durch Knabbern subletale Dosen aufnehmen.
Desinfektionsmittel	Oft werden Phenole und Kresole in viel höherer Konzentration als vom Hersteller empfohlen verwendet. Am Boden von Volieren können sie in Pfützen enthalten sein oder auf Sitzplätzen etc. antrocknen.
Blei	Zier- oder Volierenvögel können in Kontakt mit alter Bleifarbe kommen. Wasservögel und Ziervögel picken möglicherweise Bleischrot von einem stark überschossenen Boden auf. Blei kann sich bei Wasservögeln langsam akkumulieren über am Boden von Wasserläufen liegende, weggeworfene bleihaltige Angelgewichte. Auch in der Nähe von Schutthalden mit bleihaltigen Autobatterien wurden Bleivergiftungen bei Wasservögeln beobachtet. Alte Bleiminen, Bleischmelzöfen und Industriegebiete können

Art des Giftes	Bemerkungen
	stark verseucht sein. Pflanzen und Insekten werden kontaminiert. Greifvögel können subklinische Bleispiegel durch die Gewebe der Beutetiere und gleichfalls durch intakte Bleigeschosse aus deren Muskelmagen aufnehmen, Reiser & Temple (1980). Letztere können mit dem Kot des Greifvogels ausgeschieden werden oder auch nicht.
Kohlenmonoxid	Durch einen laufenden Automotor in einer Garage, einen zentralen Gasheizungskessel oder einen gasbetriebenen Warmwasserbereiter, die durch einen falschen Luftregler nicht richtig arbeiten, kann dieses Gas entstehen.
Dämpfe von teflonbeschichteten Brat- und Kochgefäßen	Bei Austrocknung und Überhitzung können toxische Dämpfe entstehen. Auch andere Plastikmaterialien können beim Verbrennen toxische Dämpfe freisetzen.
Natürlich vorkommende Toxine	Botulismus: wird unter Infektionskrankheiten erwähnt. Schmeißfliegen befallen häufig mit *Clostridium botulinum* infiziertes Fleisch; die Maden nehmen das Toxin auf, sie können dann von Vögeln gefressen werden. Weitere Ursachen sind tote, im Wasser lebende Avertebraten in einer verfaulenden Vegetation; manchmal zusammen mit einer Vergiftung durch Blaualgen (*Cyanophyta*). Schierling: hat bei Tauben nach Fressen des Samens Todesfälle verursacht. Eibennadeln: können von Ziervögeln gefressen werden und sie vergiften. Alle Pflanzenteile sind sehr giftig. Aflatoxin: zuerst in Erdnüssen nach Aufnahme durch Truthühner entdeckt. Das Toxin ist ein Metabolit von einem Aspergilluspilz, der in schlecht gelagertem Getreide oder Saatgut wachsen kann. Ergotamin: *(Claviceps purpurea)*, infiziertes Getreide. Nach Aufnahme großer Mengen verursacht es Nekrosen der Extremitäten.

Art des Giftes	Bemerkungen
Pflanzliche Tannine und Alkaloide	Blätter und kleine Zweige von Rhododendron, Azaleen, Goldregen und vielen anderen Pflanzen sind toxisch für herbivore Säuger, die Rinde kann für Vögel toxisch sein. Bei vielen Bäumen enthalten Blätter und Rinde schwach wirksame Toxine wie Tannine. Sie schmecken bitter und sind Teil des natürlichen Abwehrsystems der Pflanze gegen Insekten und Wirbeltiere, die sich von ihnen ernähren. Perrins (1979) hat nachgewiesen, daß nach Verfütterung tanninhaltiger Mehlwürmer Nestlinge von Blaumeisen langsamer wachsen als Nestlinge, die tanninfreie Mehlwürmer fressen. Dieses Phänomen könnte bei vielen anderen Pflanzeninhaltsstoffen auch auftreten, die Vögel direkt oder indirekt zu sich nehmen.

Für eine vollständige Abhandlung zum Thema Vergiftungen bei Vögeln sei der Leser auf drei Veröffentlichungen hingewiesen: Bird Diseases von Arnall und Keyner – Veterinary Aspects of Captive Birds of Prey von Cooper – First Aid and Care of Wild Birds herausgegeben von Cooper und Eley. Siehe Literaturverzeichnis.

Literatur

Ahlers, W. (1977): Report on the use of bisolvon in small animal practice. *Kleintier-Praxis*, **15**, 50–53.

Altmann, R.B. u. Miller, M.S. (1979): The effect of Halothane and Ketamin anaesthesia on body temperature and electro-cardiographic changes of birds. *Proceedings of the American Association of Zoo Veterinarians*, Denver, Colorado, 61–62A.

Altmann, R.B. (1980): Avian Anaesthesia. *The Compendium on Continuing Veterinary Education*, **2**, 38–42.

Altmann, R.B. (1982): In: *Diseases of Cage and Aviary Birds* 2nd edn, (ed. M.L. Petrak), p. 369, Lea u. Fibiger, Philadelphia.

Ar, A. u. Rahn, H. (1977): Interdependence of gas conductance, incubation, lenght and weight of avian egg. In: «Respiratory Function in Birds, Adult and Embryonic», a satellite symposium of the *27th International Congress of Physiological Sciences, Paris 1977* (Ed. J. Piiper), pp. 227–236. Springer-Verlag, Berlin, Heidelberg, New York.

Arañez, J.B. u. Sanguin, C.S. (1955): Poulardization of native ducks. *Journal of the American Veterinary Medicine Association*, **127**, 314–317.

Aston, G. u. Smith, H.G. (1984): *Psittacosis in Birds and Man*. The Unit for Veterinary Continuing Education, Vet 31, The Royal Veterinary College, London.

Bernier, G., Morin, M. u. Marsolais, G. (1981): A generalised inclusion body disease in the budgerigar *Melopsittacus undulatus*) caused by Papova-lika agent. *Avian Diseases*, **23**, 1083–1093.

Berry, R.B. (1972): Reproduction by articial insemination in captive American goshawks. *Journal of Wildlife Management*, **36**, 1283–1288.

Bird, D.M., Lague, P.C. u. Buckland, R.B. (1976): Artificial insemination versus natural mating in captive American kestrels. *Canadian Journal of Zoology*, **54**, 1183–1191.

Blackmore, D.K. (1982): In: *Diseases of Cage and Aviary Birds* 2nd edn (ed. M.L. Petrak), p. 484, Lea u. Fibiger, Philadelphia.

Borland, E.D., Moryson, C.T., Smith, G.R. (1977): Avian botulism and the high prevalence of clostridium botulinum in the Norfolk broads. *Veterinary Record*, **100**, 106–109.

Bortch, A. u. Vroege, C. (1972): Amputation of the wing under Rompun sedation and experimental sedation of the homing pigeon with Rompun. *Veterinary Review*, (3/4), 275.

Böttcher, M. (1981): *Recent Advances in the Study of Raptor Diseases* (eds. J.E. Cooper u. A.G. Greenwood), pp. 89–93. Chiron Publications Ltd., Keighley, Yorks.

Boyd, L.L. (1978): Artificial Insemination of Falcons. *A Symposium of the Zoological Society of London*, **43**, 73–80.

Boyd, L.L. u. Schwartz, C.H. (1983): Training imprinted semen donors. In: *Falcon Propagation, a Manual on Captive Breeding* (eds. Weaver, J.D. u. Cade, T.J.), p. 10. The Peregrine Fund, Inc. Ithaca, New York.

Brooks, N.G. (1982): Crop wall necrosis in a sparrowhawk. *Veterinary Record*, **3**,(22), 513.

Brown, L. (1976): *Birds of Prey: Their Biology and Ecology*, p. 117. Hamlyn, London.

Burnham, W., Walton, B.J. u. Weaver, J.D. (1983): Management and maintenance. In: *Falcon Propagation, a Manual on Captive Breeding* (eds Weaver, J.D. u. Cade, T.J.), p. 11. The Peregrine Fund, Inc. Ithaca, New York.

Bush, M. (1980): *Animal Laparascopy* (eds R.M. Harrison and D.E. Wildt), pp. 183–193. Williams and Wilkins, Baltimore/London.

Bush, M. (1981): Avian fracture repair using external fixation. In. *Recent Advances in the Study of Raptor Diseases* (eds J.E. Cooper and A.G. Greenwood), pp. 83–93. Chiron Publishers Ltd, Keighley, Yorks.

Bush, M., Montali, R.I., Novak, R.G. u. James, F.A. (1976): The healing of avian fractures. A histological xeroradiographic study. *American Animal Hospital Association Journal*, **12**(6), 768–773.

Bush, M., Neal, L.A. u. Custer, R.S. (1979): Preliminary pharmacokinetic studies of selected antibiotics in birds. *Proceeding of the American Association of Zoo Veterinarians* 45–47.

Bush, M., Locke, D., Neal, L.A. u. Carpenter, J.W. (1981): Pharmacokinetics of Cephalin and Cephalexin in selected avian species. *American Journal of Veterinary Research*, **42**(6), 1014–1017.

Butler, E.J. u. Laursen-Jones, A.P. (1977): Nutritional disorders. In: *Poultry Diseases* (ed. R.F. Gordon), p. 158. Bailliére: Tindall, London.

Camburn, M.A. u. Stead, C. (1966–1967): Anaesthesia of Wild Birds. *Proceedings of the Association of Veterinary Anaesthetists of Great Britain and Ireland*, **6**, 821.

Campbell, T.W. (1984): Diagnostic cytology in avian medicine. *Veterinary Clinics of North America* (ed. G.J. Harrison), **14**(2), 317–343.

Campbell, T.W. u. Dein, F.J. (1984): Avian haematology – the basics. *Veterinary Clinics of North America* (ed. G.J. Harrison), **14**(2), 223–248.

Clubb, S.L. (1984): Therapeutics in avian medicine – flock vs. individual bird treatment regimens. *The Veterinary Clinics of North America* (ed. G.J. Harrison), **14**(2), 345–361.

Coffin, D.L. (1969): In *Diseases of Parrots and Parrot-like Birds* (ed. the Duke of Bedford), p. 35, T.F.H. Publications, Inc., Hong Kong.

Coles, B.H. (1984a): Avian anaesthesia. *Veterinary Record*, **115**(12), 307.

Coles, B.H. (1984b): Some considerations when nursing birds in veterinary premises. *Journal of Small Animal Practice*, **25**(5), 275–288.

Cooke, S.W. (1984): Lead poisoning in cygnets. *Veterinary Record*, **114**(8), 203.

Cooper, J.E. (1970): The use of the hypnotic agent Methoxymol in birds of prey. *Veterinary Record*, **87**, 751–752.

Cooper, J.E. (1974): Metomidate anaesthesia of some birds of prey for laparotomy and sexing. *Veterinary Record*, **24**, 437–440.

Cooper, J.E. (1978): *Veterinary Aspects of Captive Birds of Prey*, pp. 21, 28. Standfast Press, Saul, Gloucestershire.

Cooper, J.E. (1983): In: *Sonderdruck aus Verhandlungsbericht des 25. Internationalen Symposiums über die Erkrankungen der Zootiere*. Wien, Akademie-Verlag, Berlin, 61–65.

Cooper, J.E. u. Redig, P.T. (1975): Unexpected reactions to the use of C.T. 1341 by red-tailed hawks. *Veterinary Record*, **97**, 352.

Cooper, M.E. (1979): *Wild bird hospitals and the law in first aid and care of wild birds*. (eds J.E. Cooper and J.T. Eley), pp. 15–30. David u. Charles, Ltd., London.

Gribb, P.H. u. Haigh, J.C. (1977): Anaesthesia for avian species. *Veterinary Record*, **100**, 472–473.

Dawson, R.W. (1975): Avian physiology. *Annual Review of Physiology*, **37**, 441–465.

de Gruchy, P.H. (1983): Chlamidiosis in collared doves. *Veterinary Record*, **113**(14), 327.

Delius, J.D. (1966): Pentobarbitone Anaesthesia in the herring and blackbacked gull. *Journal of Small Animal Practice*, **7**, 605–609.

Dunker, H.R. (1977): Development of the Avian Respiratory and Circulatory Systems; Respiratory function in birds, adult and embryonic. *Satellite Symposium of the 27th International Congress of Physiological Sciences, Paris 1977*, **267**, Springer-Verlag, Berlin.

Dunker, H.R. (1978): Coelom-Gliederung der Wirbeltiere – Funktionelle Aspekte. *Verh. Anat. Ges.* **72**, 91–112.

Durant, A.J. (1926): Caecal abligation in fowls. *Veterinary Medicine*, **21**, 14–17.

Durant, A.J. (1930): Blackhead in turkeys, surgical control by caecal abligation. *Research Bulletin University of Missouri College of Agriculture* no. **133**.

Durant, A.J. (1953): Removal of the vocal cords of the fowl. *Journal of the American Veterinary Medical Association*, **122**, 14–17.

Elkins, N. (1983): *Weather and Bird Behaviour*, pp. 86–90. T.A.D. Poyser Ltd., Carlton.

Fedde, M.R. u. Kuhlmann, W.D. (1977): Intrapulmonary carbon-dioxide sensitive receptors: Amphibians to mammals. Respiratory function in birds, adult and embryonic. *Symposium of the 27th International Congress of Physiological Sciences, Paris* (ed. J. Piiper), pp. 30–50, Springer-Verlag, Berlin.

Fiennes, T.-W., R.N. (1969): Infectious diseases of bacterial origin. In: *Diseases of Cage and Aviary Birds* (ed. M.L. Petrak), pp. 361–369. Lea and Fibiger, Philadelphia.

Forbes, N. A. (1984): Avian anaesthesia. *Veterinary Record*, **115**(6), 134.

Franchetti, D. R. u. Klide, A. M. (1978): *Restraint and Anaesthesia in Zoo and Wild Animal Medicine* (ed. M. E. Fowler), p. 303, W. B. Saunders Co., Philadelphia.

Frith, H. J. (1959): Incubator birds. In: *Scientific American: Birds* (ed. B. W. Wilson), pp. 142–148. W. H. Freeman u. Co., San Francisco.

Frith, C. W. u. Greenwood, A. G. (1982): Treatment of aspergillosis in raptors. *Veterinary Record*, **111** (25/26), 584.

Galvin, C. E. (1978): Cage Bird Medicine. *Veterinary Clinics of North America*, **14**(2), p. 285.

Gass, H. (1979): *Kleintier-Praxis*, **34**, 393.

George, J. C. u. Berger, A. J. (1966): *Avian Myology*. Academic Press, New York.

Gilbert, A. B. (1979): Female genital organs. In: *Form and Function in Birds* (Eds A. S. King u. J. McLelland), **1**, p. 331. Academic Press Inc. (London) Ltd.

Gordon, R. F. u. Jordan, F. T. W. (1977): Poultry Diseases, p. 219, Bailliere Tindall, London.

Graham-Jones, O. (1966): The clinical approach to tumours in cage birds III: Restraint and anaesthesia of small cage birds. *Journal of Small Animal Practice*, 7, 231–239.

Green, C. J. (1979): Animal anaesthesia. In: *Laboratory Animal Handbooks 8*, pp. 126–128. Laboratory Animals Ltd., London.

Green, C. u. Simpkin, S. (1984): Avian Anaesthesia. *The Veterinary Record*, **115**(7), 159.

Greenwood, A. G. u. Barnett, K. C. (1980): The Investigation of the Visual Defects in Raptors. In: *Recent Advances in the Study of Raptor Diseases* (eds J. E. Cooper u. A. G. Greenwood). Chiron Publications, Ltd., Keighley, Yorks.

Grier, J. W. (1973): Techniques and results of artificial insemination with golden eagles. *Raptor Research*, 7, 1–12.

Grier, J. W., Berry, R. B. u. Temple, S. A. (1972): Artificial insemination with imprinted raptors. *Journal of the American Falconers Association*, **11**, 45–55.

Haigh, J. C. (1980): Anaesthesia of raptorial birds. In: *Recent Advances in the Study of Raptor Diseases* (eds J. E. Cooper u. A. G. Greenwood), 61–66. Chiron Publications Ltd., Keighley, Yorks.

Harcourt-Brown, N. H. (1978): Avian anaesthesia in general practice. *Journal of Small Animal Practice*, **19**, 573–582.

Harrison, G. J. (1984): New aspects of avian surgery. *Veterinary Clinics of North America*, **14**(2), 363–380.

Harrison, L. R. u. Herron, A. J. (1984): Submission of diagnostic samples to a laboratory. *Veterinary CLinics of North America*, **14**(2), 165–172.

Hasholt, J. (1969): Diseases of the nervous system. In: *Diseases of Cage and Aviary Birds* (ed. M. L. Petrak). Lea and Fibiger, Philadelphia.

Heck, R.W. u. Konke, D.: Incubation and Rearing. In: *Falcon Propagation, a Manual on Captive Breeding* (eds Weaver, J.D. u. Cade, T.J.), p. 49. The Peregrine Fund, Inc., Ithaca, New York.

Hurrel, L.H. (1968): Wild raptor casualties. *Journal of Devon Trust*, **19**, 806–807.

Hill, K.J. u. Noakes, D.E. (1964): Cyclopropane anaesthesia in the fowl. In: *Small Animal Anaesthesia: Proceeding of B.S.A.V.A/U.F.A.W. Symposium* (ed. O. Graham-Jones), p. 123–126. Pergamon, Oxford.

Ivins, G.K. (1975): Sex determination in raptorial birds – a study of chromatic bodies. *Journal of Zoo Animal Medicine*, **6**, 9–11.

Johnson, O.W. (1979): *Form and function in birds* (eds A.S. King u. J. McLelland), Vol. 1, Academic Press, London.

Jojié, D. u. Popovié, S. (1969): Artery vascularization of certain aerated bones of domestic hen and pigeon wings. *Acta Veterinaria* (Belgrade), **29**, 87–95.

Jones, C.G. (1980): Abnormal and maladaptive behaviour in captive raptors. In: *Recent advances in the study of raptor deseases.* (eds. J.E. Cooper u. A.G. Greenwood), Chiron Publications Ltd., Keighley, Yorks.

Jones, D.M. (1977): The sedation and anaesthesia of birds and reptiles. *Veterinary Record*, **101**, 340–342.

Jones, D.M. (1979): The nutrition of parrots: The husbandry and medicine of the parrot family. *Proceedings of B.V.Z.S./Parrot Society Meeting* (eds J.E. Cooper u. A.G. Greenwood), p.31, Regent's Park, London.

Jones, R.S. (1966): Halothane anaesthesia in turkeys. *British Journal of Anaesthesia*, **38**, 656–658.

Kendeigh, S.C. (1970): Energy requirements for the existence in relation to size of birds. *Condor*, **72**, 60.

Keymer, I.F. (1969): *Diseases of Cage and Aviary Birds*, 1st edn (ed. M.L. Petrak), p. 434. Lea u. Fibiger, Philadelphia.

King, A.S. u. McLelland, J. (1975a and b): *Outlines of Avian Anatomy*, **46**, p. 6–7. Bailliere Tindall, London.

King, A.S. u. McLelland, J. (1979): *Form and Function in Birds* (eds. A.S. King u. J. McLelland), p. 74–79. Bailliere Tindall, London.

King, A.S. u. McLelland, J. (1984a, b and c): *Birds: their structure and function*, pp. 64, 140–142, 311–312. Bailliere Tindall, London.

King, A.S. u. Payne, D.D. (1964): Normal breathing and the effects of posture in *Gallus domesticus*. *Journal of Physiology*, **174**, 340–347.

Kirkwood, J.F. (1981): Recent advances in te study of raptor diseases. In: *Proceedings of the International Symposium on Diseases of Birds of Prey* (eds J.E. Cooper u. A.G. Greenwood), pp. 153–157, Chiron Publications Ltd., Keighley, Yorks.

Klide, A.M. (1973): Avian anaesthesia. *Veterinary Clinics of North America*, **3**(2), 175–186.

Kock, M. (1983): Sexing Birds. *Veterinary Record*, **112**(19), 463.

Kovách, A.G.B. u. Szász, E. (1968): Survival of pigeons after graded haemorrhage. *Acta Physiologica*, **34**(301).

302

Kovách, A.G.B., Szász, E. u. Pilmayer, N. (1969): The mortality of various avian and mammalian species following blood loss. *Acta P.N. Acad. Sci.* 35–109.

Lack, D. (1975): *The life of the robin*, 4th ed. H.F. and G. Witherby, London.

Lasiewski, R.C. u. Dawson, L.R. (1967): A re-examination of the relation between standard metabolic rate and bodyweight of birds. *Condor*, **69**, 13–23.

Lawrence, K. (1983): Treatment of aspergillosis in raptors. *Veterinary Record*, **112**(4), 80.

Lawrence, K. (1983): Efficacy of fenbendazole against nematodes of captive birds. *Veterinary Record*, **112**(18), 433–434.

Lawton, P.C. (1984): Avian anaesthesia. *Veterinary Record*, **115**(3), 71.

Levinger, I.M., Kedem, J. u. Abram, M. (1973): A new anaesthetic-sedative preparation for birds. *British Veterinary Journal*, **129**, 296–300.

Lorenz, K. (1935): Companions as factors in the bird's environment. In: *Studies in Animals and Human Behaviour* (1970 edn, trans. R. Martin), Vol. 1. Methuen, London.

Lorenz, K. (1937): The companions in the bird's world. *Auk*, **54**, 245–273.

Lorenz, K. (1965): Die «Erfindung» von Flugmaschen in der Evolution der Wirbeltiere. In: *Darwin hat recht gesehen*. Neske-Verlag.

McKeever, K. (1979): *Care and Rehabilitation of Injured Owls*, pp. 24–25, 92, 94. W.F. Rannie, Lincoln, Ontario, Canada.

McMillan, M.C. (1982a, b and c): *Diseases of Cage and Aviary Birds*, 2nd edn, (ed. M.L. Petrak), pp. 330, 340, 359. Lea and Fibiger, Philadelphia.

Mandelker, L. (1972): Ketamine hydrochloride as an anaesthetic for parakeets. *Veterinary Medicine/Small Animal Clinician*, **67**, 55–56.

Mandelker, L. (1973): A Toxicity Study of Ketamine HCL in Parakeets. *Veterinary Medicine/Small Animal Clinician*, **68**, 487–489.

Mangilgi, G. (1971): Unilateral patagiectomy: A new method of preventing flight in captive birds. In: *International Zoo Year Book XI*, pp. 252–254.

Marley, E. u. Payne, J.P. (1964): Halothane anaesthesia in the fowl. In: *Small animal anaesthesia proceedings of a B.S.A.V.A./U.F.A.W. Symposium* (ed. O. Graham-Jones), p. 127. Pergamon, Oxford.

Mavrogordato, J.G. (1973): *A Hawk for the Bush*, 2nd edn, Neville Spearman, London.

Murdock, H.R. u. Lewis, J.O.D. (1964): A simple method for obtaining blood form ducks. *Proceedings of the Society for Experimental Biology and Medicine*, **116**, 51–52.

Murrell, L.R. (1975–76): A practical method of determining bird sex by chromosome analysis. *Annual Proceedings of the American Association of Zoological Parks and Aquariums*, 87–90.

Needham, J.R. (1981): Bacterial flora of birds of prey. In: *Recent Advances in the Study of Raptor Diseases* (eds J.E. Cooper and A.G. Greenwood), pp. 3–9. Chiron Publishers Ltd., Keighley, Yorks.

Newton, I. (1979): *Population ecology of raptors*. T.A.D. Poyser Ltd., p. 81–94.

Olney, P.J.S. (1958/59): *Wild Fowl Trust Report II*, p. 154. Slimbridge, Glos.

Pass, D.A. u. Perry, R.A. (1984): The pathology of psittacine beak and feather disease. *Australian Veterinary Journal*, **61**(3), pp. 69–74.

Peakall, D.B. (1970): Pesticides and reproduction of birds. In: *Scientific American: Birds* (ed. B.W. Wilson), pp. 255–261. W.H. Freeman and Company, San Francisco.

Perrins, C.M. (1979): *British Tits*, pp. 160, 260–261. Collins, London.

Philip, H.R.H., Prince (1984): *Address to General Assembly of the International Union for Conservation of Nature and Natural Resources*. Madrid.

Rahn, H., Ar, A. u. Pagenelli, C.V. (1979): How birds breathe. In: *Scientific American: Birds* (ed. B.W. Wilson), pp. 208–217. W.H. Freeman and Company, San Francisco.

Redig, P.T. (1978): Raptor rehabilitation: diagnosis, prognosis and moral issues. *Conference on Bird of Prey Management Techniques, Oxford* (ed. T.A. Greer).

Redig, P.T. (1979): *First and care of wild birds* (eds. J.E. Cooper u. J.T. Eley). David u. Charles, Newton Abbot.

Redig, P.T. (1981): Aspergillosis in raptors. In: *Recent Advances in the Study of Raptor Diseases* (eds J.E. Cooper u. A.G. Greenwood), pp. 117–122. Chiron Publications Ltd., Keighley, Yorks.

Redig, P.T. (1983): Anaesthesia for raptors. *Raptor Research and Rehabilitation Program*, newsletter 4, 9–10.

Redig, P.T. u. Duke, G.E. (1976): Intravenously administered ketamine and diazepam for anaesthesia of raptors. *Journal of the American Veterinary Medical Association*, **169**, 886–888.

Reece, R.L. (1982): Observations on the accidental poisoning of birds by organophosphate insecticides and other toxic substances. *Veterinary Record*, **111**(20), 453.

Reiser, M.H. u. Temple, S.A. (1980): Effects of chronic lead ingestion on birds of prey. In: *Recent Advances in the Study of Raptor Diseases* (eds J.E. Cooper u. A.G. Greenwood), pp. 21–25, Chiron Publications Ltd., Keighley, Yorks.

Richards, J.R. (1980): Current aconcepts in the metabolic responses to injury, infection and starvation. *Proceedings of the Nutrition Society*, **39**, 113.

Richardson, J.D. (1984): Avian anaesthesia. *Veterinary Record*, **115**(7), 154.

Robinson, P. (1975): Unilateral patagiectomy. A technique for deflighting large birds. *Veterinary Medicine/Small Animal Clinician*, **70**(2), 143.

Rosskopf, W.J. u. Woerpel, R.W. (1982): Abdominal surgery in pet birds. *Modern Veterinary Practice*, **63**(2), 889–890.

Rosskopf, W.J., Woerpel, R.W. u. Pitts, B.J. (1983): Surgical repair of a chronic cloacal prolapse in a greater sulphur crested cockatoo *(Cacatua galerita)*. *Veterinary Medicine/Small Animal Clinician*, **78**(5), 719–724.

Samour, J.H., Jones, D.M., Knight, J.A. u. Howlett, J.C. (1984): Comparative studies of the use of some injectable anaesthetic agents in birds. *Veterinary Record*, **115**(1), 6–11.

Schlotthauer, C.F., Essex, H.E. u. Mann, F.C. (1933): Caecal occlusion in the prevention of Blackhead (enterohepatitis) in turkeys. *Journal of the American Veterinary Medical Association*, **83**, 218.

Scott, D.C. (1968): Intramedullary fixation of a fractured humerus in a wild owl. *Canadian Veterinary Journal*, **9**, 98–99.

Secord, A.C. (1958): Fractures in birds repaired with the Jonas splint. *Veterinary Medicine*, **53**, 655–656.

Small, E. (1969): In: *Diseases of Cage and Aviary Birds*, 1st edn (Ed. M.L. Petrak), p. 354, Lea u. Fibiger, Philadelphia.

Smith, G.A. (1979): Parrot disease as encountered in a veterinary practice. In: «*The Husbandry and Medicine of the Parrot Family*» – the proceedings of a B.V.Z.S./Parrot Society meeting, Regent's Park, London (eds A.G. Greenwood u. J.E. Cooper).

Smith, G.A. (1982): *Magazine of the Parrot Society*, **16**(11), 340.

Steiner, C.V. u. Davis, R.B. (1981): *Caged Bird Medicine*, p. 136. Iowa State University Press, Ames, Iowa.

Stettenheim, P. (1972): The integument of birds. In: *Avian Biology, Vol. II* (eds Farner, King u. Parks), 7. Academic Press, New York/London.

Stunkard, J.A. u. Miller, J.C. (1974): An Outline Guide to General Anaesthesia in Exotic Species. *Veterinary Medicine/Small Animal Clinican*, **69**, 1181–1186.

Sykes, A.H. (1964): Some aspects of anaesthesia in the adult fowl in *Small Animal Anaesthesia – Proceedings of a B.S.A.V.A./U.F.A.W. Symposium, London, 1963* (ed. O. Graham-Jones), pp. 117–121. Pergamon, Oxford.

Temple, S.A. (1972): Artificial insemination with imprinted birds of prey. *Nature*, **237**, 287–288.

Tiemeier, O.W. (1941): Repairing bone injuries. *Auk*, **58**, 350–359.

Von Becker, E. (1974): *Schnabelschienung bei Afrikanischen Hornraben. Praktische Tierärzte*, **55**(9), 492–494.

Wallack, J.D. u. Boever, W.J. (1983): *Diseases of Exotic Animals: Medical and Surgical Management*. W.B. Saunders Co., Philadelphia.

Weaver, J.D. (1983): Artificial insemination. In: *Falcon Propagation, a Manual on Captive Breeding* (eds. Weaver, J.D. u. Cade, T.J.), pp. 19–23. The Peregrine Fund, Inc., Ithaca, New York.

Wilgus, H.S. (1960): Reserpine for tranquillising geese. *The 2nd Conference on the use of Reserpine in Poultry Production*. The Institute of Agriculture, Minnesota, St. Paul, Minnesota, 54–56.

Wilkonson, J.S. (1984): A.I. Work in France. *Journal of the Welsh Hawking Club*, 9–13.

Woerpel, R.W. u. Rosskopf, W.J. (1984): Clinical experience with avian laboratory diagnostics. In: Symposium on caged bird medicine. *The Veterinary Clinics of North America* **14**(2), 249–286.

Zenobe, R.D. u. Egger, E.L. (1980): Use of colopexy to correct eversion of the cloacal mucosa in a mynah bird. *Veterinary Medicine/Small Animal Clinician*, **79**(9), 1427–1428.

Ergänzende deutschsprachige Literatur (Auswahl)

Ebert, U. (1984) Vogelkrankheiten, Zier- und Wildvögel, 3. Aufl., Schaper Verlag, Hannover.

Krauss, H. (1986) Zoonosen, von Tier zu Mensch übertragbare Infektionskrankheiten, Deutscher Ärzte-Verlag, Köln.

Kronberger, H. (1978) Haltung von Vögeln – Krankheiten der Vögel, 3. Aufl., VEB G. Fischer, Jena.

Mehlhorn, H., Düwel, D., Raether, W. (1986) Diagnose und Therapie der Parasiten von Haus-, Nutz- und Heimtieren, G. Fischer, Stuttgart u. New York.

Vogel, K., Lüthgen, W., Vogel, M. (1983) Die Taube – Taubenkrankheiten, Schober Verlag, Hengersberg.

Wiesner, E. (Hrsg.), (1988) Kompendium der Heimtierkrankheiten, (2 Bde.) Band 1, G. Fischer, Stuttgart u. New York.

Sachregister